Leben
LERNEN
Klett-Cotta

Zu diesem Buch

Kinder, die in Suchtfamilien aufwachsen, sind multiplen Belastungen und Traumata ausgesetzt: Vernachlässigung, Tabuisierung, Parentifizierung, Beschämung, Gewalt. Um in einer so feindlichen Umgebung zu überleben, lernen diese Kinder früh, sich anzupassen und eigene Gefühle, Wünsche und Bedürfnisse zu verstecken. Als Spätfolge dieses Anpassungsprozesses leiden viele im Erwachsenenalter an diversen psychischen Störungen. Das Buch stellt geeignete Behandlungsmöglichkeiten dar, die auf einem flexiblen und prozessorientierten verhaltenstherapeutischen Repertoire basieren. Zahlreiche Fallgeschichten geben einen plastischen Eindruck von der Bandbreite der psychischen Schwierigkeiten und von den Chancen, die eine passende Behandlung bietet.

Die Reihe »Leben Lernen« stellt auf wissenschaftlicher Grundlage Ansätze und Erfahrungen moderner Psychotherapien und Beratungsformen vor; sie wendet sich an die Fachleute aus den helfenden Berufen, an psychologisch Interessierte und an alle nach Lösung ihrer Probleme Suchenden.

Alle Bücher aus der Reihe ›Leben Lernen‹ finden Sie unter:
www.klett-cotta.de/lebenlernen

Jens Flassbeck
Judith Barth

Die langen Schatten der Sucht

Behandlung komplexer Traumafolgen bei erwachsenen Kindern aus Suchtfamilien

Klett-Cotta

Leben Lernen 316

MIX
Papier aus verantwortungsvollen Quellen
FSC® C083411
FSC www.fsc.org

Klett-Cotta
www.klett-cotta.de

Printed in Germany
Umschlag: Jutta Herden, Stuttgart
unter Verwendung eines Fotos von © Ameen Fahmi on Unsplash
Gesetzt von Kösel Media GmbH, Krugzell
Gedruckt und gebunden von CPI – Clausen & Bosse, Leck
ISBN 978-3-608-89264-2

Bibliografische Information der Deutschen Nationalbibliothek
Die Deutsche Nationalbibliothek verzeichnet diese Publikation in der Deutschen Nationalbibliografie; detaillierte bibliografische Daten sind im Internet über http://dnb.d-nb.de abrufbar.

Inhalt

KAPITEL 1

Einführung

Sucht ist ein Sog, der alle mit sich in den Abgrund reißt, die ihm zu nahe kommen: die Suchtkranken selbst, aber auch die Partner, Eltern, Geschwister, Arbeitskollegen oder Freunde können in Mitleidenschaft gezogen werden. Am meisten leiden Kinder unter den zerstörerischen Auswirkungen von elterlicher Sucht. Sie sind in ihrem Angewiesensein und ihrer Unreife am verletzbarsten und können durch den schwierigen Alltag in einer Suchtfamilie in ihrer gesamten Entwicklung gestört werden. Im Mittelpunkt des vorliegenden Buches stehen erwachsene Kinder, die als Folge ihres Aufwachsens in einer Suchtfamilie Traumafolgestörungen entwickelt haben. Es soll dargestellt werden, wie die Betroffenen mit Hilfe einer Psychotherapie ihre psychischen Belastungen und Beeinträchtigungen abmildern und überwinden können.

1.1 Von stillen Kindern und Helferkindern

Wir werden die suchttraumatisierten erwachsenen Kinder mit zwei Metaphern bezeichnen, um verschiedene Facetten der Traumafolgestörungen zu kennzeichnen: »die stillen Kinder« und »die Helferkinder«. Diese Zuschreibungen sind nicht neu, sondern wurden schon 1981 von den amerikanischen Therapeutinnen Sharon Wegscheider-Cruse und Claudia Black beschrieben. Die Rolle der stillen Kinder wird von Wegscheider-Cruse (1989, S. 127–136) als »The Lost Child« bezeichnet. Black (1987, S. 24–48) postuliert für alle durch eine Suchtfamilie betroffenen Kinder die plakative Leitlinie: »Don't talk, don't trust, don't feel«. Dies sind laut der Autorin die kardinalen

Regeln, die die Betroffenen als Überlebensschutz verinnerlichen. Beide Autorinnen spielen auf die Bewältigungsstrategien der Kinder aus Suchtfamilien an, zu schweigen, sich zurückzunehmen und sich unsichtbar zu machen.

Wegscheider-Cruse (1989, S. 104–115) bezeichnet die zweite Rolle der Helferkinder als »The Hero«, bei Black (1987, S. 10–14) heißt sie »The responsible one«. Beide beschreiben, dass viele Kinder aus Suchtfamilien, vor allem die Erstgeborenen, durch eine besondere Neigung zur Verantwortungsübernahme, Eigenständigkeit und Hilfsbereitschaft gekennzeichnet sind. Black begründet diese Neigung wie folgt: »When structure and consistency are not provided by the parents, children will find a way to provide it for themselves.« Die deutsche Musiktherapeutin Barnowski-Geiser (2015, S. 104–111) differenziert verschiedene Facetten dieser Helferrolle mit Hilfe von literarischen Figuren: Superman, Miss Marple, Robin Hood, Mary Poppins und Mutter Teresa. Wegscheider-Cruse unterscheidet in ihrer Typologie zwischen verlorenen Kindern und Heldenkindern. Wir sind überzeugt und werden darstellen, dass sie indes nur zwei Erlebens- und Verhaltensmuster ein und derselben Gruppe beschreibt. In Kapitel 3 wird unter den Überschriften Transmission, Schemata und Ressourcen näher ausgeführt, was wir unter diesen Rollenzuschreibungen der suchttraumatisierten Kinder genauer verstehen.

1.1.1 Zum Zweck

Eine weitere Begrifflichkeit, mit der die Kinder aus Suchtfamilien belegt sind, ist die der »vergessenen Kinder«. Arenz-Greiving (2007) markiert 1998 mit dem Ausdruck, dass die Kinder aus Suchtfamilien vom Hilfesystem und von der Gesellschaft vergessen werden. Die Situation hat sich seitdem ein wenig verändert und ist heute differenziert zu bewerten. Wir wissen mittlerweile, dass ungefähr 30 Prozent der Kinder aus Suchtfamilien später im Leben selbst suchtkrank werden (Klein, 2005b, S. 53–54). Klein kommt nach Sichtung der wissenschaftlichen Untersuchungen zu dem Schluss, dass insbesondere Söhne als Risikogruppe für eine Alkoholerkrankung anzusehen sind. Diese suchtgefährdete Gruppe ist gut untersucht (Zobel, 2006) und sie wird mittlerweile in Prävention und Therapie berücksichtigt (z.B. Klein et al., 2013).

Doch schon Black (1987, S.7–8) erkennt, dass es eine zweite, vernachlässigte Betroffenengruppe gibt: »While there is a substantial number of problematic children from alcoholic homes, the majority of these children simply do not draw enough attention to themselves to even be identified as being in need of special attention. They are a neglected population.« Die mittlerweile verfügbaren epidemiologischen Daten bestätigen diese Beobachtung. Klein (2005b, S.53–54) quantifiziert wie folgt: »Insgesamt ist davon auszugehen, dass etwa ein Drittel der Kinder aus alkoholbelasteten Familien selbst alkohol- oder drogenabhängig wird (Klein, 2001), ein weiteres Drittel Symptome bezüglich anderer psychischer Störungen aufweisen kann, während etwa ein Drittel mehr oder weniger psychisch gesund bleibt.« Die letztgenannte Gruppe sind die sogenannten resilienten Kinder.

Das von Klein ausgemachte weitere Drittel mit psychischen Störungen entspricht der unidentifizierten Gruppe von Black. Diese besteht nach unseren klinischen Erfahrungen mehrheitlich aus Mädchen und wird immer noch von der Suchthilfe, der Gesundheitspolitik und der Forschung vergessen (Flassbeck, 2011, 2014). Eine der wenigen Ausnahmen im deutschsprachigen Raum, suchttraumatisierte erwachsene Kinder in den Mittelpunkt der Betrachtung zu rücken, ist die musikwissenschaftliche Untersuchung von Barnowski-Geiser (2009). Auf Grundlage ihrer Studien hat sie den Ratgeber »Vater, Mutter, Sucht« (2015) abgeleitet, den wir gerne begleitend in der Psychotherapie einsetzen. Weil die suchttraumatisierten Kinder vergessen werden, leiden sie still und allein. Sie reden nicht, weil ihnen in der Kindheit niemand zugehört hat und weil sie nicht gelernt haben zu reden, finden sie auch im späteren Leben niemanden, der ihnen zuhören könnte. Aufgrund dessen können sie nicht herausfinden, dass sie mit ihrem Schicksal keineswegs allein sind und ihnen Unterstützung guttun würde. Folgende Intentionen verfolgen wir mit dem vorliegenden Buch:

- Wir möchten das Thema der vergessenen Kinder enttabuisieren und in den Fokus der Aufmerksamkeit stellen.
- Wir möchten die Not und Leiden der stillen Kinder in Worte kleiden, ihnen ein Sprachrohr sein und einen Diskurs anregen.
- Wir möchten Ihre Wahrnehmung und Urteilskraft für die Auffälligkeiten und Belastungen der scheinbar funktionierenden Helferkinder schärfen.
- Wir möchten Sie ermutigen und anleiten, den Dialog mit einer sprachlosen, indes hilfebedürftigen Klientel zu suchen und ihnen angemessen therapeutisch zu begegnen.

1.1.2 Zur Größenordnung

Bedauerlicherweise gibt es zu den Kindern aus Suchtfamilien nur wenig valide Schätzungen. Dennoch wollen wir sie nutzen, um die Größenordnung der Problematik der suchttraumatisierten erwachsenen Kinder zumindest tendenziell zu bestimmen. Nach dem REITOX-Bericht 2007 (Pfeiffer-Gerschel et al., S. 47) sollen aktuell geschätzt 2,65 Millionen Kinder in Familien mit mindestens einem alkoholkranken Elternteil aufwachsen. Die Zahl der erwachsenen Kinder wird dort auf ungefähr fünf bis sechs Millionen beziffert. In Materialien zum Thema taucht immer wieder die Zahl von insgesamt drei Millionen Kindern in Suchtfamilien auf, jedes sechste Kind soll betroffen sein. Woher diese Zahlen stammen und welche elterlichen substanz- und verhaltensbezogenen Suchtstörungen in diese Zahl eingingen, war trotz umfangreicher Recherchen nicht herauszufinden.

Wir möchten dennoch diese vagen Schätzungen aufgreifen sowie die Erkrankungsrate nach Klein (2005b) zugrunde legen. Demnach sind ungefähr neun Millionen Personen aktuell oder biografisch durch eine von suchtkranken Eltern belastete Kindheit betroffen. Von diesen erkranken geschätzte drei Millionen süchtig und weitere drei Millionen psychisch als Traumafolge der elterlichen Sucht. In einer unbekannten Größe chronifizieren die süchtigen und psychischen Störungen. Selbst wenn die Betroffenen ihre abhängigen und psychischen Erkrankungen überwinden, bleibt ein beträchtliches Risiko, bei Lebensstress erneut zu dekompensieren oder sogar Retraumatisierungen zu erleiden. Ferner ist zu vermuten, dass sich in der Gruppe, die als resilient gilt, weitere stille Kinder in einer unbekannten Anzahl verstecken, die sich zwar in der Kindheit und im weiteren Leben völlig unauffällig verhalten, doch ebenfalls traumatisiert sind und weder durch die Forschung erkannt noch durch das Hilfesystem erreicht werden.

1.1.3 Zur Problematik

Die rare Datenlage zu den psychisch erkrankten Kindern aus Suchtfamilien soll kurz zusammengefasst werden. Das Risiko der Kinder, süchtig oder psychisch zu erkranken, ist geringer, wenn ausschließlich ein Elternteil suchtkrank ist (Klein, 2005b, S. 53). Auch haben die Kinder kein erhöhtes Erkrankungsrisiko, wenn der suchtkranke Elternteil die Sucht überwindet, solange die Kinder noch klein sind. Zobel (2006, S. 85–87) kommt nach Sichtung der wenigen Studien zu dem Schluss, dass eine elterliche Abhängigkeit nur dann psychische Störungen bedingt, wenn weitere elterliche Psychopathologie, Vernachlässigung, Missbrauch, ein niedriger sozioökonomischer Status oder eine mangelnde emotionale Bindung zum nicht abhängigen Elternteil hinzukommen. In diesem Fall können sich laut Zobel Angststörungen, Depressionen oder Dysthymie entwickeln.

Das naheliegende Thema der komplexen PTBS durch eine elterliche Suchtbelastung scheint bislang keine wissenschaftliche Beachtung gefunden zu haben. Zobels Hinweis, dass nicht allein die elterliche Sucht selbst, sondern vielmehr ein komplexes familiäres Geschehen aus Belastungen und Beeinträchtigungen die betroffenen Kinder schädigt, erscheint uns bedeutsam zu sein. Es ist ein definierendes Kennzeichen von vor allem chronifizierten Abhängigkeitserkrankungen, mit prädisponierenden psychosozialen Faktoren sowie ungünstigen Begleit- und Folgeerscheinungen in einer vielschichtigen Wechselwirkung zu stehen (Dilling et al., 2018, S. 113–116; Tretter & Müller, 2001). So geht nach Witt et al. (2019) Suchtmittelmissbrauch in der Familie mit multiplen belastenden Kindheitserlebnissen einher, und die betroffenen Kinder haben eine deutlich erhöhte Wahrscheinlichkeit, auch noch im Erwachsenenalter psychosoziale Auffälligkeiten zu entwickeln.

Obendrein ist die Koinzidenz von Abhängigkeitserkrankungen und anderen psychischen Störungen sehr hoch, und die Doppeldiagnose darf als Normalfall betrachtet werden (Schwoon, 2001). Schließlich liegen Hinweise vor, dass ebenfalls die Partner von Alkoholkranken psychosozial erheblich belastet sind (Velleman et al., 1993), überdurchschnittlich häufig aus Suchtfamilien stammen und eine erhöhte stressbedingte, psychische Erkrankungsrate aufweisen (Klein, 2001, S. 212–213). Wir werden aufzeigen, dass die Belastungen einer Suchtfamilie nicht ausschließlich von suchtkranken Elternteilen ausgehen, sondern ebenso andere Bezugspersonen in ihrer Überforderung daran beteiligt sind. In diesem Buch geht es um erwachsene Betroffene, die in der Kindheit einer komplex belastenden und traumatischen familiären Situation ausgesetzt waren, die durch nachstehende Auffälligkeiten definiert ist:

- Ein oder zwei Elternteile waren chronisch und uneinsichtig suchtkrank.
- Der andere nicht suchtkranke Elternteil und das soziale Umfeld waren mit der durch die Suchterkrankung geprägten Situation überfordert, waren psychisch labil und verhielten sich co-abhängig.
- Als Folge der (Co-)Abhängigkeit und der Überforderung des familiären Systems waren die Kinder einer Reihe von Stressoren, Vernachlässigung, Beeinträchtigungen und Übergriffigkeiten dauerhaft ausgesetzt (Kapitel 2).

Es gibt neben der Gruppe der psychisch erkrankten erwachsenen Kinder zwei weitere Gruppen, auf die dieses Buch indirekt abzielt. Erstens möchten wir dazu beitragen, über die Problematik derjenigen Kinder aus Suchtfamilien aufzuklären, die als Heranwachsende oder Erwachsene selbst süchtig erkranken. Nach unseren klinischen

Erfahrungen findet sich bei ungefähr einem Drittel bis zu der Hälfte der suchtkranken Patienten eine elterliche Suchtbelastung. Die Betroffenen versuchen die primäre Traumafolgestörung durch die sekundäre Suchtstörung zu bewältigen. Bei Doppeldiagnosen von psychischen und Abhängigkeitserkrankungen sind integrierte Behandlungen am wirkungsvollsten (Schwoon, 2001). Doch es existieren, auch als Folge zweier Kostenträger und unterschiedlicher Entwicklungslinien und Traditionen, zwei separate Hilfesysteme, die immer noch wenig Berührungspunkte haben und die nicht immer gut miteinander kooperieren.

Die Psychotherapie tut sich mit Abhängigkeitserkrankungen schwer, und viele Psychotherapeuten halten, mangels Qualifizierung und Erfahrung, Abstand zu der in ihren Augen anrüchigen Suchtproblematik. Und in der Suchttherapie wird überwiegend über Abhängigkeit gesprochen, doch weitere, der Sucht oft zugrunde liegende psychische Probleme werden, ebenfalls aufgrund mangelnder Qualifizierung und Erfahrung, eher stiefmütterlich behandelt. Wir möchten gerne diese Spaltung in unseren Köpfen abmildern, denn die Suchttherapie ist ein Fachgebiet der Psychotherapie, und beide Fachgebiete können immens voneinander profitieren. Beide AutorInnen sind heute ambulant als Psychologische Psychotherapeuten tätig, sind indes Grenzgänger und haben schon in psychiatrischen, psychosomatischen und suchttherapeutischen Bereichen gearbeitet. Dieses Buch ist vordergründig psychotherapeutisch, doch abhängigkeitsspezifische Modelle und Methoden werden implizit und explizit einbezogen. Dieses Buch möchte auch einen Beitrag dazu leisten, dass Suchtpatienten bedarfsgerecht behandelt werden.

Zweitens zielen wir mit unserem Anliegen indirekt auf die aktuell in Suchtfamilien aufwachsenden Kinder ab. Suchttraumatisierte Betroffene können Eltern werden oder sind schon Eltern. Es kommt den Kindern zugute, wenn den (potenziellen) Eltern angemessen geholfen wird und sie das Suchttrauma überwinden. Die Therapie des Suchttraumas ist somit auch eine präventive Maßnahme.

1.1.4 Zur Selbstbetroffenheit des Hilfesystems

Das Anliegen des vorliegenden Buches hat noch eine weitere implizite Stoßrichtung. Die Helferkinder lernen die co-abhängigen Muster in der Kindheit (siehe 3.1) und ergreifen infolgedessen überdurchschnittlich häufig einen helfenden Beruf und werden z.B. Psychologen, Ärzte, Krankenpfleger, Sozialarbeiter, Pädagogen, Ergotherapeuten, Heilpädagogen, Arzthelfer oder Erzieher. Schmidbauer (1994, Original 1977) hat die narzisstische Bedürftigkeit und Abhängigkeit durch äußere Anerkennung von vielen in helfenden Berufen Tätigen in seinem Klassiker über das Helfer-Syndrom beschrieben. Als biografischen Hintergrund analysiert er die mangelnde Annahme bzw. die Ablehnung als Kind (S. 52–60), so wie sie Kinder in Suchtfamilien auch erleben.

Die Selbstbetroffenheit durch eine Kindheit in einer Suchtfamilie kann Helfer einerseits besonders sensibilisieren und befähigen, mit anderen Betroffenen zu arbeiten. Sie kann andererseits mit persönlichen blinden Flecken verbunden sein, die die Helfer daran hindert, die Problematik angemessen wahrzunehmen und auf sie einzugehen. Die Hilfeleistung dient in diesem Fall nicht der Unterstützung der Klientel, sondern der eigenen Bedürfnisregulation. Der Dreh- und Angelpunkt ist, ob die durch eine Suchtfamilie betroffenen Helfer die eigene Problematik ausreichend aufgearbeitet und das damit zusammenhängende Erleben repräsentiert haben. Das Verständnis der langen Schatten des familiären Suchttraumas ist gleichfalls ein Beitrag zur Aus- und Fortbildung und Supervision, auch im Sinne der Psychohygiene von hilflosen Helfern.

1.2 Komplexe Traumafolgestörungen

Die komplexe PTBS ist eine komplexe Traumafolgestörung. Weitere psychische Störungen oder multiple Störungsbilder können ebenfalls als Traumafolgestörungen einer vielschichtig belasteten und traumatischen Kindheit auftreten (Butollo & Hagl, 2003, S. 39–62).

In Kapitel 4 werden wir aufzeigen, dass durch das spezifische Suchttrauma vor allem zwei Formen von Traumafolgestörungen ausgelöst werden können, entweder eine komplexe PTBS oder eine Mischsymptomatik. Letztere streut gewöhnlich über eine Vielzahl psychischer Störungsbilder: Depressionen, Angststörungen, posttraumatische Beschwerden, Persönlichkeitsakzentuierungen, dissoziative Beschwerden, somatoforme und psychosomatische Auffälligkeiten und abhängige Probleme (Suchtmittelmissbrauch, Bulimie, Arbeitssucht). Typisch ist es, dass bei der zweiten Form ein oder mehrere Störungen aus der vielschichtigen Symptomatik hervorstechen und das Vollbild für eine Diagnose erfüllen. Hinzu kommt bei den Helferkindern häufig eine grenzenlose Neigung, anderen (kranken oder hilflosen) Menschen zu helfen, Verantwortung an sich zu reißen und suchtkranke oder anders psychisch kranke Personen als Partner und Freunde zu wählen. Wir etikettieren diese Neigung mit dem Adjektiv co-abhängig (Flassbeck, 2016a, 2013b).

Das Traumakonzept der PTBS wird nach ICD-10 wie folgt definiert (Dilling et al., 2018, S. 207):

> *»… ein belastendes Ereignis oder eine Situation außergewöhnlicher Bedrohung oder katastrophenartigen Ausmaßes (kurz oder lang anhaltend), die bei fast jedem eine tiefe Verzweiflung hervorrufen würde. Hierzu gehören eine durch Naturereignisse oder von Menschen verursachte Katastrophe, eine Kampfhandlung, ein schwerer Unfall oder Zeuge des gewaltsamen Todes anderer oder selbst Opfer von Folter, Terrorismus, Vergewaltigung, Misshandlungen oder anderen Verbrechen zu sein.«*

Es wird allgemein unterschieden zwischen einmaligen, kurzfristigen Typ-1-Traumata sowie mehrfachen, langfristigen Typ-2-Traumata. Erstere können die klassische PTBS auslösen, letztere eher die komplexe PTBS (Hecker & Maerker, 2015, S. 549). Die komplexe PTBS ist als Diagnose nicht in der ICD-10 enthalten. Mittlerweile ist das Störungsbild ausreichend erforscht, symptomatisch operationalisiert, und die Zweckmäßigkeit als eigenständige Diagnose neben der klassischen PTBS ist weitgehend geklärt (Sack, Sachsse & Schellong, 2013). Im DSM-5 wurde als Anpassung an die neuesten Erkenntnisse die Diagnose der PTBS so erweitert, dass auch die komplexe PTBS darunter eingeordnet werden kann. Für die in Entwicklung befindliche ICD-11 soll dieser Kompromiss nicht eingegangen werden, eine eigenständige Diagnose ist angekündigt.

Kritisch möchten wir anmerken, dass in der ICD-10, aber auch in der Literatur zur komplexen PTBS, ganz überwiegend invasive Traumata, wie Gewalt, Vergewaltigung, Unfälle oder Folter, behandelt werden. Hingegen bleibt der Faktor Vernachlässigung unberücksichtigt. Wir halten diese Sicht in Bezug auf Typ-2-Traumata für defizitär, weil sie nicht berücksichtigt, dass Säuglinge und kleine Kinder in ihrer Abhängigkeit von den Bindungspersonen auch emotionale, soziale und körperliche Mangelereignisse bedrohlich und katastrophal erleben können. So stellen Irle et al. (2013, S. 22–24) fest: »Diese Beziehungstraumatisierungen können als Missbrauch, aber auch als Vernachlässigung imponieren.« Dass es auch anders geht, zeigen Sack, Sachsse und Schellong (2013), die die Vernachlässigung in ihrem ausführlichen Kompendium über komplexe Traumafolgestörungen gleichberechtigt behandeln.

Darüber hinaus stehen Vernachlässigung und Gewalterfahrungen in einer ungünstigen Wechselwirkung. Bei Personen, die emotionale, soziale oder körperliche Vernachlässigung erfahren haben, können Übergriffigkeiten größere psychische Schäden anrichten, weil es ihnen, bedingt durch die Vernachlässigung, an Bewältigungsmöglichkeiten mangelt. Hingegen ist Übergriffigkeit auch der Ausdruck von mangelnder Liebe, Sprachlosigkeit, familiärer Isolation und stressbedingter Überforderung. Gewalt führt ihrerseits wieder zu einer lieblosen Atmosphäre, Sprachlosigkeit, Isolation und Stress. Klienten mit Traumafolgestörungen durch eine Suchtfamilie haben, das ist unsere Erfahrung, ohne Ausnahme sowohl Vernachlässigung als auch Übergriffigkeiten erlitten.

Die Bedeutung von psychosozialer Vernachlässigung hat schon der Kinderpsychiater, Psychoanalytiker und Bindungsforscher John Bowlby (2006a, b, c) in seiner grundlegenden Trilogie zur emotionalen Entwicklung von Kindern beschrieben. Nach Bowlby ist es für Säuglinge und Kleinkinder eine existenzielle Bedrohung, von den Bindungspersonen getrennt oder verlassen zu werden. Frühkindliche Trennungserfahrungen schaffen die dispositionelle Grundlage für die spätere Entwicklung von Angststörungen und Depressionen. Eine einmalige und zeitlich begrenzte Mangelerfahrung führt – anders als dies bei einmaliger massiver Gewalt sein kann – nicht zu einer bleibenden psychischen Schädigung. Ein traumatischer Mangel ist dadurch definiert, dass die für das Überleben und die Entwicklung notwendige interpersonelle Zuwendung über einen längeren Zeitraum in sensiblen Entwicklungsphasen fehlt, sodass die Ausbildung emotionaler und zwischenmenschlicher Fähigkeiten sowie die Entwicklung der Persönlichkeit grundlegend gestört werden.

Bindungsstörungen führen bei Kindern zu unsicheren Bindungsstilen und Bindungstraumata zum desorganisierten Bindungsstil (z.B. Main, 1995), die durch entsprechende innere Arbeitsmodelle repräsentiert sind. Mit dieser Last gehen die Kinder ins Leben, was eine vulnerable Disposition dafür schafft, später an Traumafolgestörungen zu erkranken. Das Fehlen von etwas ist viel schwerer in Worte zu fassen, und auch die Erinnerung daran ist schwieriger, was die psychotherapeutische Behandlung vor besondere Herausforderungen stellt. Ein rudimentäres Modell der Entstehung und Behandlung komplexer Traumafolgestörungen suchttraumatisierter erwachsener Kinder, welches durch drei Ebenen definiert ist, finden Sie in Abbildung 1:

1. **Lerngeschichte:** Diese ist durch vielfältige Traumata von Vernachlässigung und Übergriffigkeit gekennzeichnet (Kapitel 2).
2. **Funktionsebene:** In der Bindungstheorie dienen die Konzepte der Stile und Arbeitsmodelle dazu, das Überdauernde der Entwicklungserfahrungen zu beschreiben und zu erklären. Wir nutzen für die Funktionsebene Plananalyse und Schematheorie. Ein unsicherer und/oder desorganisierter Bindungsstil als Folge einer vielfältigen belasteten und traumatischen Lerngeschichte beinhaltet vielschichtige und verstrickte dysfunktionale Pläne bzw. Sche-

mata (Kapitel 3). Diese sind düstere langen Schatten, die eine unglückliche Kindheit bis in ein ebenso unglückliches Erwachsenenleben werfen kann.

3. **Störungsebene:** Auf Grundlage der traumatisierten Schemata können komplexe Traumafolgestörungen entstehen, die sich auf der Symptomebene sehr labil und wechselhaft manifestieren können (Kapitel 4).

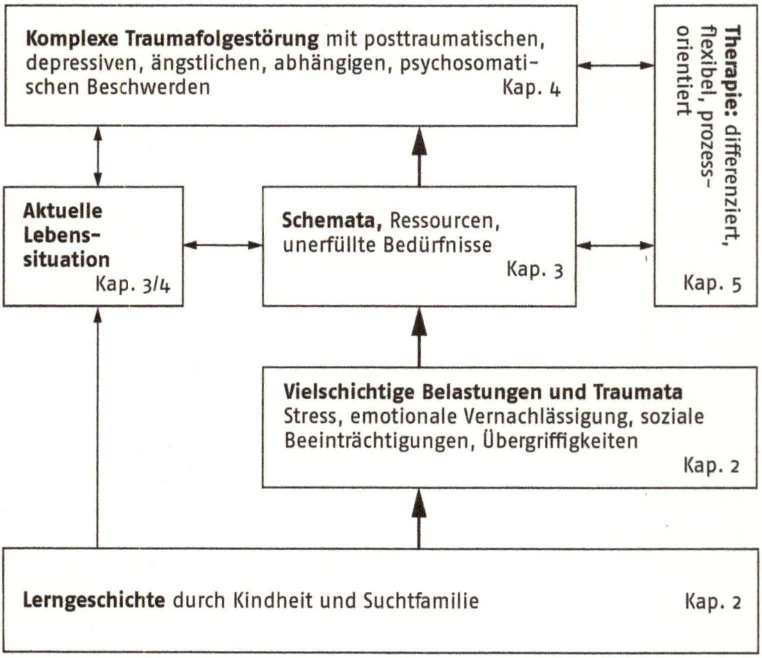

Abbildung 1: Modell komplexer Traumafolgestörungen suchttraumatisierter erwachsener Kinder

1.3 Zur Behandlung

Unser Behandlungskonzept ist von den oben schon genannten kardinalen Regeln der Kinder aus Suchtfamilien (Black, 1987) abgeleitet: Reden, trauen, fühlen! Diese drei Verben geben der Behandlung eine klare Richtung. Sie setzen der Hoffnungslosigkeit und Hilflosigkeit der Betroffenen etwas entgegen, vermitteln sowohl Klienten als auch Therapeuten Halt und Zuversicht, dass es einen heilsamen Ausweg aus der scheinbaren inneren Ausweglosigkeit gibt, und stärken das Vertrauen in die Ressourcen und Entwicklungsfähigkeiten der Klienten und auch in die der therapeutischen Beziehung. Zu reden, zu fühlen und sich zu trauen bedeutet metaphorisch, aus den langen Schatten der schlimmen Kindheitsgeschichte herauszutreten sowie über die eigenen Schatten der verinnerlichten Schemata zu springen (Kapitel 5).

Dieses Buch ist verhaltenstherapeutisch konzipiert. Das hat zwei unprätentiöse Gründe: Die AutorInnen sind beide verhaltenstherapeutisch qualifiziert, und das Verfahren ist derzeit in Deutschland gesundheitspolitisch en vogue. Wir präferieren trotz unserer konzeptionellen Wahl einen allgemeinen Psychotherapieansatz, so wie ihn Grawe (2000) als Vermächtnis seiner umfassenden Therapieforschung hinterlassen hat. Andere Verfahren sind entsprechend reichhaltig eingeflossen. Dabei hat uns geholfen, dass die Verhaltenstherapie in der dritten Welle mannigfaltig humanistische, tiefenpsychologische und systemische Methoden integriert hat. Bei komplexen Traumafolgestörungen halten wir es für besonders wichtig, pragmatisch schulenübergreifend, differenziert und flexibel vorzugehen. Dies ist ein Grund, warum wir für die Funktionsebene die Plananalyse und die Schematheorie gewählt haben. Beide gehen weit über die klassische Lerntheorie hinaus und sind integrative Analyse- und Behandlungsansätze.

1.3.1 Differenzierte Methodik und flexibles Therapeutenverhalten

Es wurde im vorhergehenden Abschnitt angedeutet: Komplexe Traumafolgestörungen sind durch verstrickte, widersprüchliche und dysfunktionale Erlebens- und Verhaltensmuster und eine ebensolche Störungsdynamik gekennzeichnet. Symptome können andere Symptome auslösen, z.B. können Beziehungskonflikte starke Verlassenheitsängste auslösen, welche in eine dissoziierte Teilnahmslosigkeit münden, die depressive Schuldgefühle, Selbstzweifel und

-ablehnung und Grübeln anstößt, was mit Rückzugsverhalten einhergeht, wodurch wiederum die Beziehungskonflikte verstärkt werden. Diese wechselhafte und verwirrende Dynamik bringen komplex traumatisierte Klienten mit in die Therapie. Der Behandler sollte in der Lage sein, auf diese Herausforderungen sowohl methodisch differenziert als auch flexibel einzugehen.

Das Behandlungskapitel 5 ist der Hauptteil dieses Buches. Entsprechend des vielschichtigen Hilfebedarfs der komplex traumatisierten Klientel wird dort ein vielgestaltetes Spektrum an psychotherapeutischen Methoden vorgestellt. Diese sind vor allem nach den Störungsbildern gegliedert. Wir haben diese Ordnung gewählt, weil sie gängig ist. Die Unterkapitel 5.1 *Therapeutische Beziehungsgestaltung* und 5.2 *Störungsmodell, Motivation und Ziele* führen in die Behandlung ein, was aus der Chronologie einer Psychotherapie naheliegend erscheint und auch in anderen Fachbüchern so gehandhabt wird. Wir halten uns hier an Konventionen, möchten diese jedoch vorab in Bezug auf die interessierende Klientel infrage stellen. Die Gestaltung des Arbeitsbündnisses, motivierende und komplementäre Strategien und auch die Zielanalyse begleiten eine Therapie des komplexen Suchttraumas vom Anfang bis zum Ende. Z. B. überfordert viele Helferkinder in ihrer Selbstverleugnung die Zielanalyse zu Beginn der Behandlung. Bei nicht wenigen ist es das Ziel und bedeutet den erfolgreichen Abschluss einer Therapie, überhaupt eigene Lebensziele zu formulieren.

Die weiteren Unterkapitel des Behandlungsteils sind von uns eher willkürlich in diese Reihenfolge gestellt worden. Es werden spezifische Aspekte der Bewältigung von depressiven, neurotischen, posttraumatischen und (co-)abhängigen Beschwerden und Problemen in Bezug auf die interessierende Klientel behandelt. Das Unterkapitel 5.5 *Flexibilisierung persönlicher Erlebens- und Verhaltensmuster* ist indes störungsübergreifend angelegt. Es ist das Herzstück unserer Konzeption der Psychotherapie des komplexen Suchttraumas. Welche Methoden in welcher Reihenfolge in einer konkreten Behandlung gewählt werden, hängt von dem jeweiligen Klienten, dem individuellen Störungsbild und der vorliegenden Störungsdynamik, der

Persönlichkeit, dem Bedarf und dem Heilungsprozess ab. Ein Behandlungsplan kann nicht wie ein »Kochrezept« Schritt für Schritt abgehandelt werden. Es ist die Herausforderung einer Therapie von Traumafolgestörungen, die Methodik variabel und integrierend im Sinne der Gesamtentwicklung der Klienten anzuwenden. Diese sind starr in ihrer Verzagtheit, den Gedanken und Gefühlen, dem Bewältigungsverhalten und ihren Schemata, der Therapeut ist ein Modell darin, methodisch und zwischenmenschlich beweglich zu sein. Die Flexibilität des Therapeuten ist eine wichtige unspezifische Interventionsform in der Behandlung des komplexen Suchttraumas.

1.3.2 Individualisiertes, prozessorientiertes Vorgehen

Ein individualisiertes Vorgehen ist ein Anspruch aller Therapieschulen. Ein solches, am besonderen und einzigartigen Bedarf der Person orientiertes Vorgehen ist nicht kompatibel mit den groben Kategorien der Diagnostik und einem allein auf die Symptombeseitigung reduzierten psychotherapeutischen Bemühen. Deswegen haben alle Therapieschulen eine differenzierte Analyseebene, die die beengte Pathologie- und Symptomorientierung überwindet, damit der Lern- und Entwicklungsprozess lösungs- und ressourcenorientiert angestoßen werden kann. Prozessorientierung ist genuin eher mit der humanistischen Psychotherapie assoziiert (Swildens, 2007; Eckert, 2006). Doch mit der dritten Welle sind prozessbasierte Modelle und Vorgehensweisen in die Verhaltenstherapie integriert worden (Stangier, 2019). Prozessorientierte Methoden orientieren sich an den Wirkfaktoren des allgemeinen Psychotherapieparadigmas nach Grawe (2000, S. 87–99) und setzen explizit an Verarbeitungs- und Veränderungsprozessen an. Solch prozessbasierte Ansätze, die wir schwerpunktmäßig nutzen, sind:

- Motivational Interviewing (Miller & Rollnick, 2015)
- Akzeptanz- und Commitment-Therapie (Hayes et al., 2014)
- Plananalyse und komplementäre Beziehungsgestaltung (Caspar, 2007; Sachse, 2016)

- Schematherapie (Young et al., 2008; Roediger, 2009a)
- Emotionsfokussierte Methoden (Greenberg, 2011)

Laut dem Modell von Stangier (2019, S. 241) sind das therapeutische Arbeitsbündnis, die Ableitung eines Störungsmodells und die Klärung der Motivation die Grundlage, auf der die Klienten in einen fortwährenden Veränderungsprozess treten sollen. Dieser Prozess beinhaltet drei Schritte: 1. »Verarbeitungsprozesse verändern«, 2. »Neue Erfahrungen sammeln, Kompetenzen aufbauen, Verhalten ändern« und 3. »Reflektieren, Verstehen, Überzeugungen verändern«. Stangiers Modell ist allerdings aus zweierlei Gründen nicht ganz im Einklang mit den Verfahren der dritten Welle. Erstens bezieht sich in Verfahren wie Motivational Interviewing oder komplementäre Beziehungsgestaltung die Prozessorientierung explizit auch auf die Elemente des Arbeitsbündnisses und der motivationalen Klärung. Zweitens zentriert Stangiers Modell – typisch für die Kognitive Verhaltenstherapie – auf Kognitionen und weist diesen eine dominierende Rolle im Veränderungsprozess zu. Die aufgezählten Ansätze sind angetreten, diese eingeschränkte Sichtweise zu überwinden; motivationale, emotionale oder zwischenmenschliche Aspekte werden gleichberechtigt beachtet. Deshalb möchten wir das Modell in Bezug auf die Psychotherapie mit komplex traumatisierten Klienten mit Anpassungen übernehmen, wie in Abbildung 2 dargestellt wird.

Unseres Erachtens gibt das Arbeitsbündnis den Klienten einen sicheren Rahmen, welcher der biografischen Unbeständigkeit heilsam entgegengesetzt wird. Die therapeutische Beziehung ist ein angstfreies Experimentierfeld, Motive zu klären, Ressourcen zu entdecken und zu aktivieren, neue Erlebens- und Verhaltensweisen, Problemlösungen und Kompetenzen auszuprobieren, bevor die Klienten diese Erkenntnisse in den Lebensalltag transferieren. Die Prozessorientierung ist notwendige Voraussetzung für eine individualisierte Vorgehensweise. Eine zu stark durch den Psychotherapeuten steuernde und strukturierte Vorgehensweise und das manualisierte Abarbeiten von »Kochrezepten«, wie es in der klassischen Verhaltenstherapie Tradition war, halten wir in Bezug auf die kom-

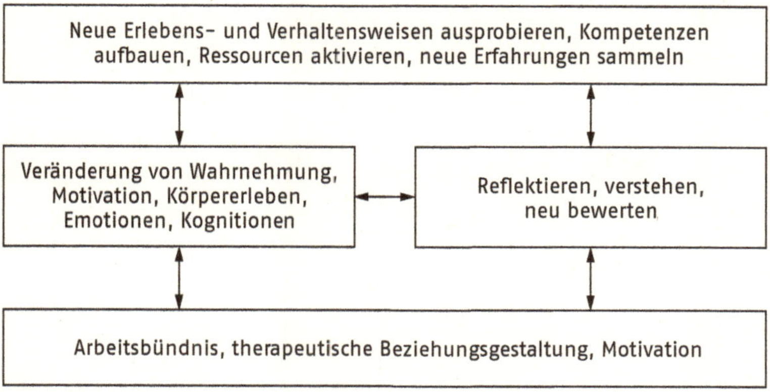

Abbildung 2: Angepasstes Prozessmodell der Psychotherapie des komplexen Suchttraumas

plex traumatisiert Betroffenen für nicht zielgerichtet. Mehrere Gründe sprechen dafür, den Klienten selbst von Beginn an konsequent die Steuerung für die Entwicklungsprozesse zu überlassen:

- Die partnerschaftliche Haltung von Motivational Interviewing bedeutet (Miller & Rollnick, 2015, S. 29–32), dass die Klienten Experten für ihre Problematik und potenziell auch für den Weg sind, die Probleme zu überwinden. Als Psychotherapeuten sind wir ausschließlich Experten dafür, ihnen dafür einen Raum zu geben und sie zu begleiten.
- Traumatisierte Klienten sind offen oder unterschwellig misstrauisch und haben starke Bedürfnisse nach Kontrolle sowie unterdrückte Bedürfnisse nach Selbstbestimmung. Die Betonung der Eigenverantwortung der Klienten für ihren Lernprozess ist daher komplementär motivorientiert (Sachse, 2016).
- Erwachsene Kinder aus Suchtfamilien bringen ausgeprägte abhängige Tendenzen mit. Ihnen das Steuer zu überlassen sorgt dafür, dass sich in der Therapie eine unabhängige Beziehung etablieren kann, und stärkt sie in der Autonomie. Eine zuversichtliche Haltung des Therapeuten regt zwischenmenschlich und modellhaft an, dass die Klienten Selbstvertrauen in die eigenen Entwicklungspotenziale gewinnen können.

- Suchttraumatisierte Klienten bringen eine Kargheit mit, sich in der Kindheit nicht genügend spielerisch ausprobiert zu haben. Sie haben diesbezüglich einen Nachholbedarf sowie ein Recht darauf, mit sich und der Welt (inter-)aktiv Erfahrungen zu sammeln. Der Therapeut ist sowohl Spielgefährte, ermutigender Solidarpartner als auch Trost spendender Rückhalt, wenn es mal schiefgeht.

KAPITEL 2

Belastungen und Traumata

Die Belastungen und Traumata der Kinder aus Suchtfamilien wurden schon in den 80ern des letzten Jahrhunderts in einer Reihe von Fachbüchern und Ratgebern beschrieben: bei Wegscheider-Cruse und Black im Jahr 1981, Woititz 1983, Schaef 1986 und Mellody 1989. In Deutschland wurde durch die Diplom-Pädagogin Ulla Lambrou erstmalig 1990 zum Thema publiziert. Diese Veröffentlichungen sind allesamt durch die Therapeutentätigkeiten der Autorinnen anwendungsorientiert. Die Erkenntnis, dass Angehörige und vor allem Kinder aus Suchtfamilien mitbetroffen sind und selbst Hilfe benötigen, ist allerdings sehr viel älter. Schon die Anonymen Alkoholiker entwickelten für Angehörige von Suchtkranken sowie für Jugendliche aus Suchtfamilien eigene 12-Schritte-Programme und etablierten schon ab Anfang der 1950er Selbsthilfegruppen für erwachsene und ab Ende der 1960er für jugendliche Angehörige (z.B. Al-Anon-Familiengruppen, 1995).

Klein (z.B. 2005a) hat mit seinen umfangreichen Forschungsbeiträgen in Deutschland auf das leidvolle Schicksal der Kinder und ihre multiplen Beeinträchtigungen und Risiken aufmerksam gemacht. Das Fachbuch von Zobel (2006) bietet einen Überblick über den Stand der Forschung. Jedoch steht bei Klein und Zobel die Gefährdung der Kinder, selbst suchtkrank zu werden, im Mittelpunkt der Betrachtungen. Die psychischen Folgeschäden werden von ihnen nur am Rande angesprochen.

Dieses Kapitel basiert auf der genannten Literatur wie auch auf den psychotherapeutischen Erfahrungen in der Arbeit mit Betroffenen. Es ist der Versuch, die Belastungen und Traumata in eine Systematik zu bringen, um Ihnen psychotherapeutische Kategorien der biografischen Anamnese an die Hand zu geben. Dabei wird die systemische Betrachtungsweise von Wegscheider-Cruse (1989) und auch Lambrou (2008) aufgegriffen, Sucht als eine Familienkrankheit zu verstehen. Nicht ausschließlich die Sucht, der suchtkranke Elternteil und seine suchtkranken Verhaltensweisen sind als Verursacher für Schädigungen verantwortlich zu machen, vielmehr werden das familiäre Miteinander und die Atmosphäre in den Fokus der Aufmerksamkeit gerückt, und die Anteile der co-abhängigen Bezugspersonen werden einbezogen. Die Belastungen und Traumata haben wir in vier Kategorien eingeteilt, die in Tabelle 1 aufgelistet sind. Die Tabelle kann als Anamneseschema genutzt werden, mit dessen Hilfe Sie die biografischen und aktuellen Belastungen und Traumata überblicksmäßig einstufen können.

Tabelle 1: Anamnesebogen Belastungen und Traumata

Belastungen, Traumata	Ausmaß in Kindheit	Aktuelles Ausmaß
1. Stress		
Ausfallbedingte Mehrarbeit	O nicht O eher O sehr	O nicht O eher O sehr
Krankenpflege	O nicht O eher O sehr	O nicht O eher O sehr
Last der Verantwortung	O nicht O eher O sehr	O nicht O eher O sehr
Achterbahn der Gefühle	O nicht O eher O sehr	O nicht O eher O sehr
Krise als Normalität	O nicht O eher O sehr	O nicht O eher O sehr
2. Emotionale Vernachlässigung		
Mangel an Annahme und Liebe	O nicht O eher O sehr	O nicht O eher O sehr
Mangel an Responsivität	O nicht O eher O sehr	O nicht O eher O sehr
Alleingelassenwerden	O nicht O eher O sehr	O nicht O eher O sehr

Belastungen, Traumata	Ausmaß in Kindheit	Aktuelles Ausmaß
Sprachlosigkeit, Tabuisierung	O nicht O eher O sehr	O nicht O eher O sehr
Wegschauen anderer	O nicht O eher O sehr	O nicht O eher O sehr
Disharmonie, Loyalitätskonflikt	O nicht O eher O sehr	O nicht O eher O sehr
3. Soziale Beeinträchtigungen		
Familiäre Isolation	O nicht O eher O sehr	O nicht O eher O sehr
Mangel an Anregungen	O nicht O eher O sehr	O nicht O eher O sehr
Mangel an Ermutigung	O nicht O eher O sehr	O nicht O eher O sehr
Mangel an Orientierung	O nicht O eher O sehr	O nicht O eher O sehr
Mangel an Auseinandersetzung	O nicht O eher O sehr	O nicht O eher O sehr
Überbehütung, Schonung	O nicht O eher O sehr	O nicht O eher O sehr
4. Übergriffigkeiten		
Abwertungen	O nicht O eher O sehr	O nicht O eher O sehr
Beschämung	O nicht O eher O sehr	O nicht O eher O sehr
Beschuldigungen	O nicht O eher O sehr	O nicht O eher O sehr
Abhängigkeit, Parentifizierung	O nicht O eher O sehr	O nicht O eher O sehr
Misshandlungen	O nicht O eher O sehr	O nicht O eher O sehr
Sexueller Missbrauch	O nicht O eher O sehr	O nicht O eher O sehr

2.1 Stress

Das Leben in einer engeren Beziehung mit einem Suchtkranken bedeutet Stress, vor allem, wenn er uneinsichtig und die Sucht chronifiziert ist. Er fällt mit Fortschreiten der Krankheit mehr und mehr aus. Dies muss durch die Familie und Freunde kompensiert werden. Der Kranke muss versorgt werden und andere müssen zunehmend Verantwortung übernehmen. Des Weiteren ist das Zusammenleben mit einem Suchtkranken emotional belastend, wir nennen dies die »emotionale Achterbahn«. Dass sich Kinder in Suchtfamilien an ein Leben in ständiger Krisen- und Alarmbereitschaft gewöhnen und dies als Normalität erleben, ist ein weiterer emotionaler Stressfaktor. Stress kann krank machen und die Entwicklung von Burnout, Depressionen, somatoformen und psychosomatischen Störungen auslösen, was wiederum die dispositionelle Vulnerabilität, an einer Traumafolgestörung zu erkranken, bedingt. Überdies kann der familiäre Stress dazu führen, dass die Kinder dem spielerischen Sammeln von Erfahrungen, der schulischen Ausbildung und den sportlichen, kulturellen und sozialen Interessen nicht die ausreichende Aufmerksamkeit widmen können, die ihren Entwicklungspotenzialen entspricht und sie infolgedessen körperlich, sozial und kognitiv hinter ihren Möglichkeiten bleiben.

2.1.1 Ausfallbedingte Mehrarbeit

Mit dem Fortschreiten der Sucht ist der Suchtkranke nicht mehr in der Lage, seine Aufgaben zu erledigen. Andere Familienmitglieder müssen diese übernehmen (Flassbeck, 2016b, S. 23): »Das berühmte ›bisschen Haushalt‹ muss geführt werden, putzen, kochen, waschen, reparieren usw. Die Kinder sind zu versorgen und zu erziehen. Das Geld für das tägliche Leben muss verdient werden, wenn der Suchtkranke arbeitslos ist. Die behördlichen, finanziellen und sonstigen Angelegenheiten müssen erledigt werden.« Gewöhnlich übernimmt der co-abhängige Elternteil mit Fortschreiten der Suchterkrankung diese Aufgaben. Wegscheider-Cruse (1989, S. 89–103) nennt diese

Rolle »Chief Enabler« und den Prozess der Übernahme von immer mehr Funktionen und Aufgaben »Enabling«. Falls beide Elternteile durch Sucht betroffen sind, springen die Großeltern oder Tanten und Onkel oder die Kinder – überwiegend das älteste Kind – als Enabler ein.

Die Kinder in einem solchen Haushalt haben im Prinzip zwei gegensätzliche Möglichkeiten. Erstens können sie sich am Suchtkranken orientieren, sich ebenfalls verweigern, verhaltensauffällig werden und später Suchtprobleme entwickeln. Bei Wegscheider-Cruse (S. 116–126) wird diese Rollenübernahme als »The Scapegoat« bezeichnet. Zweitens können sich die Kinder mit der co-abhängigen Rolle identifizieren und diese unterstützen. In diesem Buch geht es vor allem um die zuletzt genannte Gruppe der Helferkinder, von Wegscheider-Cruse (S. 104–115) als »The Hero« benannt. Die Helferkinder werden früh selbstständig, haben für ihr Alter erstaunliche lebenspraktische Fähigkeiten, übernehmen Verantwortung und packen wie selbstverständlich überall mit an. Im Extremfall ist ihre Tages- und Wochenstruktur einzig durch Schule und Hausarbeit geprägt. Zeit zum Spielen bleibt keine oder nur wenig.

Frau S., sie ist Mitte dreißig, berichtet in der Therapie von ihrem Lebensalltag, wie sie ihn schon als Siebenjährige gewohnt war. Frühmorgens habe sie die beiden kleinen Geschwister aus dem Bett geholt, gewindelt und angezogen. Sie habe mit ihnen gefrühstückt und sie zur Tagesmutter und in den Kindergarten gebracht. Danach sei sie zur Schule gegangen. Auf dem Rückweg von der Schule habe sie die Geschwister abgeholt und das Mittagessen zubereitet. Den Rest des Tages habe sie Hausaufgaben gemacht, sich um die Kleinen gekümmert und den Haushalt erledigt. Die Mutter habe zumeist betrunken im Bett gelegen. Der Vater sei auf Montage gewesen.

2.1.2 Krankenpflege

Der Suchtkranke fällt nicht bloß in der Erledigung von Aufgaben mehr und mehr aus, mit dem Fortschreiten der Krankheit wird er überdies zunehmend zum Pflegefall (Flassbeck, 2019, S. 22–23): »Der Suchtkranke ist [...] eine Last wie eine Kombination aus verwöhntem Kind, jugendlichem Delinquenten und übellaunigem Schwerstpflegefall.« Die Unordnung, die er hinterlässt, muss aufgeräumt werden. Er muss an Termine erinnert und auf der Arbeit entschuldigt werden, wenn er es am Montag aufgrund des Wochenendkaters nicht hinschafft. Er muss ins Bett gebracht werden, wenn er zu berauscht ist, es eigenständig zu bewerkstelligen. Das Erbrochene muss weggeputzt werden, wenn er sich suchtmittelbedingt übergibt. Die Wunden müssen versorgt werden, wenn er im Rausch unglücklich fällt. Die Schäden, die er im betrunkenen Zustand anrichtet, müssen repariert oder beglichen werden. Falls er schon den Führerschein suchtbedingt verloren hat, muss er chauffiert werden. Suchtmittel müssen gegebenenfalls besorgt werden, damit er nicht in den Entzug gerät.

Mit dem Fortschreiten der Krankheit wird der Pflegebedarf immer größer. Er muss gesäubert werden, wenn er einnässt oder einkotet. Bei suizidalen oder fremdgefährdenden Krisen muss er psychiatrisch stationär untergebracht werden, gegebenenfalls muss die Polizei, der Notarzt oder der Krisendienst eingeschaltet werden. Auch in Bezug auf die Versorgung des Suchtkranken werden die Helferkinder schon in jungen Jahren einbezogen. Nicht selten werden sie sogar von dem anderen Elternteil oder, falls beide Eltern suchtkrank sind, von der Familie für die Versorgung der Kranken verantwortlich gemacht.

> Frau R. ist acht Jahre alt, als die Mutter vor ihren Augen die Koffer packt und die Tochter beim alkoholkranken Vater zurücklässt. Danach kümmert sich die Heranwachsende um den Haushalt, leiht Geld, um dem Vater Alkohol zu besorgen, holt ihn aus der Kneipe ab, wenn er nicht mehr allein gehen kann, und bringt ihn ins Bett. – Frau D. kümmert sich ebenfalls schon als Kind um den

Haushalt, die jüngeren Geschwister und die beiden alkoholkranken Eltern. Von der Familie wird ihr gesagt, dass es ihre Aufgabe als ältestes Kind sei, sich um Bruder und Eltern zu kümmern. – Frau K. hilft der Mutter bei der Versorgung des alkoholkranken Vaters von Anfang an. Mit Mitte 20 reflektiert sie in der Therapie, ein Ebenbild der Mutter zu sein. Sie ist wie die Mutter Krankenpflegerin geworden.

2.1.3 Last der Verantwortung

Woititz (2008, S. 71) schreibt: »Erwachsene Kinder von Alkoholikern sind entweder übertrieben verantwortlich oder total verantwortungslos. Sie nehmen alles auf sich oder geben ganz auf.« Die suchtgefährdeten Kinder gehen eher den verantwortungslosen Weg, die Helferkinder sind im Kern ihrer Persönlichkeit durch ihre Bereitschaft definiert, sich Verantwortung aufhalsen zu lassen. Im Verlauf des Lebens können die Betroffenen auch zwischen den beiden Extremen hin- und herwechseln. Auch andere Standardliteratur zum Thema führt die Verantwortungsübernahme als zentrale Eigenschaft der Helferkinder auf (Wegscheider-Cruse, 1989, S. 104–107; Black, 1987, S. 10–14; Lambrou, 2008, S. 55–60). Der Konsum von Suchtmitteln und Verantwortungsbewusstsein verträgt sich nicht, es schließt sich gegenseitig aus. Suchtkranke delegieren die Verantwortung an ihr Umfeld, an den Partner, an die Eltern, die Freunde, die Kollegen und, falls niemand anderes greifbar ist, auch an die Kinder.

Auch ein etwaiger co-abhängiger Elternteil überträgt in seiner Überforderung möglicherweise Verantwortung an die Kinder. Was bleibt diesem Elternteil schon übrig, wenn er sich um den gesamten Haushalt, das Geldverdienen, den berauschten und pflegebedürftigen Suchtkranken und alles andere kümmern muss? Er wird dem Kind, welches am reifsten und zuverlässigsten ist, Aufgaben übertragen, gewöhnlich also dem ältesten Kind. Der co-abhängige Elternteil ist dem Kind Modell darin, die Last der Verantwortung zu schultern. Es ist sowohl eine Fähigkeit als auch – in dem selbstverleugnenden Übermaß – eine folgenschwere Neigung. Lambrou (2008, S. 55–60) beschreibt, dass die Betroffenen im Verlauf der Kindheit, wenn sie älter werden, darüber hinaus eine eigene Motivation entwickeln, sich übermäßig zuständig zu fühlen:

> *»Um die oft chaotische Situation in der Familie eher durchstehen zu können und um ihr eigenes Leben etwas überschaubarer zu gestalten, nehmen sie vieles in die Hand, was Aufgabe ihrer Eltern wäre. … Selbst etwas machen, selbst die Regie übernehmen mindert die eigene Angst. … Sie reduzieren die Unvorhersehbarkeit in ihrem Leben und fühlen sich so zumindest weniger ausgeliefert. Selbst zu handeln, statt zu vertrauen, gibt einem Kind oder Jugendlichen die Illusion, das Chaos in der Familie zu mildern.«*

In schlimmen Fällen delegiert die gesamte Familie im eigenen verstrickten Wegschauen die Verantwortung an die Kinder, statt ihnen zu helfen, vor allem dann, wenn beide Eltern suchtkrank sind: »Deine Eltern sind krank, sie können nichts dafür. Du musst dich kümmern. Du bist so groß und stark.« Die Kinder haben keine Chance, sich der Zwangsläufigkeit des familiären Auftrags zu entziehen. Zudem ist die Delegation mit der tückischen Bestätigung verbunden, groß und stark zu sein. Da die Kinder in einem durch und durch negativen Lebensalltag und in ihrer emotionalen Vernachlässigung nach Anerkennung dürsten, sind sie hierfür hoch empfänglich. Die Zwangsläufigkeit und die Abhängigkeit von äußerer Bestätigung werden Teil der Persönlichkeit des heranwachsenden Kindes, indem sie fremdorientierte, leistungsorientierte und genussfeindliche Erlebens- und Verhaltensschemata verinnerlichen (vgl. 3.2). Dies ist Grundlage dafür, später vor allem eine depressive und co-abhängige Entwicklung zu nehmen.

> Die 60-jährige depressive Frau L. ist mit alkoholkranken Eltern aufgewachsen, hat eine Ehe mit einem drogenabhängigen Mann hinter sich, und ihr erwachsener Sohn ist spielsüchtig. Auch hat sie sich als rechte Hand des Chefs jahrzehntelang für ihre Firma aufgeopfert, doch der neue, junge Chef hat sie in den vorzeitigen

Ruhestand abgeschoben. Sie versteht nicht, dass niemand ihr den Einsatz dankt. Sie nutzt die Kombination aus Einzel- und Gruppentherapie gut für sich, grenzt sich von den selbstsüchtigen Ansprüchen des Sohnes ab, unternimmt mehr für sich und erholt sich nach und nach.

Eine neue Teilnehmerin mit einer ähnlichen Lebensgeschichte kommt in die Therapiegruppe. Im Einzelkontakt beschreibt Frau L. erschrocken, wie sie die neue Klientin erlebt: Diese sehe im Gesicht ausgemergelt aus, überspiele ihre Gefühle immer mit einem Lächeln, könne sich auch gar nicht wirklich freuen. Dann fragt mich Frau L., ob sie auch so ausgesehen habe, als sie die Therapie begann. Ich antworte ihr, dass sie schon viel besser aussehe. Sie beginnt zu weinen, weil sie die Erschöpfung von sechs Jahrzehnten, Verantwortung für andere zu tragen, überwältigt.

Verantwortung ist eine unsichtbare psychologische Variable. Als Kind in einer Suchtfamilie zu früh, zu viel Verantwortung zu haben, ist eine schwere Bürde. Dies manifestiert sich stressbezogen insbesondere auf der körperlichen Ebene durch Spannungskopfschmerzen, Nacken- und Rückenverspannungen und -schmerzen oder Bluthochdruck. Die Betroffenen leiden zudem an chronischer Erschöpfung und weiteren psychosomatischen oder somatoformen Beschwerden. Die Leiden werden von den Betroffenen oftmals gar nicht oder kaum wahrgenommen, wie in dem Fall von Frau L. Aber auch das andere Extrem kann eintreten, und die Beschwerden ufern aus und werden lebensbeherrschend.

Die 18-jährige Frau G. kümmerte sich schon in der Kindheit um alles: um den kleineren Bruder, um den Haushalt, um den alkoholkranken Vater und die überforderte Mutter. Niemand ist für sie da. Sie sagt: »Ich hatte keine Kindheit.« In der Jugend entwickelt sie einen psychogenen Kopfschmerz. Der Schmerz beginnt, ihr Leben zu beherrschen. Die Schule muss sie krankheitsbedingt abbrechen, sie verliert die Freundinnen, vernachlässigt Sport und Interessen. Sie ist im Dilemma, verantwortlich gemacht zu werden und sich verantwortlich zu fühlen, aber dem Anspruch nicht mehr genügen zu können.

2.1.4 Achterbahn der Gefühle

Suchtkranke entziehen sich durch den Rausch der negativ erlebten Realität, die Angehörigen und Kinder sind dieser nüchtern ausgesetzt. Kinder erleben die Welt emotional, sie sind sehr empfänglich für Stimmungen. In der Unbeständigkeit der Suchtfamilie wechselt die Stimmungslage ständig, und die Gefühle kochen oftmals hoch. Dem sind die Kinder tagtäglich ausgesetzt. Das Klima der Suchtfamilie ist zum einen abhängig davon, ob der Suchtkranke Suchtmittel konsumiert hat oder nicht (Lambrou, 2008, S. 53–55). Ist er nüchtern, löst dies im Umfeld Hoffnung aus, dass es so bleibt und das Leben besser wird. Konsumiert er dann doch wieder, löst dies Enttäuschung aus. Je höher die Hoffnung war, desto tiefer ist nun der Fall. In dem endlosen Auf und Ab von Hoffnung und Enttäuschung ist der co-abhängige Elternteil den Kindern ein Modell.

Zum anderen ist die familiäre Atmosphäre geprägt durch einen unkontrollierbaren Wechsel von überschäumenden Gefühlen der Angst, der Trauer, des Ekels, der Scham, der Wut und der Ohnmacht (Flassbeck, 2016b, S. 41–45). Die Atmosphäre ist durch ständige Angst beherrscht. Angst um den und vor dem Suchtkranken und Angst davor, dass die Situation in Streit oder Gewalt eskalieren könnte. Die Kinder werden mit ihren Sorgen und Nöten allein gelassen, was ihnen zusätzlich Angst macht. Daneben ist Sucht eine widerliche Angelegenheit. Die Ausdünstungen, das Erbrechen, das grenzenlose Verhalten der Suchtkranken ist ekel- und schambesetzt. Auch in Bezug auf die Außenwelt ist das Erleben durch beschämte Gefühle geprägt (2.4.2). Niemand darf etwas von den suchtbedingt chaotischen Zuständen mitbekommen. Aus Scham bleiben die Kinder auch in der Schule Außenseiter. Starke Gefühle der Trauer, Wut und Ohnmacht kommen hinzu: die Trauer darüber, dass es anders, besser sein könnte, wenn die Sucht und ihre üblen Begleiterscheinungen nicht wären; die Wut, es nicht hinnehmen zu wollen, dass es so ist, wie es ist; und die Ohnmacht, dass es, gleichgültig, wie sehr man sich bemüht und abkämpft, nicht zu ändern ist.

Die Gefühle sind an sich angemessen bzw. als funktional zu bewerten, sie sind eine gesunde Reaktion auf eine schlimme Situation. Doch ihre Häufigkeit, Stärke und Wechselhaftigkeit bedeuten Stress. Ein zweiter belastender Aspekt kommt hinzu: Die Kinder müssen ihr Gefühlserleben ständig kontrollieren bzw. abwehren. In einer Suchtfamilie ist kein Raum dafür, dass Kinder ihre Gefühle ausleben dürfen. Die Gefühle zu beherrschen und zu unterdrücken kostet viel Disziplin und Kraft. Dafür ist vor allem der co-abhängige Elternteil Modell und Lehrmeister, was in 2.2 näher behandelt wird. Hier sollte zunächst ausschließlich die Belastung durch den Zwiespalt, starke Gefühle zu haben und diese abwehren zu müssen, verdeutlicht werden.

Diese Zerrissenheit bindet enorme Energien, die die Kinder eigentlich für die Herausforderungen des Großwerdens benötigen würden. Der emotionale Dauerstress kann in die Entwicklung von Burnout und Depressionen münden. Die Abneigung und das Misstrauen gegenüber der eigenen Emotionalität wird eine Kernvariable des Selbstkonzepts und schafft somit die Grundlage dafür, weitere psychische oder psychosomatische Störungen entwickeln zu können. Auch kann der Zwiespalt eine unsicher vermeidende Persönlichkeitsakzentuierung und Beziehungsstörungen bedingen.

2.1.5 Krise als Normalität

»Der Alltag von Kindern aus Suchtfamilien ist unberechenbar«. (Lambrou, 2008, S. 36–40) Im Alltag von Suchtfamilien gibt es keine Beständigkeit, Verlässlichkeit oder Transparenz. Termine, Absprachen oder Versprechungen werden häufig gebrochen. Der Suchtkranke ist rausch- oder entzugsbedingt und die co-abhängig verstrickte Bezugsperson aufgrund ihres überforderten Bemühens, es allen recht zu machen, nicht in der Lage, dem Kind ein verlässliches Gegenüber zu sein. Hinzu kommt, dass die Situation in vielen Suchtfamilien ständig unvermittelt eskalieren kann. Es ist wie ein Leben auf dem Vulkan. Zumeist grummelt er bedrohlich im Untergrund, und viel zu oft bricht er aus. Krisenhafte Zuspitzungen sind bedingt durch suchtbedingte Unberechenbarkeit und suchtenthemmte Eskalationen, elterliche Disharmonie und Streitigkeiten sowie Feindseligkeiten und Gewalt durch sowohl den süchtig enthemmten Elternteil als auch den verzweifelten co-abhängigen Elternteil.

Herr I. berichtet, dass er sich stets, wenn die Eltern endlos stritten, in sein Zimmer zurückzog, mit Kopfhörern laute Musik hörte und an der Spielkonsole zockte. Schon als Kind habe er sich manchmal tagelang verkrochen. Abgelenkt von ihren Zwistigkeiten vergaßen die Eltern den Sohn. – Herr E. schildert, dass er sich schon als Sechsjähriger bei Streitigkeiten der Eltern dazwischenwarf, um die Mutter vor dem Jähzorn und der Gewalt des Vaters zu schützen. – Frau R. erzählt, dass sie, wenn der Vater schlimm trank, immer mit der Schwester und der Mutter in Kleidung in einem abgeschlossenen Zimmer übernachtete. Vor dem Bett standen die Schuhe und die gepackten Taschen. Zur Not flüchteten sie aus dem Fenster zu den Großeltern. – Frau F. äußert, sich mit dem kleinen Bruder ins Bett unter die Bettdecke zurückgezogen und ihn getröstet zu haben, wenn die suchtkranken Eltern Streit hatten oder Suchtorgien feierten.

Kinder aus Suchtfamilien sind gewöhnlich kompetente Krisenmanager. Sie können auch in schwierigen Situationen Ruhe bewahren, sachlich bleiben und überlegt und flexibel handeln. Das ist eine große Ressource, die sie aus der Kindheit mit ins Leben nehmen. Doch sie sind wie Seismografen: Sie können sich nie entspannen, sie fühlen sich stets bedroht, sind immer in Habachtstellung und scannen unentwegt die Umgebung dahingehend, ob Ungemach droht. Mögliche symptomatische Folgen des bedrohlichen Lebens auf dem Vulkan sind Misstrauen, existenzielle und generalisierte Ängste, Mangel an Lebensfreude, mangelnde Fähigkeiten zur Entspannung, Schreckhaftigkeit und Hypervigilanz.

2.2 Emotionale Vernachlässigung

In der Einleitung wurde schon angedeutet, dass ein dauerhafter und gravierender emotionaler Mangel von Kindern im Sinne eines Traumas als katastrophal erlebt wird und in der noch unreifen und ungefestigten Persönlichkeit von Kindern zu erheblichen Schädigungen führen kann. Dies soll im Folgenden vertieft werden.

2.2.1 Mangel an Liebe und Annahme

Kinder brauchen Liebe und Annahme. Eine Metapher für die Liebe ist das Licht. Kinder in Suchtfamilien wachsen im Schatten auf. Liebe und Annahme kommen bei ihnen aus dreierlei Gründen zu kurz: 1. Ablenkung der Eltern durch süchtige Eingenommenheit und Egozentrik sowie co-abhängige Zwänge und Erschöpfung, 2. rigide Bewertungsbedingungen und 3. Feindseligkeiten. Letztere werden in 2.4.1 behandelt.

Süchtige Egozentrik und co-abhängige Zwänge

Suchtkranke Eltern lieben ihre Kinder im Grunde ebenso wie nicht suchtkranke Eltern. Das soll hier nicht geringgeschätzt oder infrage gestellt werden. Doch in der Sucht ist der Suchtkranke nicht in der Lage, frei zu handeln. Er unterliegt dem Hauptsymptom der Abhängigkeitserkrankung, dem zwanghaften Verlangen nach dem Suchtmittel oder -verhalten und ist eingenommen von Beschaffung, Konsum, Rausch und Entzug. Die süchtigen Zwänge bringen es mit sich, dass der Suchtkranke selbstsüchtig agiert, andere kaum wahrnimmt, wenig empathisch ist und andere für seine süchtigen Zwecke manipuliert.

Analoges gilt auch für den co-abhängig verstrickten Elternteil, der dem Drang unterliegt, den Suchtkranken kontrollieren, ihm helfen und ihn retten zu müssen. Er ist dadurch gestresst, angespannt und erschöpft und kann die Kinder ebenfalls in ihren Bedürfnissen nicht angemessen wahrnehmen. Und beide Elternteile sind durch ihre suchtbedingten Streitigkeiten abgelenkt. In einer solchen Atmosphäre und in einem solch belasteten Familienalltag ist wenig Raum für liebevolle Annahme. Wie sollen die Eltern etwas geben, was sie selbst schmerzhaft vermissen? Selbst wenn beide Eltern bemüht sind, spüren die Kinder, dass sie stören, und erfahren dies als Ablehnung und Zurückweisung. Zudem die Eltern tatsächlich oftmals genervt und abweisend auf Äußerungen von Bedürfnissen und Wünschen der Kinder reagieren.

Rigide Bewertungsbedingungen

Liebe und Annahme kann als unbedingte positive Wertschätzung definiert werden (Kriz & Slunecko, 2007, S. 22–23; Eckert et al., 2006, S. 76–77, 96–99). Es ist ein Ideal und dadurch gekennzeichnet, dass der andere bedingungslos so angenommen wird, wie er ist. Diese ist von der bedingten Anerkennung abzugrenzen. In diesem Fall wird die Liebe an Bedingungen geknüpft, z. B. Leistungsansprüche oder moralische Werte, und die Liebe muss verdient werden. Mit Hilfe von bedingter Anerkennung werden Kindern Normen und Werte vermittelt. Bedingungslose und bedingte Liebe sollten im Idealfall in einem gesunden Verhältnis stehen. In Suchtfamilien kann dieses Gleichgewicht kippen. Beide Elternteile sind gefangen in ihren Erlebens- und Verhaltenszwängen und entsprechend werden sie den Kindern übermäßig Bedingungen diktieren, z. B.:

- »Sei brav und bring mir Alkohol!«
- »Tue mir einen Gefallen und spiele bitte in deinem Zimmer und mach keinen Krach!«
- »Es ist lieb, dass du Mama hilfst.«
- »Du bist so groß und stark.«
- »Bitte reiß dich zusammen und sei vernünftig!«
- »Schön, dass du Papa aus der Kneipe abgeholt hast. Mama ist stolz auf dich.«

An Bedingungen geknüpfte Liebe kann auf vielfältige Weise an das Kind herangetragen werden. Zumeist gibt es indes nur einige wenige familientypische Sätze, die ein Kind immer wieder zu hören bekommt. Manchmal verstecken sich die Bedingungen zwischen den

Zeilen oder im vorwurfsvollen Tonfall des Gesagten, in einer unwirschen Geste oder einem geharnischten Blick. Die Helferkinder orientieren sich vorzugsweise an dem co-abhängigen Elternteil. Die Bedingungen des co-abhängigen Elternteils drehen sich zumeist um Bravheit, Starksein, Vernunft und Leistung. Sie werden operant durch Liebesentzug und Belohnung durchgesetzt.

Frau T. wächst mit einem alkoholkranken Vater auf. Die Erziehungsdoktrin der Mutter lautet: »Du weißt doch: Wir T.-Frauen sind groß und stark.« Mit dem Großwerden übernimmt Frau T. mehr und mehr Aufgaben von der Mutter, die erschöpft und depressiv ist. Als sie neun Jahre alt ist, unternimmt die Mutter einen Suizidversuch. Ab da übernimmt sie aus Angst um die Mutter die gesamte Verantwortung für die Familie. Später kümmert sie sich auch um den Bruder, der eine Spielsucht entwickelt. Wenn sie versucht, sich vom Bruder abzugrenzen, droht er mit Suizid. Sie pflegt die Großeltern in deren letzten Jahren, und sie kümmert sich um eine krebskranke Tante. Sie wird Sozialarbeiterin, und sie heiratet einen körperbehinderten Mann. Die Mutter sagt ihr immer wieder, wie stolz sie auf ihre starke Tochter ist. Als Frau T. mit 35 Jahren die Psychotherapie aufsucht, leidet sie neben einer ausgeprägten komplexen PTBS unter einer Reihe somatischer Beschwerden. Sie rennt von Arzt zu Arzt. Obwohl sie diagnostizierbare somatische Dysfunktionen aufweist, sind keine erkennbaren medizinischen Ursachen zu finden.

Frau T. hat von ihrer Mutter bedingt vermittelt bekommen, nur liebenswert zu sein, wenn sie sich groß und stark um andere kümmert. Solche Grundannahmen bilden den Kern eines negativen Selbst- und Weltbildes. Die Betroffenen sind implizit überzeugt, dass sie sich ihre karge Zuwendung tagtäglich erarbeiten müssen. Eine solche Selbstwertstörung macht anfällig dafür, Depressionen, psychosomatische oder somatoforme Störungen oder eine komplexe Traumafolgestörung zu entwickeln.

2.2.2 Mangel an Responsivität und Invalidierung

Kinder brauchen responsive Eltern, die ihre Gefühle und Bedürfnisse feinfühlig und adäquat wahrnehmen, verbalisieren, annehmen und beantworten. Das Gegenteil eines elterlich responsiven Stils ist Invalidierung. Der Begriff Invalidierung wurde von Marsha Linehan (2008, S. 37–45) in die Psychotherapie eingebracht, um die Genese der emotional instabilen Persönlichkeitsstörung zu erklären:

> *»In einer entwertenden Umgebung wird auf das Mitteilen von persönlichen Botschaften und Gefühlen in unangemessener, sprunghafter und extremer Weise reagiert. Das Mitteilen persönlicher Erfahrungen wird demnach also nicht ernst genommen, sondern stattdessen häufig bestraft und/oder trivialisiert. Das Erleben schmerzlicher Gefühle sowie die Faktoren, die die betroffene Person für die Ursachen dieser Gefühle hält, werden ignoriert. Die Interpretation des eigenen Verhaltens, die wahrgenommenen Absichten und Motive für das eigene Verhalten werden als falsch zurückgewiesen.«*

Durch dauerhaft invalidierende Verhaltensweisen der Eltern wird den Kindern ihr Recht auf eine eigene subjektive Wahrnehmung und Bewertung abgesprochen. Linehans Ausführungen beziehen sich zwar auf die emotional instabile Persönlichkeitsstörung, doch hat dieses Störungsbild eine große Schnittmenge mit der komplexen PTBS (Cillien & Ziegler, 2013, S. 96–102) und kann auf unseren Zweck uneingeschränkt übertragen werden. Invalidierung ist ebenfalls ein charakteristisches Trauma der stillen Kinder und schafft die Grundlage dafür, dass sich posttraumatische Labilität sowie abhängige und unsicher vermeidende Persönlichkeitsstrukturen ausbilden können. Das Verständnis der invalidierenden Erfahrungen und der komplexen Traumafolgen begründet, warum in der Behandlung komplex traumatisierter Kinder aus Suchtfamilien interpersonelle Therapiestrategien besonders wichtig sind (siehe 5.1).

Abhängigkeitserkrankungen gehen gewöhnlich mit erheblichen

emotionalen Defiziten und Erlebensvermeidung einher. Ersatzweise regulieren Betroffene ihr Erleben durch süchtige Verhaltensweisen. Der Entzug ist mit stark negativen Stimmungen und körperlichen Beschwerden verbunden. Als Folge davon sind suchtkranke Eltern nicht oder nur sehr eingeschränkt in der Lage, responsiv und verlässlich auf ein Kind einzugehen. Außerdem beschuldigen und werten Suchtkranke andere ab, um die Auseinandersetzung mit dem eigenen Fehlverhalten und Versagen zu vermeiden. Die co-abhängigen Elternteile sind hingegen durch die Sucht des anderen Elternteils abgelenkt und belastet. Auch sie unterdrücken das eigene Erleben aus Rücksicht gegenüber dem Kranken und regulieren sich ersatzweise, indem sie versuchen, Kontrolle über die Sucht und Situation zu erlangen. Somit sind sie in ihrer Responsivität eingeschränkt und verhalten sich gegenüber den Kindern stark wechselhaft. Als Folge davon erfahren die Kinder durch die Eltern sowohl Laissez-faire und Verwöhnung statt Grenzsetzung, Halt und Orientierung als auch Ignoranz, Feindseligkeiten und Bestrafungen statt Zuwendung, Trost oder Ermutigung.

Wie können Eltern das Erleben des Kindes invalidieren? Sie können erstens den emotionalen Ausdruck oder Äußerungen von Bedürfnissen des Kindes falsch beantworten. Z. B. könnte das Kind, wenn es krank oder traurig ist und weint, Süßigkeiten erhalten, damit es sich beruhigt. Es lernt auf diese Weise, Schmerzen und das Gefühl der Trauer dysfunktional als Hunger zu repräsentieren. Oder ein Elternteil wird durch die Tränen des Kindes in einer eigenen vermiedenen Trauer getriggert und reagiert mit Vorwürfen: »Reiß dich zusammen und stell dich nicht so an.« Das Kind lernt womöglich, die eigene Trauer als etwas Negatives zu bewerten und sich dafür schuldig zu fühlen. In beiden Fällen kommt es zu einer Fehlsymbolisation des Erlebens, die Trauer wird zum auslösenden Reiz einer konditionierten Reaktion, z. B. des Hungers auf Süßes und der Schuldgefühle.

Die ungefähr 30-jährige Frau K. berichtet, dass sie es als Kind gehasst habe, wenn sie am sonntäglichen Kaffee-Tisch »heile

Familie« spielen mussten, obwohl der Vater schwer soff und die Eltern sich deshalb endlos stritten. Ich frage sie, warum sie bis heute in der familiären Inszenierung mitspiele. Sie reflektiert, durch Schuldgefühle in der ihr von der Mutter zugewiesenen Rolle gefangen zu sein: »Ich muss ihr dankbar sein. Sie hat alles für uns getan.« Als wir die Schuldgefühle erkunden, deutet sich zaghaft eine Menge unterdrückter Gefühle von Scham, Angst, Wut, Trauer sowie auch Sehnsucht nach Trost, Annahme und auch Leben-Wollen an. Doch stets, wenn ich therapeutisch versuche, ihre Gefühle und Bedürfnisse zu validieren, reagiert sie mit Schuldgefühlen, keine gute Tochter zu sein.

Zweitens können mit sich selbst beschäftigte Eltern emotionale Äußerungen des Kindes mit Gleichgültigkeit oder Ignoranz invalidieren. Das Kind lernt, dass die eigenen Gefühle keine Relevanz in dieser Welt haben. Unsicher vermeidendes Erleben, dissoziative Teilnahmslosigkeit oder auch Depersonalisation sind die Folge. Der dritte Fall der Invalidierung erfolgt über Bestrafung. Die Bestrafung kann durch körperliche Übergriffe, verbale Beschimpfungen, Beschuldigungen oder Beschämung erfolgen. In diesem Fall konnotiert das Kind das eigene Erleben als etwas Schlechtes oder Böses. Als Folge könnte es sich dem Erleben anderer unterordnen, um Bestrafungen zu entgehen, oder selbstschädigende Verhaltensweisen als Selbstbestrafung der abgelehnten eigenen Bedürftigkeit entwickeln.

Die 50-jährige Frau B. kann von Beginn an in der Therapie offen über ihre Kindheit und alle biografischen und aktuellen Belastungen sprechen. Diese sind durch einen alkoholkranken Vater und eine emotional kalte Mutter geprägt. Die Mutter habe sich laut Frau B. um alles gekümmert und sich damit überfordert. Sie sei unzufrieden und depressiv gewesen. Die Mutter habe kein Kind gewollt und dies der Klientin häufig gesagt. Frau B. berichtet von dem Unglück ihrer Kindheit stets mit einem unpassenden Lächeln, welches mich anfangs stark irritiert. Ich spiegele ihr dies. Sie hält ihr Lächeln für eine normale Freundlichkeit. Ich teile ihr daraufhin mit, dass mich ihre Ausführungen sehr berühren und traurig stimmen. Sie berichtet lächelnd, dass die Mutter sie immer geschlagen habe, damit sie aufhöre zu weinen.

Allgemein können die Kinder als Folge eines dauerhaft invalidierenden Elternstils nicht verinnerlichen, wie sie ihr Erleben angemessen verbalisieren und regulieren. Sie lernen, ihre Bedürfnisse nur verzerrt wahrzunehmen oder ganz zu verleugnen. Im schlimmsten Fall führt Invalidierung dazu, dass Kinder ihr eigenes körperliches und emotionales Erleben als bedrohlich und bestrafenswert erleben. Es kann sich kein Selbstvertrauen entwickeln und sie verinnerlichen dieselben (co-)abhängigen Schemata wie ihre Eltern. Selbstverständlich sind auch suchtkranke oder co-abhängige Bezugspersonen nicht immer invalidierend, auch sie haben mehr oder weniger ihre Momente oder Phasen, in denen sie sich gegenüber den Kindern liebevoll, feinfühlig und bedürfnisgerecht verhalten. Doch die Unbeständigkeit im elterlichen Handeln ist als intermittierende Verstärkung zu werten, welche die Schemata löschungsresistent macht, was in einer Psychotherapie nur mit viel Ausdauer abgemildert werden kann. Und selbst bei erfolgreichem Therapieverlauf bleibt ein beträchtliches Rückfallrisiko bestehen.

Die 30-jährige Frau M. kommt schon eineinhalb Jahre in die Therapie. Sie hat gute Fortschritte gemacht. Ich würdige in einer Sitzung, wie konsequent und intelligent sie in der Therapie Besprochenes im Lebensalltag umsetzt. Sie reagiert nicht auf meine Worte. Ich wiederhole es noch zweimal, bis sie äußert: »Ich weiß, dass Sie es ehrlich meinen, aber in meinen Ohren klingt es wie eine Lüge.« Sie reflektiert, niemandem zu glauben, der ihr Positives sage.

2.2.3 Alleingelassenwerden

Aus der Bindungsforschung ist bekannt, wie wichtig die Verfügbarkeit der Eltern in den ersten Lebensjahren ist, damit sich eine sichere Bindung bilden kann und die Kinder Selbstwertgefühl und Selbstvertrauen entwickeln. Die Verfügbarkeit der Bindungspersonen ist in Suchtfamilien zumindest phasenweise nicht gegeben. Der Suchtkranke ist mit dem Konsum, Rausch und der Vertuschung des Konsums beschäftigt, und die co-abhängige Erziehungsperson ist durch ihre Sorgen abgelenkt, den Suchtkranken vom Konsum abzuhalten und die Folgen der Sucht abzumildern. Auch sind beide von suchtbezogenen Konflikten eingenommen. Die Sucht, deren Begleiterscheinungen, die Ängste der nicht suchtkranken Bindungspersonen und die elterlichen Streitigkeiten machen den Kindern große Angst. Zusätzlich werden sie in ihrer Angst allein gelassen, was diese noch verstärkt.

Die 25-jährige Frau T. ist Studentin und berichtet, sehr zu leiden und sich an den Unterarmen zu ritzen. Sie wisse nicht, was mit ihr los sei. Sie zeigt keine Anzeichen einer emotional instabilen Persönlichkeit und verhält sich im Kontakt unauffällig, abgesehen davon, dass sie mimisch ein wenig ausdruckslos wirkt. Nach und nach taut sie in der Therapie auf und offenbart, dass ihre Eltern jeden Abend genau um 20:00 Uhr den Wein herausholten und tranken. Sie habe dann im Bett liegen müssen. Gleichgültig, ob sie krank war oder Albträume hatte, die Eltern kümmerten sich nicht mehr um sie. Es sei ein eisernes Gesetz gewesen, dass sie den Abend und die Nacht allein habe klarkommen müssen. In der Therapie rekonstruieren wir, wie sie sich allabendlich unter der Bettdecke versteckt hat, gelähmt von schrecklichen Ängsten und stiller Verzweiflung. Sie ritzt sich heute, um sich zu fühlen.

Bowlby (Orig. 1973, im Deutschen »Trennung: Angst und Zorn«, 2006b) beschreibt in seinem epochalen Werk »Separation: Anxiety and Anger«, wie Kinder auf die Nichtverfügbarkeit der Bindungspersonen mit Ängsten reagieren und diese frühen Trennungserfahrungen die Persönlichkeit (»Working model of self and world«) und das spätere Beziehungsverhalten prägen. Es darf davon ausgegangen werden, dass Kinder aus Suchtfamilien unsicher ambivalente oder vermeidende Bindungsstrukturen und bei schlimmen Formen der Vernachlässigung und Übergriffigkeiten auch desorganisierte Bindungsstrukturen entwickeln:

1. **Ambivalenter Bindungsstil**: Die Helferkinder suchen sich gezielt sucht- oder psychisch kranke Partner und halten an diesen fest, gleichgültig, wie sehr der andere sich danebenbenimmt. Ausgeprägte Harmoniesucht und Inkonsequenz sind typisch.
2. **Vermeidender Bindungsstil**: Die stillen Kinder haben Beziehungen ohne Tiefe, oder sie vermeiden Beziehungen gänzlich.
3. **Desorganisierter Bindungsstil**: Die traumatisierten Betroffenen suchen Beziehungen zu Rettern, die sich als Täter entpuppen. Sie erfahren Ausnutzung und Übergriffigkeit.

Die aufgeführten Bindungsstile sind allgemein mit der Entwicklung von psychischen Störungen und auch psychischer Traumatisierung assoziiert (Butollo & Hagl, 2003, S. 99–104).

2.2.4 Tabuisierung und Sprachlosigkeit

> *»Stell dir vor, bei euch stünde ein ausgewachsener Elch im Wohnzimmer. Das Tierchen riecht recht streng, beansprucht eine Menge Platz, und sobald es sich bewegt, geht jede Menge Zeug zu Bruch. Der Elch ist Dauergast bei euch. Stell dir vor, dass es in deiner Familie ein geheimes Abkommen gibt, dass niemand jemals darüber sprechen darf, dass da ein Elch im Wohnzimmer steht. Bei Strafe strengstens verboten! Alle müssen so tun, als wäre der Elch nicht da. Und alle halten sich auch daran.«* (NACOA, 2020)

Auf der Website von NACOA Deutschland, einer Interessenvertretung für Kinder aus Suchtfamilien, findet man die Geschichte vom Elch im Wohnzimmer, die die innerfamiliäre Tabuisierung des Themas aus Sicht der Kinder veranschaulicht. Sucht entwickelt sich im Heimlichen. Suchtkranke betreiben gewöhnlich einen enormen Aufwand, ihr süchtiges Tun zu verschleiern und zu verleugnen. Suchtkranke können viele Jahre ihrer Sucht nachgehen, ohne dass selbst nahestehende Personen etwas davon mitbekommen. Darüber hinaus wird nicht selten diese Heimlichtuerei vom nicht süchtigen Elternteil und anderen Familienmitgliedern unterstützt. Niemand – Nachbarn, Freunde, Familie, Arbeitskollegen – darf etwas mitbekommen. Im Märchen »Des Kaisers neue Kleider« ist es ein kleines Kind, welches das Tabu bricht: »Aber er hat ja gar nichts an!« Jedoch ist in Suchtfamilien die Situation eine andere. Noch ehe die Kinder zu sprechen lernen, haben sie das Tabu schon tief als Teil ihrer Lebensrealität verinnerlicht.

Woititz (2008, S. 47–53) beschreibt, wie Kinder in Suchtfamilien von Geburt an lernen, zu lügen und zu täuschen. Lambrou (2008, S. 26–35) nennt das familiäre Schweigen »Der innere Zwang zur Geheimhaltung«. Sie definiert Sucht als Familienkrankheit, und die Tabuisierung ist in ihrem Konzept ein Hauptsymptom. Beide Autorinnen führen aus, wie das tabuisierte Schweigen generalisiert. Kinder in Suchtfamilien verinnerlichen nicht nur, die Sucht der Eltern, sondern jegliche unangenehme Realität zu verleugnen. Die Geschichte vom Elch macht es deutlich, wie die Kinder lernen, auch einen Großteil ihres Erlebens – Gefühle, Bedürfnisse, Wünsche – auszublenden: »Darüber reden bringt unkontrollierbaren Ärger und vehemente Ablehnung mit sich. Während Schweigen einem wenigstens diesen Ärger erspart.« (S. 27)

Frau K. ist 30 Jahre alt und mit einem drogenabhängigen Vater aufgewachsen. Sie zeigt eine ausgeprägte PTBS-Symptomatik. Als ich sie nach der Kindheit frage, antwortet sie, dass ihre ganze Kindheit darin bestand, nach außen den Schein einer glücklichen Familie vorzuspielen. Die Regieanweisung gab die co-abhängige

Mutter. Bis heute lebe Frau K. tagtäglich diese Farce. Auch in der Therapie ist es auffällig, wie kerzengerade Frau K. dasitzt, nie die Contenance verliert und mit einem bezaubernden Lächeln von den Grausamkeiten ihrer Kindheit berichtet. Sie hat das Familienleben und das falsche Lächeln zu ihrem Beruf gemacht: Sie arbeitet an der Rezeption einer Firma, stets freundlich, zuverlässig und engagiert. Sie berichtet – lächelnd –, ihre KollegInnen, ihre Arbeit und ihr ganzes Leben zu hassen.

Die Sprachlosigkeit ist nicht immer sprachlos, sondern kann sehr beredt daherkommen. Es gibt Betroffene, die über alles reden, nur nicht über sich und relevante Themen. Und es gibt Betroffene wie Frau K., die durchaus über ihre Kindheit sprechen können, allerdings ohne innere Beteiligung, genauso wie Nachrichtensprecher unsentimental und sachlich über katastrophale Ereignisse wie Unfälle, Tod, Hunger oder Krieg informieren. Die Heimlichtuerei und Gefühlsferne ist indes nicht nur süchtig bedingt, sie hat mächtige co-abhängige Anteile, die sich offenbaren, wenn sich die Eltern trennen oder der Suchtkranke suchtbedingt vorzeitig stirbt. Es ist nicht selten, dass die Kinder ab dem Tag der Trennung keinerlei Kontakt zum suchtkranken Elternteil haben dürfen und über diesen in der Restfamilie kein Wort mehr verloren wird. Diese Regel, die Existenz des suchtkranken Elternteils zu negieren, wird durch den co-abhängigen Elternteil mit rigidem Schweigen durchgesetzt. Es ist ein verletztes Schweigen und es wird vorwurfsvoll und feindselig durchgesetzt. Die familiäre Tabuisierung kann sich dagegen ebenso durch eine unrealistische Idealisierung und Mystifizierung des verstorbenen suchtkranken Elternteils ausdrücken.

Frau D. ist Mitte 30, als sie eine Therapiegruppe für Angehörige aufsucht. Sie ist depressiv und in der Mitarbeit zurückhaltend, skeptisch und ein wenig misstrauisch. In der Gruppe wird viel gescherzt und gelacht, und Frau D. taut nach und nach auf und beginnt, sich in der Gruppe wohlzufühlen. Eines Tages erinnert sie sich in der Eröffnungsrunde, dass sie ebenso humorvoll sei

> wie ihr Vater. Ich bitte sie, etwas über ihren Vater zu erzählen. Unerwartet beginnt sie, heftig zu weinen. Unter Weinkrämpfen erzählt sie folgende Geschichte:
> Der Vater war alkoholkrank. Es gab heftige Streitigkeiten zwischen ihm und der Mutter, bis die Mutter den Vater hinauswarf. Frau D. war da neun Jahre alt. Der Vater verstarb kurze Zeit später an den Folgen seines Alkoholismus. Die Mutter sprach nie wieder ein Wort über den Vater. Von seinem Tod erfuhr Frau D. deswegen erst als Erwachsene. In der Jugend warf die Mutter der Tochter wiederholt vor, wie der Vater zu sein. Sie ähnelte tatsächlich dem Vater äußerlich und auch persönlich und sie fühlte sich dafür schuldig. Der Vater war, im Gegensatz zur kalten und strengen Mutter, spontan und humorvoll. Er spielte oft mit den Kindern, wenn er nicht besoffen war. Nicht nur die Tränen, auch das Lachen unterdrückte Frau D. aus Rücksicht auf die Mutter.

Dieses mächtige, sprachlose Erlebens- und Verhaltensmuster nehmen die Kinder wie Frau D. mit ins Erwachsenenleben und übertragen es auf andere Lebensbereiche. Und es kann auch nach Jahrzehnten noch tragische Wirkung entfalten. Denn wer nicht über sich und seine Probleme sprechen kann, der kann sich keine Hilfe holen. Und selbst wenn eine Person Beistand sucht, dort jedoch ihre Probleme nicht offen anspricht, erhält sie keine angemessene Hilfe.

Hinzu kommt, dass die Thematik der Kinder aus Suchtfamilien einem gesellschaftlichen Tabu unterliegt. Sucht ist trotz aller präventiven Aufklärung immer noch eine anrüchige Angelegenheit, mit der niemand etwas zu tun haben möchte. Diese gesellschaftliche Ebene betrifft auch im Besonderen Psychologen und Psychotherapeuten. Im Studium und in psychotherapeutischen Zusatzausbildungen kommt das Abhängigkeitsthema zu kurz. So bleibt das Thema Sucht den meisten Kollegen fremd und löst bei ihnen Unsicherheit und Abwehr aus. Auch in der Suchthilfe wird das Thema der Angehörigen und der Kinder bis heute bagatellisiert und marginalisiert (Flassbeck, 2011). Wenn also ein erwachsenes Kind aus einer Suchtfamilie den Mut findet, einen Psychotherapeuten oder eine Suchtberatungsstelle aufzusuchen, trifft möglicherweise traumatisierte Sprachlosigkeit auf therapeutische Sprachlosigkeit.

In einer Fortbildung zur verhaltenstherapeutischen Suchttherapie wird ein Lehrvideo über die Zielanalyse gezeigt. Die Therapeutin fragt bei der Klientin Zufriedenheitswerte verschiedener Lebensbereiche ab, um Zielbereiche für die Therapie festzulegen. Der Dialog lautete ungefähr so:

Th.: »Wie zufrieden sind Sie mit der Beziehung zu Ihrem Vater?«

Kl.: »Das kann ich nicht sagen, ich habe keinen Kontakt zu ihm.«

Th.: »Stimmt, das haben Sie ja in der vorigen Sitzung erzählt, dass Sie den Kontakt vor Langem abgebrochen haben, weil er Alkoholiker ist.«

Es ist zu sehen, wie die Therapeutin das Item durchstreicht.

Th.: »Das ist gut, dann brauchen wir uns bei dem Thema nicht unnötig aufhalten.«

2.2.5 Wegschauen anderer und kein Schutz

Kinder aus Suchtfamilien reflektieren in der Therapie, wie schlimm die Kindheit war. Sie wollen verstehen, warum sich die Eltern verhalten haben, wie sie sich verhalten haben. Verständnis ist die Voraussetzung dafür, sich mit der eigenen Geschichte zu versöhnen. Aber besonders schwierig ist es für die Betroffenen zu verstehen, warum andere ihnen nicht geholfen oder sie sogar ausgeliefert haben.

Abends, wenn der alkoholkranke und gewalttätige Stiefvater von der Arbeit nach Hause kommt, berichtet die Mutter ihm von den angeblichen Unartigkeiten und Verfehlungen von Frau F. und den Geschwistern. Es ist ein festes, tägliches Ritual, dass der Stiefvater dann das »schlimmste« Kind im Beisein der restlichen Familie mit dem Gürtel züchtigt. Dass der Stiefvater im Unrecht war, kann Frau F. in der Therapie ohne Weiteres einordnen, doch dass die Mutter sie und die Geschwister ausgeliefert hat, verwirrt sie. Sie weiß nicht, was sie denken und fühlen soll.

Die stillen Kinder haben gelernt, sich unsichtbar zu machen. Ihr angepasstes Verhalten verstärkt noch den Effekt, in der verletzten Bedürftigkeit nicht gesehen zu werden. Keine Hilfe und keinen Schutz zu erfahren ist eine seelische Verletzung. Doch hinzu kommt, dass sich in den betroffenen Familien gewöhnlich alles um den Suchtkranken und sein Verhalten dreht. Unentwegt wird sich um ihn bemüht, um Schaden abzuwenden, und kein Aufwand ist zu groß, um ihn zu bewegen, den Konsum zu reduzieren oder eine Therapie durchzuführen. Die Energien, die für den Suchtkranken eingesetzt werden, fehlen an anderer Stelle. Die Kinder kommen zu kurz, und sie nehmen dies sehr wohl gekränkt wahr.

Nicht gesehen zu werden, löst bei den Kindern Wut und Trauer aus. In der Gefühlslage möchten sie eigentlich laut und auffällig werden. Aber das dürfen sie nicht, das Tabu verbietet es, also ergeben sie sich in ihr Schicksal und schweigen. Zwar beteiligen sie sich in der Rolle der Helferkinder äußerlich an den Bemühungen um den Suchtkranken, um ein wenig Bestätigung und Kontrolle zu erfahren. Doch in der Rolle der stillen Kinder ziehen sie sich emotional in das innere Schneckenhaus ihrer Verletztheit zurück. Diese Tarnung ist perfekt, um ohne Schutz und Beistand zu überleben.

> Frau B. wächst mit zwei heroinabhängigen Eltern in schlimmster Verwahrlosung auf. Alle schauen weg, keiner greift ein: die Familie, die Nachbarn, die Schule, der Hausarzt, das Jugendamt. Erst als Frau B. als junge Erwachsene selbst Suchtprobleme entwickelt, erfährt sie durch das Hilfesystem jede erdenkliche Unterstützung. Mit Hilfe der Suchtberatung schafft sie es, ihren Konsum einzustellen, mit Hilfe eines Betreuten Wohnens lernt sie Lebensstruktur, und mit Hilfe von Bildungsmaßnahmen holt sie den Schulabschluss nach und absolviert eine Ausbildung. Nur die zugrunde liegende PTBS wird weder erkannt noch behandelt.

Der Fall deutet es an, das familiäre Wegschauen und die exklusive Hilfe für den Suchtkranken hat eine gesellschaftliche Entsprechung. In der Suchtprävention und -hilfe wird alles Erdenkliche getan, um

Suchtgefahren abzuwenden, Suchtstörungen zu behandeln und die Folgeprobleme abzumildern. Es gibt ein differenziertes und engmaschiges Hilfesystem. Doch sowohl co-abhängige Angehörige als auch die stillen Kinder fallen durch die Maschen des Hilfesystems (Flassbeck, 2011, 2016b). Die folgende Geschichte ist zwar drastisch, doch kein Einzelfall. Regelmäßig berichten uns Angehörige von solchen Erfahrungen mit dem Hilfesystem. Sie wiederholen in der Zurückweisung das Kindheitstrauma, nicht gesehen zu werden.

Während einer Pause bei einer Fachtagung zur Angehörigenproblematik der Sucht erzählt mir die ungefähr 40-jährige Frau M. folgende Geschichte: Sie zieht mit 18 Jahren aus und sucht aufgrund ihrer posttraumatischen Leiden eine Psychotherapeutin auf. Im Erstgespräch erzählt sie von ihren schlimmen Erfahrungen, die durch Vernachlässigung, Erniedrigungen und Gewalt durch zwei suchtkranke Eltern geprägt sind. Die Psychotherapeutin fragt sie, ob sie kein Mitgefühl für ihre Eltern habe, immerhin seien diese krank. Dann erklärt die Therapeutin Frau M., dass sie ihr nicht helfen könne, Hilfe würden in ihrem Fall die Eltern benötigen. Aufgrund dieser (retraumatisierenden) Erfahrung gibt Frau M. ihren Wunsch nach einer Psychotherapie auf. Erst ungefähr 15 Jahre später fasst sie sich in ihrer bodenlosen Verzweiflung erneut ein Herz und findet nun eine geeignete Psychotherapeutin, die ihr kompetent und liebevoll aus dem Schneckenhaus ihrer psychosozialen Isolation heraushilft.

2.2.6 Disharmonie und Loyalitätskonflikt

Die Kommunikation und Interaktion zwischen suchtkranken Eltern oder zwischen suchtkranken und co-abhängigen Elternteilen ist häufig durch gegenseitige Vorwürfe, unversöhnliche Feindseligkeiten und endlose Streitigkeiten geprägt. Sie streiten sich darum, ob der Suchtkranke konsumiert hat oder nicht oder ob er überhaupt süchtig ist oder nicht. Vor allem drehen sich die endlosen Reibereien stets um die Frage, wer schuld an der Situation ist. Der co-abhängige

Partner wirft dem anderen vor: »Wenn du nicht saufen/kiffen/spielen/usw. würdest, wäre alles gut.« und der suchtkranke Partner revanchiert sich: »Wenn du mich so bevormundest, muss ich saufen/kiffen/spielen/usw.« Mit jedem Konflikt wird dieses Schwarzer-Peter-Spiel neu aufgelegt. Und wenn sich die Eltern trennen, münden die verletzten und verletzenden Streitigkeiten typischerweise in einem Rosenkrieg, der ebenfalls den Zweck hat, das endlose Schuldritual fortzusetzen. Im schlimmsten Fall für die Kinder gibt es einen zermürbenden Scheidungskrieg um Kontakt- und Sorgerecht. Es kann auch sein, dass eine solche Streitfront zwischen zwei suchtkranken Eltern und den co-abhängigen Großeltern entsteht.

Bitte missverstehen Sie uns nicht! Es geht hier nicht um die verantwortungsbewusste Notwendigkeit, einem suchtkranken Elternteil das Umgangs- und Sorgerecht einzuschränken, wenn die Kinder von diesem vernachlässigt oder misshandelt werden und der Elternteil nicht im Ansatz hinsichtlich seiner elterlichen Sorgfaltspflicht einsichtig ist. Nicht konsumierende Elternteile oder Großeltern, die die Kinder schützen wollen, handeln unseres Erachtens richtig und sollten solidarisch unterstützt werden. Uns geht es hier ausschließlich um die nicht seltenen Fälle, in denen die Bezugspersonen ihre partnerschaftlichen Konflikte rücksichtslos auf dem Rücken der Kinder austragen.

Kinder lernen anhand der feindseligen elterlichen Reziprozität einen negativen Kommunikationsstil, und sie verinnerlichen, dass das Austragen von Konflikten etwas Destruktives ist. Das Thema Streit, aber auch damit zusammenhängende Gefühle von Kränkung, Wut, Angst und Trauer werden negativ konnotiert und gehemmt. In einem Ehe-, Scheidungs- oder Sorgerechtskrieg kommen die Kinder zwangläufig zwischen die Fronten. Kinder identifizieren sich mit allen Bindungspersonen. Im für sie unlösbaren Loyalitätskonflikt sind sie zerrissen zwischen der Liebe für die verschiedenen Streitparteien, und diese Zerrissenheit wird Teil ihres Selbst- und Weltbildes. Häufig lösen sie das Dilemma, indem sie »Partei ergreifen«, wie es Lambrou (2008, S. 80–83) beschreibt: »Was ein Kind in einer Alkoholikerfamilie auch tut oder auch nicht tut, es ist in der Regel nicht geeignet, beide Eltern zufriedenzustellen. Partei zu ergreifen scheint ein Ausweg zu sein, um sich wenigstens mit einem Elternteil zu verstehen.«

Die Mutter trennt sich vom alkoholkranken Vater, als Herr L. noch ein Grundschulkind ist. Sie parentifiziert den Sohn, um sich bei ihm immer wieder über den Vater zu beschweren und auch sich bezüglich der Eheprobleme mit dem Stiefvater zu entlasten. Herr L., 30 Jahre alt, berichtet in der Anamnese, dass er der Mutter zuliebe den Kontakt zum Vater abgebrochen habe. Herr L. hat selbst Eheprobleme. Er denkt, dass Männer »alles Schweine« sind. Er will kein Schwein sein und unterwirft sich stets den Wünschen der Ehefrau. In der Therapie offenbart sich, dass er gegenüber Mutter und Frau wütend ist und den Vater eigentlich lieb hat und vermisst. Meine Ermutigungen, Kontakt aufzunehmen, blockt er monatelang ab: »Das kann ich meiner Mutter nicht antun.« Als er es dann endlich umsetzt, empfängt ihn der mittlerweile trockene Vater mit offenen Armen. Parallel lernt er, gegenüber der Ehefrau ärgerlich zu werden und seine Interessen zu vertreten.

2.3 Soziale Beeinträchtigungen

Im Unterkapitel zuvor wurden Aspekte der emotionalen Vernachlässigung beschrieben, die vor allem schädigende Wirkung auf die intrapsychische Regulation bzw. den Umgang mit sich selbst haben. In diesem Unterkapitel geht es nun um soziale Beeinträchtigungen, die sich negativ auf die interpsychische Regulation auswirken. Es geht um die Motivation und Fähigkeit einer Person, in positiven Kontakt zu anderen Personen zu treten, Beziehungen einzugehen und zu gestalten, wie auch die Welt zu erkunden, um die eigenen Wünsche und Interessen zu verfolgen.

2.3.1 Familiäre Isolation

Familien, in denen ein oder mehrere Mitglieder suchtkrank sind, kapseln sich häufig ab, während innerhalb der Familie die Grenzen zwischen den Mitgliedern verschwimmen (Mellody, 2002, S. 35–37). Es ist unklar, wer Kind und wer Eltern ist. Diese Rollenkonfusion wird in 2.1.3 als Last der Verantwortung und in 2.4.4 als Abhängigkeit und Parentifizierung beschrieben. In der Abgrenzung nach außen werden metaphorisch dicke, wehrhafte Mauern mit Schießscharten statt Wände mit einladenden Türen und freundlichen Fenstern gebaut. Zudem befremdet und brüskiert das Verhalten von Suchtkranken andere Menschen. Freunde, Nachbarn und Kollegen distanzieren sich oder brechen den Kontakt ab. So geht mit der familiären Abschottung die Abwendung des Umfelds einher. Als Folge ist die Familie sozial isoliert.

Die dicken Mauern zwischen dem familiären Schutz- und Sicherheitsbereich und der angeblich gefährlichen Außenwelt werden unsichtbar in den Köpfen der Betroffenen hochgezogen, die Kinder nehmen sie mit in den Kindergarten, in die Schule und ins Leben. Die Helferkinder aus den äußerlich »heilen« Suchtfamilien machen zumeist scheinbar mit, sie beteiligen sich am Unterricht, spielen mit und werden als Person akzeptiert. Sie scheinen auf den ersten Blick integriert zu sein und bleiben doch außen vor. Sie gehen den Schulweg allein, sie haben keine Freunde und sie nehmen keine anderen Kinder mit nach Hause. Und als Folge davon werden sie auch nicht von anderen zum Spielen oder zum Geburtstag eingeladen. Sie sind bezugslos.

> Die heute 50-jährige Frau B. wächst in einer Suchtfamilie in einer Kleinstadt eines ehemaligen Ostblockstaats auf. Die Familie hat wenig Kontakt zu den Nachbarn. Frau B. ist in ihrer Klasse integriert und erzielt gute Noten, hat aber keinerlei Freunde. Nach Abschluss der Schule verlässt sie die Familie und die Kleinstadt und absolviert eine Ausbildung in der nächstgelegenen Großstadt. Wieder entwickelt sie keinerlei soziale Bezüge und mig-

riert auf der Suche nach einer besseren Zukunft nach Deutschland. Sie heiratet einen spielsüchtigen Mann. Nach einigen Jahren lässt sie sich scheiden, zieht wieder weg, macht sich selbstständig und zieht die zwei Kinder allein groß. Schließlich, als die Kinder erwachsen sind, findet sie einen neuen – nicht suchtkranken – Partner, der sie zu einer Psychotherapie ermutigt. Sie gibt anfangs an, viele gute Freundinnen zu haben. Mit dem wachsenden Vertrauen offenbart sie, dass diese, abgesehen von einer Ausnahme, alle suchtkrank seien.

Die stillen Kinder aus den »kaputten« Suchtfamilien sind noch schlimmer dran. Die Familien sind nach außen als Problemfamilie stigmatisiert. Die betroffenen Kinder sind im Kindergarten und der Schule gewöhnlich Außenseiter. Mit ihnen will niemand etwas zu tun haben, und sie haben keine Chance, Anschluss zu finden.

Frau E. berichtet, in einer Kleinstadt aufgewachsen zu sein: »Alle kannten die E.s. Mit uns wollte keiner etwas zu tun haben. Wir galten als asozial.« Der Vater ist Alkoholiker, schwer gewalttätig. Die älteren Brüder nehmen Drogen und sind kriminell. In der Schule habe Frau E. die Pausen immer allein verbracht. Mit neun Jahren kommt sie auf Veranlassung des Jugendamts in ein Heim: »Es waren die besten Jahre meines Lebens.« Sie findet eine Freundin, ebenfalls aus einer Problemfamilie, geht regelmäßig zur Schule und genießt die positive Ansprache und Zuwendung der Erzieher. Bedauerlicherweise wird die Maßnahme beendet, als Frau E. 13 Jahre alt ist. Sie verliert den Kontakt zur Freundin. Die nächsten 35 Jahre sind von Misshandlungen und Missbrauch geprägt, zunächst durch den Vater und die Brüder, später durch die wechselnden alkoholkranken Partner. Frau E. rettet sich in die Betäubung des Alkoholkonsums. Als sie in die Psychotherapie findet, ist sie Anfang 50 und seit zwei Jahren durch eine Suchtrehabilitation erstmalig in ihrem Leben abstinent. Eine Freundin hat sie nicht mehr gefunden.

Positive Kontakte schaffen die Grundlage für Lebenszufriedenheit. Freunde helfen im Alltag und in der Not. Wer keine Freunde hat, erfährt keine Unterstützung und vor allem kann er keine korrigierenden Beziehungserfahrungen sammeln. Im Glücksfall finden die Betroffenen doch Freunde. In diesen Fällen suchen sie nicht selten Anschluss an deren Familien. Die kompensierende Wirkung ist immens, wie der folgende Fall aufzeigt.

> Herr I. wächst mit einem drogenabhängigen Vater und einer psychisch kranken Mutter auf. Die überwiegende Zeit zu Hause verbringt er zurückgezogen in seinem Zimmer, um den Streitigkeiten der Eltern zu entgehen. In der Grundschulzeit und der Jugend hat er jeweils einen guten Freund. In beiden Fällen findet er Anschluss an die Familien. Er ist dort so häufig wie möglich und unternimmt eine Menge mit den Familien der Freunde. Die Mutter des Jugendfreundes nennt ihn immer scherzhaft ihren Adoptivsohn: »Sie war mehr meine Mutter als meine richtige Mutter.« Leider zieht die Familie des Freundes weg.

Herr I. lernte über die Familienanschlüsse eine wichtige Ressource: Er war in der Lage, positiv auf andere zugehen zu können und darüber sein Schneckenhaus zu verlassen. Frau B. und Frau E. stand diese Ressource nicht zur Verfügung. Sie waren gefangen hinter den dicken Mauern mangelnden Zutrauens, vielfältiger Ängste und Schamgefühle, zwischenmenschlichen Misstrauens und fehlender Beziehungsfähigkeit. Nosologisch wird dieser Komplex an Auffälligkeiten als unsicher vermeidende Persönlichkeit bezeichnet.

2.3.2 Mangel an Anregungen und Aktivitäten

Kinder in Suchtfamilien wachsen oftmals in deprivierten Umgebungen auf. Der Suchtkranke verbringt seine freie Zeit vor allem damit, Suchtmittel zu beschaffen und sie zu konsumieren. Allenfalls hat er mit der Sucht kompatible oder assoziierte Interessen: Fernsehen, Grillen, Feiern, Kneipe, Fußball, Schützenverein oder Ähnliches. Er hat suchtbedingt keine Kontakte, oder seine Kontakte sind ebenfalls konsumorientiert. Der co-abhängige Elternteil hingegen ist damit beschäftigt, die Familie am Laufen zu halten und die Ausfälle des Suchtkranken zu kompensieren. Wenn er freie Zeit hat, nutzt er diese gewöhnlich, um sich zu erholen, und verbringt diese auf dem Sofa. Kinder aus Suchtfamilien berichten, dass es in der Familie keine gemeinsamen Aktivitäten gab und sie auch nicht ermutigt wurden, eigene Interessen zu entwickeln und zu verfolgen. Die Helferkinder orientieren sich am co-abhängigen Elternteil. Sie funktionieren so lange, wie es etwas zu tun gibt. Doch sie können nicht »fünfe gerade sein lassen«, entspannen und das Leben genießen. Nicht beschäftigt zu sein, beunruhigt sie. Sie ziehen sich zurück und wechseln in die Rolle der stillen Kinder. Rückblickend kommen die Betroffenen häufig zu dem schmerzhaften Ergebnis: »Ich hatte keine echte Kindheit.«

Das Leben der 60-jährigen Frau W. ist geprägt durch alkoholkranke Eltern und einen spielsüchtigen Ehemann. Eltern wie auch Ehemann sind gewalttätig. Schon als Kind muss sie den gesamten Haushalt für die Eltern führen. Die Eltern behandeln sie wie eine Dienstmagd. Die meiste Zeit der Ehe verbringt Frau W. im Wäschekeller, weil der Ehemann den Keller nie aufsucht und sie hier vor ihm sicher ist. Sie weiß nichts mit ihrer Freizeit anzufangen. Wenn sie nichts im Haushalt zu tun hat, sitzt sie untätig in der Ecke auf einem Stuhl. Manchmal schaut sie fern. Außer zu den Eltern, dem Mann und den inzwischen erwachsenen Kindern hat sie keine sozialen Kontakte. Letztere sagen ihr immer: »Mach doch mal etwas für dich, etwas, was dir Spaß macht!« Frau W. versteht nicht, was die Kinder damit meinen.

Bezüglich des Mangels an Anregungen und Aktivitäten können vier Aspekte unterschieden werden:

1. **Erfahrungen mit der sozialen Umwelt:** Beide Elternteile sind abgelenkt und überfordert, sodass das Kind wenig und negative

Interaktion innerhalb der Familie erfährt. Durch die Isolation der Familien findet auch wenig Interaktion nach draußen statt.

2. **Auseinandersetzung mit der dinglichen Umwelt**: Durch die Belastungen mangelt es den Eltern an Zeit und Lust, der kindlichen Erkundung Raum zu geben. Obendrein kann diese sogar aus elterlicher Überforderung gehemmt werden. Es ist einfacher, die Kinder vor dem Fernseher oder der Spielkonsole zu »parken«, als mit ihnen ins Museum zu gehen.
3. **Input an allgemeiner Bildung und Kultur**: Hier gilt dasselbe wie unter Punkt 2. Nicht selten wird Bildung durch die Eltern aufgrund eigener Versagens- und Minderwertigkeitsgefühle abgewertet.
4. **Wohlfühlen und Genuss**: Durch den süchtigen Konsum und die co-abhängige Pflichterfüllung gibt es keine familiäre Kultur, Zeit und Aktivitäten gemeinsam zu genießen. Zudem stört spontanes oder fröhliches Kinderspiel in dem stressigen Alltag der Suchtfamilie und wird durch die Eltern unterbunden.

Die beiden Aspekte Mangel an sozialen Erfahrungen und Mangel an Wohlgefühl und Genuss sind für die psychosoziale Entwicklung unmittelbar relevant. Es ist die Grundlage dafür, soziale Unsicherheiten und Ängste wie auch Depressionen zu entwickeln. Wir möchten die Genussfähigkeit als Grundbedürfnis hervorheben, weil sie die Grundlage dafür ist, sich selbst, Kontakte zu anderen und Aktivitäten positiv zu erleben. Die beiden anderen Aspekte betreffen eher die kognitive Entwicklung und den schulischen und beruflichen Werdegang. Ein Mangel in diesen Bereichen sorgt dafür, dass Lernen und schulische und berufliche Herausforderungen mit Ängsten, Insuffizienzgefühlen und Selbstwertproblemen besetzt werden. Dies kann zu Prüfungsängsten und einem Mangel an Selbstwertgefühl führen, sodass sich die Betroffenen nicht trauen, ihre Interessen zu leben. Dies schürt Unzufriedenheit und bereitet Depressionen den Boden.

Die Kindheit von Frau N. ist durch einen alkoholkranken, übergriffigen Vater und eine kalte, lieblose Mutter geprägt. Gemeinsame Aktivitäten gibt es nicht. Die Großeltern sind alle vor ihrer Geburt verstorben. Als Kind spielt sie stets allein mit ihren Puppen im verwilderten Nachbarsgarten, weil sie dort niemand finden kann. Frau N. ist in ihrer Schulklasse durchaus integriert, hat aber keine Freunde. Die einzige Bezugsperson, die sie in der Therapie benennt, ist die Leiterin einer Jugendgruppe, in der sie einige Jahre lang Mitglied ist. Als Erwachsene findet sie schnell einen Partner, der ebenfalls alkoholkrank ist. In der Therapie erwähnt sie sehnsüchtig, dass sie trotz ihrer 50 Jahre noch nie in den Urlaub gefahren sei. Ihr Leben besteht nur aus Pflichterfüllung in Familie, Ehe und Beruf.

2.3.3 Mangel an Ermutigung, Rückhalt und Autonomie

Der Mensch kommt mit zwei Verhaltenssystemen auf die Welt. Diese stehen ihm ab dem ersten Tag zur Verfügung: zum einen das Bindungssystem und zum anderen das Explorationssystem (Bowlby, 2006a; Ainsworth & Bell, 1970). Die sichere Bindung ist Voraussetzung dafür, dass Kinder explorieren. Ist das Bindungssystem aufgrund von z.B. Ängsten, Konflikten oder Krankheit aktiviert, explorieren Kinder nicht. Exploration auf Grundlage einer sicheren Bindung bedeutet, spielerisch die Welt zu erkunden, eigenständig zu werden, neugierig zu sein, Abenteuer zu bestehen, in den Kindergarten, die Schule und die Ausbildung zu gehen, Unabhängigkeit zu erlangen, die Welt zu erobern und ein eigenes Leben aufzubauen.

Eine sichere Bindung allein reicht allerdings nicht aus, damit das Explorationsverhalten gefördert wird und sich Autonomie entwickelt. Die Eltern sind den Kindern Spielpartner und Vorbilder im Spielen, und sie geben den Kindern in der Erkundung Ermutigung und Rückhalt (Stephan, 1995). Eltern, die selbst mit beiden Beinen im Leben stehen, sich beruflich verwirklichen, Hobbys haben, sich engagieren, offen, vielfältig neugierig und interessiert sind und gerne dazulernen, sind Modelle, an denen sich Kinder orientieren können. Solche Eltern werden ihre Kinder durch ermutigenden Zuspruch fördern, z.B.: »Trau dich!«, »Probiere es!«, »Du kannst das!«, »Du schaffst das!«, »Leb deine Träume!«, »Es gibt viel zu entdecken für dich« oder »Das Leben ist spannend«. Schließlich ist es wichtig, dass die Eltern den Kindern Rückhalt bieten, damit diese sich angst- und schuldfrei ausprobieren können, z. B.: »Nicht schlimm! Fehler gehören dazu.« Oder: »Wenn es schiefgeht, sind wir für dich da und baden es mit dir aus!« Ermutigung und Rückhalt spielen in der Jugend und Adoleszenz eine besondere Rolle, damit sich die Kinder endgültig abnabeln, das Leben entdecken und eine eigenständige Existenz aufbauen können.

Das Explorationssystem von suchttraumatisierten Kindern ist aus mehreren Gründen stark gestört. Erstens erleben sie im Alltag der Suchtfamilie häufig Ängste oder Konflikte. Dies aktiviert das Bindungssystem und hemmt Explorationsverhalten. Hinzu kommen Bindungsstörungen, welche unter anderem durch mangelndes Selbstvertrauen und die Vermeidung von Neuem gekennzeichnet sind. Den Betroffenen fehlt es an Strukturen, sich in die Welt zu trauen. Hinzu kommt, dass die Eltern keine Modelle für Exploration und Autonomie sind und den Kindern keine Ermutigung geben. Ganz im Gegenteil, aufgrund eigener bindungsbezogener Ängste und Defizite vermitteln suchtkranke und co-abhängige Eltern den Kindern, dass andere Menschen böse und feindselig sind und die Welt negativ und gefährlich ist.

Auf diesem Hintergrund können die Kinder keine eigenen Lebensziele und -interessen entwickeln. In Extremfällen berichten die Betroffenen, dass sie nie gespielt haben, nie Freunde hatten, nie bei anderen Kindern eingeladen waren, keine Hobbys hatten, keinen Sport getrieben haben, kein Instrument gelernt haben oder nie in den Urlaub gefahren sind. Manche Betroffenen kompensieren es ab der Jugend, indem sie durch Suchtmittel enthemmt Party machen. Die stillen Kinder hingegen trauen sich dies nicht, sie verbleiben auch in der Jugend und im Erwachsenenalter gehemmt und passiv darin, die Welt zu erkunden und sich auszuprobieren und zu erfahren. Sie wechseln nicht selten nahtlos vom suchtkranken Elternhaus in eine Beziehung zu einem Suchtkranken und gründen selbst eine Suchtfamilie (3.1).

Die 45-jährige Frau W. bringt viel Bitterkeit mit in die Therapie. Der Vater sei alkoholkrank und gewalttätig gewesen, alle hätten sich ihm untergeordnet. Ein Familienleben habe es nicht gegeben, alle duckten sich weg und verhielten sich möglichst unauffällig. Als Kind sei sie ausschließlich still gewesen und habe allein gespielt. Die Jugend sei ausgefallen. Nach der Schule habe sie Krankenschwester, wie die Mutter und ältere Schwester, gelernt. Sie sagt: »Ich kenne meine Mutter und Schwester nicht.« Sie habe zwei alte Freundinnen, doch selten Kontakt zu diesen. Als einziges Hobby singt sie in einem Chor, doch die wöchentlichen Termine verpasse sie häufig aus Rücksichtnahme auf den chronisch depressiven Ehemann. Es gebe schon lange keine partnerschaftlichen Gemeinsamkeiten mehr. Als ich sie frage, ob sie Wünsche oder Träume habe, schweigt sie betreten und starrt vor sich auf den Fußboden. Sie sagt: »Mein Leben ist Stillstand.« Erst viele Sitzungen später verrät sie: »Ich würde gerne mal allein wandern gehen. Aber ich weiß nicht, woher ich die Kraft nehmen soll.«

2.3.4 Mangel an Grenzsetzung, Orientierung und Werten

Kinder und Jugendliche sind neugierig, sie wollen sich, andere und die Welt erfahren. Erleben und Verhalten sind manchmal noch ungesteuert und ungezügelt. Sie testen unentwegt Grenzen aus, ihre eigenen wie die anderer. Von ihren Bezugspersonen benötigen sie dafür Ermutigung, Anregung, Orientierung, Auseinandersetzung und auch manchmal Strenge und Grenzsetzung. Das Erziehungsverhalten suchtkranker und co-abhängiger Eltern ist widersprüchlich und wechselhaft. Den betroffenen Kindern fehlt es zum einen an Anregung und Ermutigung, doch zum anderen an angemessener Orientierung und Auseinandersetzung. Kinder benötigen Grenzsetzungen, um maßvolles Handeln zu lernen, möglichst mit liebevoller Konsequenz, ohne bestraft oder beschämt zu werden. Auch sind sie unerfahren und unsicher, welches Verhalten in einer konkreten Situation angemessen ist. Sie benötigen verbale und nonverbale

Anleitung und modellhafte Orientierung, um adäquate Umgangsformen zu erlernen. Und es ist wichtig, dass sie von den Eltern gewisse Normen und Werte vermittelt bekommen, die ihnen helfen, sich ohne Eltern in unbekannten Situationen zurechtzufinden. Diese Werte sollten gleichermaßen stabil und Sicherheit und Halt gebend wie auch flexibel, situationsadäquat und verhandelbar sein.

Das Thema dieses Abschnitts scheint vordergründig eher die verhaltensauffälligen Kinder aus Suchtfamilien zu betreffen. In ihrer Devianz benötigen sie Konsequenz und Grenzsetzung. Und wenn Kinder aus Suchtfamilien als Erwachsene selbst suchtkrank werden, geht es vor allem darum, wieder Verhaltenskontrolle zurückzugewinnen. Bei der hier interessierenden Klientel der Helferkinder sieht es auf den ersten Blick anders aus. Sie können sich gut begrenzen, haben eher eine zu hohe Verhaltenskontrolle. Sie identifizieren sich gewöhnlich mit dem co-abhängigen Elternteil und haben darüber auch dessen Werte übernommen: Höflichkeit, Rücksichtnahme, Bescheidenheit, Zuverlässigkeit, Verantwortung, Harmonie, Hilfe und Leistung. Die Problematik bei ihnen ist diffiziler.

Erstens sind die aufgezählten prosozialen und leistungsbezogenen Werte nicht durch eigene Lebenserfahrungen verinnerlicht, vielmehr werden sie aufgrund der ängstlichen und schuldhaften Anpassung befolgt, die Resultat von Konditionierungsprozessen durch negative Verstärkung und Bestrafung ist. Die Werte sind nicht durch eine persönliche Auseinandersetzung internalisiert worden, sie sind fremdmotiviert. Zweitens lernen sie nicht, sich in ihren prosozialen und Leistungsansprüchen zu begrenzen. In ihrer übermäßigen Verantwortungsübernahme, Hilfsbereitschaft und Leistungsorientierung lernen sie nicht die Grenzen ihrer psychischen und physischen Ressourcen zu beachten.

Frau M. erzählt in der Blitzlichtrunde zu Beginn der Angehörigentherapiegruppe, dass die Mutter im Krankenhaus liege, der Hund habe eingeschläfert werden müssen, dass der Sohn sich den Fuß verstaucht habe, der Mann rückfällig geworden und das Auto kaputt sei. Sie schließt mit dem Satz: »Aber sonst geht es mir gut. Ich habe heute kein Thema.« Frau M. blendet in ihrem grenzenlosen Dasein für andere ihre Hilflosigkeit, Verzweiflung und Überforderung aus. Sie übergeht ihre Trauer, Sorgen und Nöte, und sie blendet ihre Wünsche nach Trost und Beistand aus.

Schließlich und drittens sind die übernommenen co-abhängigen Werte einseitig und rigide. Es sind vor allem Werte, die durch eine hohe Selbstverleugnung, Fremdorientierung und Genussfeindlichkeit gekennzeichnet sind (vgl. 3.3). Es mangelt den Betroffenen an positiven selbstbezogenen Werten, und sie lernen nicht, flexibel abzuwägen. Sie verinnerlichen keinen offenen, inneren Dialog über die Bedürfnisse und Werte, was vor allem dann ungünstig ist, wenn diese konflikthaft sind. Z.B. lernen die Kinder angstmotiviert, gegenüber anderen Menschen stets freundlich, rücksichtsvoll und hilfsbereit zu sein, eigene Bedürfnisse jedoch zurückzustellen und gegenüber sich selbst hart und schonungslos zu sein. Der Kontakt zu anderen ist schematisch durch Unterwerfung und Selbstaufopferung, der Selbstkontakt durch Genügsamkeit, Unerbittlichkeit und Selbstbestrafung gekennzeichnet. Personen mit einer solch einseitigen Werteverteilung müssen im Leben zu kurz kommen.

Frau N. wächst mit einer Mutter auf, die Alkoholprobleme hat sowie angst- und essgestört ist. In der Psychotherapie erinnert sie, dass die Mutter bedürftig, unersättlich und kontrollierend gewesen sei. Sie sei unfähig gewesen, Grenzen anderer zu akzeptieren. Frau N. erlernt einen helfenden Beruf, und sie gründet eine Familie. Nach und nach beginnt sie zu verstehen, dass sie wie die Mutter geworden ist, obwohl sie explizit nie wie die Mutter werden wollte. Frau N. »überbemuttert« ihre Klienten, den Ehemann und die Kinder. Sie wird darüber depressiv und beginnt, Alkohol zu missbrauchen, weil sie in ihren Bedürfnissen nach Entspannung, Genuss und Autonomie dauerhaft zu kurz kommt.

Noch subtiler ist es, dass die stillen Kinder sich auch am Suchtkranken negativ orientieren, indem sie sich von ihm abgrenzen. Gewöhnlich werden die zugrunde liegenden Angst- und Schuldgefühle durch den co-abhängigen Elternteil vermittelt: »Werde nicht wie dein saufender Vater/deine saufende Mutter!« Auch die familiäre Tabuisierung des Suchtkranken verstärkt die Abwendung von ihm. Eigenschaften und Werte, die der Suchtkranke als Person verkörpert, werden so mit der Sucht assoziiert, negativ besetzt und als minderwertig konnotiert.

Frau L. wächst mit einer kiffenden und medikamentenabhängigen Mutter und einem abwertenden und gewalttätigen Vater auf. Die Mutter ist schwach und nur mit sich selbst beschäftigt. Der Vater ist dominant, kümmert sich um alles, ist aber eigentlich überfordert. Frau L. lernt in der Identifikation mit den Werten des Vaters und der Abgrenzung zur Mutter, nicht schwach sein zu dürfen. Sie leidet unter starker Selbstablehnung: Sie hasst es, Ängste zu haben oder verletzlich zu sein, und sie lehnt sich als (schwache) Frau ab.

Der Mangel an internalisierten Maßstäben und Grenzen bedingt, dass die Betroffenen als Erwachsene zwar anhand äußerer Normen funktionieren, doch darüber ausbrennen und keine Lebensfreude entwickeln können. Dies schafft die Voraussetzungen, an Depressionen oder psychosomatischen Leiden zu erkranken. Die einseitige, rigide Fremdorientierung und der lieblose, fordernde Selbstbezug können schließlich bedingen, abhängige und ängstlich vermeidende Persönlichkeitsstrukturen sowie generalisierte und soziale Ängste zu entwickeln.

2.3.5 Mangel an Auseinandersetzung

Kinder brauchen Orientierung und Werte, wie im vorhergehenden Abschnitt dargestellt wurde. Sie benötigen ein elterliches Gegenüber, mit dem sie sich auseinandersetzen können, an dem sie sich reiben können, welches sie infrage stellen dürfen und welches sie infrage stellt, mit dem sie diskutieren, auch streiten können und von dem sie sich abgrenzen und unterscheiden dürfen. Besonders in der Jugend und Adoleszenz verwerfen sie familiäre Normen, passen familiäre Werte ihren eigenen Vorstellungen an und entwickeln neue, eigene Lebensideale. Darüber hinaus lernen sie im Konflikt mit den Eltern, wie sie die Auseinandersetzung mit anderen Menschen und der Welt führen können. Die kindliche und adoleszente Auseinandersetzung ist wesentlicher Bestandteil der gesunden Abnabelung und der Entwicklung einer eigenständigen, sowohl gefestigten als auch anpassungsfähigen Persönlichkeit.

Suchtkranke und co-abhängige Eltern verhalten sich diesbezüglich widersprüchlich und wechselhaft. Entweder wird die Auseinandersetzung rigide unterdrückt, oder aber es herrscht alles gewährendes Laissez-faire. Im ersten Fall dürfen sich die Jugendlichen nicht abgrenzen, sie werden dafür bestraft, im zweiten Fall können sie sich nicht abgrenzen, sie laufen ins Leere. So werden Performanz und Kompetenz gehemmt. Viele suchttraumatisierte Kinder berichten, keine Pubertät gehabt zu haben.

Frau R. wächst mit einem alkoholkranken Vater auf, der die ganze Familie gewalttätig tyrannisiert. Die Mutter unterwirft sich und tut alles, um den Mann zufriedenzustellen. Frau R. und ihre Schwestern tun es der Mutter gleich. Die Kinder spielen nie zu Hause miteinander, um keinen Lärm zu verursachen und den Vater zu stören. Auch dürfen sie keine anderen Kinder mitbringen oder besuchen. Alle Schwestern erlernen wie die Mutter den Beruf der Krankenschwester. Frau R. gibt an, nicht darüber nachgedacht zu haben, was sie beruflich werden will, es sei obligatorisch gewesen. Es fällt ihr leicht, sich in die Krankenhaushierarchie einzuordnen. Auch ihr sonstiges Leben unterliegt einer strengen Ordnung, die nicht infrage gestellt wird. Frau R. ist depressiv und voller unterdrückter Wut.

2.3.6 Überbehütung, Verwöhnung, Schonung

Suchtkranke oder co-abhängige Eltern sind nicht ohne Liebe oder Verständnis für die Kinder. Alle Belastungen, Beeinträchtigungen und Traumata, die hier beschrieben werden, sind Folge von stressbedingter Ablenkung oder psychischer Labilität der Eltern. Unsere Ausführungen sind ätiologie- und pathologiezentriert und verzerren infolgedessen selektiv die Wirklichkeit. Viele Eltern, gleichgültig ob suchtkrank oder co-abhängig, verhalten sich als Eltern den Kindern gegenüber überwiegend angemessen. So haben Kinder aus Familien, in denen nur ein Elternteil suchtkrank ist, eine bessere Prognose als Kinder mit zwei suchtbelasteten Eltern (Klein, 2005b, S. 53). Es darf angenommen werden, dass der nicht suchtkranke Elternteil in diesen Fällen eine positive, kompensierende Rolle spielt. Und auch in Fällen, in denen der Suchtkranke die Sucht überwindet, haben die Kinder kein erhöhtes Risiko, selbst krank zu werden. Es wird angenommen, dass die Kinder die Entwicklung der Eltern, wieder Unabhängigkeit und Kontrolle über ihr Leben zu erlangen, mitmachen. Und selbst in schlimmen Fällen hat das elterliche Verhalten zumeist auch positive Aspekte.

Das ist der Grund, weshalb die Kinder trotz allem erwachsen werden und viele Kinder aus Suchtfamilien gesund ins Leben gehen. Als klinisch Tätige kommen indes ausschließlich die Betroffenen zu uns, bei denen es schiefgelaufen ist. Es ist wichtig, im Hinterkopf zu haben, dass wir es mit einer großen, doch selektiven Gruppe zu tun haben, damit uns nicht der logische Fehler unterläuft, die Betroffenheit durch eine elterliche Suchtbelastung mit einer Schädigung der Kinder gleichzusetzen. In diesem Abschnitt behandeln wir einen eigentlich positiven Aspekt, der allerdings durch Inkonsistenz und Übertreibung negative Folgen haben kann.

Auch wenn sie es berauscht oder überfordert ausblenden, wissen die Eltern mehr oder weniger bewusst, was sie ihren Kindern zumuten. Dies löst sowohl Ängste um die Kinder als auch Scham- und Schuldgefühle ihnen gegenüber aus. Wenn der Suchtkranke einen nüchternen Moment oder eine nüchterne Phase hat oder auch der co-abhängige Elternteil nicht durch die fortwährenden Anstrengungen um Kontrolle allzu sehr abgelenkt ist, kann es sein, dass sich die Eltern den Kindern zuwenden und das nachzuholen versuchen, was zuvor zu kurz gekommen ist. Das ist positiv zu bewerten und gut für die Kinder. Doch es kann sein, dass die Kinder in diesen familiär guten Phasen angst- und schuldmotiviert infantilisiert und überbehütet werden. Für einen Moment ist es schön, noch mal klein sein zu dürfen und entsprechende Zuwendungen zu erhalten, aber Kinder mögen es auf die Dauer nicht, kleingemacht zu werden. Aber die stillen Kinder haben gelernt, sich anzupassen und zu unterwerfen. Also lassen sie die nicht mehr altersadäquate Zuwendung über sich ergehen, damit es keinen Ärger gibt.

Es kann auch sein, dass die Kinder aufgrund von Schuldgefühlen ersatzweise materiell verwöhnt werden, durch Süßigkeiten oder Geschenke. Oder sie erfahren, obwohl sie ansonsten sehr belastet und allein gelassen werden, eine besondere Schonung und Versorgung in Bezug auf einen herausgenommenen Lebensaspekt, z.B. wenn sie Kopf- oder Bauchschmerzen oder Leistungsprobleme in der Schule haben. Ebenfalls ist der Fall nicht selten, dass der co-abhängige Elternteil aus der Angst, die Kinder könnten ebenfalls Suchtprobleme entwickeln, die Kinder überbehütet. Eines wissen die Kinder während dieser positiven Phasen stets: Die Zuwendung ist nur eine Laune, früher oder später wird das familiäre Klima kippen. Der folgende Fall ist interessant, weil er nicht nur die Folgen von Verwöhnung und Schonung, sondern auch die generationsübergreifende Transmission von (Co-)Abhängigkeit aufzeigt (3.1).

Frau G. wächst in einer Familie auf, in der beide Eltern und auch die drei Geschwister alkoholkrank sind. Der Vater führt ein mittelgroßes Unternehmen, die Familie ist gut situiert und es mangelt nicht an Luxus. In der Psychotherapie gibt Frau G. an: »Ich habe Geld statt Liebe bekommen.« Sie heiratet standesgemäß einen erfolgreichen Unternehmer, der ebenfalls aus einer Suchtfamilie stammt und alkoholkrank ist. Frau G. tröstet sich, indem sie einkaufen geht und sich teure Hobbys und Urlaube leistet.

Wünsche, sich von ihrer Herkunftsfamilie abzugrenzen oder sich vom Ehemann zu trennen, lösen existenzielle Ängste aus, »in der Gosse« zu enden. Auch würde Frau G. gerne arbeiten gehen und eigenes Geld verdienen, aber die Bequemlichkeit hält sie davon ab. Den Sohn verwöhnt sie über alle Maßen und schützt ihn vor der Strenge des Vaters, sodass der Sohn keinerlei Konsequenz erfahren kann. Er entwickelt eine Spielsucht. Sie begleicht die suchtbedingten Schulden, damit der Mann nichts bemerkt.

Durch die materielle Ersatzbefriedigung und die schuldhafte Schonung bleiben die eigentlichen Bedürfnisse nach Zuwendung und Liebe unerfüllt, was zu einer dysthymen Lebensunzufriedenheit führen kann. Es können sich Verhaltensmuster ausbilden, die Liebesbedürfnisse ersatzweise zu befriedigen, z. B. durch Suchtmittelmissbrauch, Schmerzmittelmissbrauch oder Frustessen. Die Schonung in einzelnen Lebensbereichen könnte ebenfalls in einer psychosomatischen Entwicklung münden. Überbehütung legt den Grundstein für vielfältige Lebensängste sowie einen Mangel an Eigenständigkeit, Eigenverantwortung und Selbstvertrauen. Dies kann Angststörungen oder abhängige Persönlichkeitsstrukturen bedingen.

2.4 Übergriffigkeiten

Mellody (2002, S. 155–212) unterscheidet körperliche, sexuelle, emotionale, intellektuelle und spirituelle Misshandlungen, denen Kinder in Suchtfamilien ausgesetzt sind. Wir wollen uns im Folgenden ihrer Unterteilung in Verletzungen des Selbstwertgefühls (2.4.1), emotionale Misshandlungen (2.4.2, 2.4.3 und 2.4.4) sowie körperliche und sexuelle Misshandlungen (2.4.5) anschließen. Abwertungen, Misshandlungen und Missbrauch kommen auch andernorts vor. Beschämung, Beschuldigungen und Parentifizierung sind unseres Erachtens indessen in der Kombination, Form und dem Ausmaß spezifisch für Suchtfamilien.

2.4.1 Abwertungen

Abwertungen sind psychische Übergriffigkeiten, die in der Form von Vorwürfen, Erniedrigungen, Beschimpfungen oder Feinseligkeiten kommuniziert werden können. Auch Beschämung, Beschuldigung oder Misshandlungen beinhalten Abwertungen, gehen indes darüber hinaus und werden deshalb in nachstehenden Abschnitten gesondert behandelt. Abwertungen können verbalisiert werden, können aber auch non verbal ausgedrückt werden, also über die Tonlage, die Mimik und Gestik oder auch dadurch, dass etwas gerade nicht gesagt wird. Das Kind kann selbst zur Zielscheibe von Abwertungen werden. Doch auch wenn die Eltern miteinander abwertend umgehen, wird das Kind indirekt getroffen, denn es identifiziert sich mit beiden Elternteilen und wird die Abwertungen auf sich beziehen. Einmalige Abwertungen können Kinder wegstecken, doch sich langfristig wiederholende Demütigungen und Herabsetzungen sind wie eine Doktrin, die ins Selbstwertgefühl sickern und es vergiften. Selbstwertstörungen sind Bestandteil aller psychischen Störungen.

> Die ungefähr 30-jährige Frau S. ist aufgrund von Depressionen, unsicher vermeidender Persönlichkeit und Suchtproblemen in ambulanter Psychotherapie. Sie sei mit zwei alkoholkranken Eltern aufgewachsen. Das Verhältnis zur Mutter bewertet sie als liebevoll, sie sei immer für die Kinder da gewesen. Doch die Mutter habe abends häufig gepetzt, wenn der Vater von der Arbeit nach Hause kam. Der Vater habe dann das ungehorsame Kind übel ausgeschimpft. Die anderen Kinder haben der Bestrafungsaktion beiwohnen müssen. Auch sonst erinnere sie ausschließlich hasserfüllte Zuwendungen durch den Vater: »Du kannst nichts!«, »Aus dir wird nichts!« oder »Du schaffst nichts!« seien seine Standard-Sätze ihr gegenüber gewesen. Frau S. schildert, dass sie viel grübele, kein Selbstvertrauen habe, nichts schaffe, schnell aufgebe oder sich erst gar nicht traue und sich innerlich dafür wütend beschimpfe.

2.4.2 Beschämung

> *Die Gefühlslandschaft der Scham zeigte sich bei allen Betroffenen, mehr oder weniger an der Oberfläche oder tief verborgen, als das Erleben massiv bestimmend. (Barnowski-Geiser, 2009, S. 110)*

Sucht ist eine psychische Störung, die mit starken Schamgefühlen einhergeht. Der Suchtkranke schämt sich für sein süchtiges Handeln, und er nimmt Suchtmittel, um seine Scham zu betäuben. Sein berauschtes Verhalten ist peinlich, doch enthemmt durch Suchtmittel kommt seine Schamproblematik erst richtig zutage, er agiert sie aus und verhält sich unverschämt. Der co-abhängige Elternteil schämt sich ebenfalls für die Sucht des Partners und tut alles, um die Sucht vor Familie, Freunden, Kollegen und Nachbarn zu verstecken (Woititz, 2008, S. 47–53). Die Beschämung wird einerseits indirekt über die familiäre Atmosphäre transportiert, kann aber auch direkt verbal oder nonverbal kommuniziert werden.

Schamhafte Atmosphäre

Die noch kleinen Kinder verstehen nicht, was in ihren suchtbelasteten Familien vorgeht, doch sie sind hoch empfänglich für die emotionalen Turbulenzen. Obgleich es nicht ausgesprochen, sondern tabuisiert wird, spüren sie die schamhaften Stimmungen der Eltern und identifizieren sich damit. Sie bekommen mit: »Mit uns stimmt etwas nicht und es ist so peinlich, dass es nicht gesagt werden darf.« Es ist eine diffuse Scham, die sie verinnerlichen. Die Diffusität des Gefühls bringt es mit sich, dass es stark generalisieren und sich im Selbstkonzept des Kindes breitmachen kann.

> Der 20-jährige Herr E. berichtet in der Behandlung, dass seine Mutter in den Unterricht seiner Grundschulklasse ohne Anklopfen hereinplatzte, um ihm sein Pausenbrot zu bringen. Voller Scham erinnert er sich daran, dass sie betrunken war, eine löchrige Leggings trug und beim Eindringen in den Klassenraum sich am Türrahmen festhalten musste und laut seinen Namen lallte: »Ich wäre am liebsten im Boden versunken.« Niemand habe ihn

auf den Vorfall angesprochen und auch sonst habe niemand darüber geredet: »Ich wusste immer, dass etwas mit uns nicht stimmt und dass es schlimm ist.«

Beschämende Kommunikation

Die Kinder können Zeuge davon werden, wie der suchtkranke Elternteil immer und immer wieder vom co-abhängigen Elternteil für sein süchtiges Handeln blamiert wird: »Du bist ein dreckiges, versoffenen Loch, schau dich mal im Spiegel an!« Vice versa kann die wiederkehrende Beschämung auch vom Suchtkranken ausgehen: »Bei einer Hexe wie dir muss man ja saufen!«, und die Kinder können selbst zur Zielscheibe von Bloßstellungen werden. Der folgende Fall schildert, wie die Beschämung der Mutter durch den suchtkranken Vater auch die Tochter trifft.

Frau S. bekommt in ihrer Kindheit täglich mit, wie der alkoholkranke Vater die Mutter wegen ihrer Äußerlichkeit lautstark erniedrigt. Sie selbst ist für den Vater »sein Liebling« und »seine Prinzessin«. Er verwöhnt sie, lacht und spielt mit ihr. Sie liebt ihren Vater. Als die Mutter sich trennt, kümmert sich der Vater nicht weiter um die Tochter. Frau S. ist sauer auf die Mutter und gibt ihr die Schuld dafür, dass der Vater nicht kommt. In der Jugend entwickelt sie dann dieselbe Figur wie ihre Mutter und schämt sich dafür. Sie sucht sich einen drogenabhängigen Freund, versucht, ihn zu retten, und wird ihrerseits Opfer von Erniedrigungen und Gewalt. Sie lässt es wehrlos über sich ergehen und schämt sich. Sie glaubt, dass sie es verdiene.

Barnowski-Geiser (2009, S. 110–112) stellt dar, dass die beschämten Kinder in ihren Grundfesten erschüttert werden und nicht lernen können, angemessenen Grenzen zu setzen und ihren intimen Raum zu schützen. Sie lernen nicht, Nähe und Distanz entsprechend ihrer Bindungs- und Autonomiebedürfnisse herzustellen und auszutarieren. Die Kinder in Suchtfamilien haben entsprechend ihrer süchtigen und co-abhängigen Modelle zweierlei gegensätzliche und extreme Möglichkeiten, mit der Beschämung umzugehen. Entweder können sie sich dagegen auflehnen, überkompensieren und selbst grenzverletzend werden. Dies ist eher typisch für den süchtigen Weg. Die stillen Kinder hingegen sind durch Sprachlosigkeit und Rückzug gefangen im Schamgefängnis. Die Scham wird, wie in dem Fallbeispiel von Frau S., zu einem dauerhaften Grunderleben und die (selbst-)verleugnende Schamabwehr zum Rüstzeug fürs Leben (vgl. das Schema der Unzulänglichkeit in 3.3.1). Eine kindliche Beschämung, gleichgültig ob indirekt oder direkt, legt die allgemeine Grundlage für Selbstwertstörungen mit Selbstzweifeln, -ablehnung und -verleugnung sowie selbstbestrafendem, -schädigendem Verhalten. Durch das damit verbundene Rückzugsverhalten können sie keine korrigierenden sozialen Erfahrungen sammeln. Im Konkreten kann das Beschämungstrauma die Entwicklung einer sozialen Phobie, einer Depression oder einer Persönlichkeitsakzentuierung mit abhängigen und unsicher vermeidenden Auffälligkeiten lerngeschichtlich bedingen.

2.4.3 Beschuldigungen

Das Thema der Schuld im Zusammenhang der Suchtfamilie wurde vielfach beschrieben (z.B. Black, 1987, S.85–88; Woititz, 2008, S.53–57). Woititz beschreibt die Folgen der vorwurfsvollen familiären Atmosphäre: »Erwachsene Kinder von Alkoholikern verurteilen sich gnadenlos.« In 2.2.6 wurde dargestellt, wie die Kinder zwischen die elterlichen Fronten geraten und das (co-)abhängige Schwarzer-Peter-Spiel lernen. Hier soll darüber hinausgehend die tragische innerfamiliäre Dynamik aus süchtiger Schuldexternalisierung, co-abhängiger Schuldannahme und kindlichem Egozentrismus beleuchtet werden.

Suchtkranke haben nüchterne Momente, in denen ihnen bewusst ist, dass ihr süchtiges Tun und die enthemmten Verhaltensweisen für sie selbst und das Umfeld ungünstig sind. Es ist Teil der suchtkranken Ambivalenz, dass die Betroffenen widerstreitende Motive haben, also aufhören wollen, indes den Preis dafür nicht zahlen wollen: »Wasch mich, aber mach mich nicht nass.« Diese Täuschung wird durch vielfältige Rechtfertigungen und Entschuldigungen begründet, z.B.: »Ich kann die Depressionen nicht aushalten«, »Ich habe solch einen beruflichen Stress und brauche es abends, um abschalten und schlafen zu können«, »Ich war so wütend, dass meine Frau so etwas zu mir sagt, da musste ich mich beruhigen« oder »Ich kann nichts dafür, dass ich konsumiere, ich bin krank«. Diese Rechtfertigungsstrategien dienen dazu, die persönliche Ambivalenz zu mindern, das Selbstwertgefühl aufzupolieren, die Verantwortung zu vermeiden und den Konsum zu externalisieren: Nicht ich bin verantwortlich, es ist die Depression, der Stress, der Chef, die Ehefrau, die Kinder, die Krankheit oder die Gewohnheit.

Der co-abhängige Elternteil verhält sich komplementär dazu (Flassbeck, 2016b, S. 52; Schaef, 1999, S. 72–73). Er übernimmt nicht nur die Verantwortung, sondern fühlt sich auch für alles, was schiefläuft, schuldig. Typische co-abhängige Überzeugungen lauten: »Ich liebe ihn nicht ausreichend, sonst würde er mir zuliebe den Konsum aufgeben«, »Wenn ich mich nur genug anstrenge, werden wir es schaffen« oder »Es muss einen Grund für seine Sucht geben. Wenn ich den Grund herausfinde, kann ich ihn retten.« Indes ist auch das co-abhängige Denken zwiespältig, es kennt ebenfalls die externalisierende Beschuldigung: »Wenn seine Sucht nicht wäre, wäre alles gut.«

Das süchtige und co-abhängige Denken kreist ununterbrochen vorwurfsvoll um die Schuldfrage. Niemand will am Ende den Schwarzen Peter haben. Die Kinder können Zielscheibe von süchtigen und co-abhängigen Zuschreibungen und Angriffen werden: »Kinder, seid nicht so laut! Papa/Mama geht es schlecht, er/sie darf sich nicht aufregen« oder »Bei solchen Balgen muss man ja saufen!« Doch selbst wenn die Eltern die Kinder nicht vorwurfsvoll angehen, dem subtilen Schwarzer-Peter-Spiel können sie sich nicht entziehen. Aufgrund des kindlichen Egozentrismus neigen Kinder dazu, Ereignisse auf sich zu beziehen und sie durch sich begründet zu sehen. Sie sind besonders empfänglich für absichtliche wie auch unabsichtliche Schuldzuweisungen: »Wenn ich brav bin, wird es Papa/Mama wieder besser gehen« oder »Weil ich schlechte Noten habe, ist Papa/ Mama traurig und krank«.

Die erwachsenen Betroffenen wissen verstandesmäßig, dass sie nicht verantwortlich dafür sind, wenn ein Elternteil süchtig ist oder die Eltern sich gestritten oder getrennt haben, doch sie fühlen sich dennoch schuldig (Barnowski-Geiser, 2009, S. 107–109). Es ist ein diffuses und unlogisches Schuldigsein, unter dem sie leiden. Sie können das ichzentrierte Gefühlserleben nicht abstellen. Es wird ihnen aufgehalst, und sie schleppen ihr Schuldpäckchen durchs Leben. Es bedingt Selbstwertstörungen, Perfektionismus, Depressionen, generalisierte Sorgen und psychosomatische Störungen.

Frau T. wächst mit einer depressiven und suizidalen Mutter auf. Der Vater ist alkoholkrank und gewalttätig, doch er trennt sich früh und sorgt sich nicht weiter um die Kinder. In der Kindheit kümmert sich Frau T. um die kranke Mutter und ab der Jugend um den alkoholkranken und ebenfalls suizidalen Bruder. Mit 30 Jahren in der Therapie sagt sie: »Ich bin die Sozialarbeiterin der Familie, fühle mich für alles verantwortlich.« Sie leidet unter Schuldgefühlen, Ängsten und somatoformen Leiden. In einer Therapiestunde offenbart sie, dass sie seit zwei Wochen hungert. Das Hungern sei eine Sühne ihrer Schuld und ein Ablasshandel mit Gott, so erklärt sie, um die im Krankenhaus befindliche Großmutter zu retten. Sie weiß, dass es ein kindlicher Irrglaube ist, doch in diesem hat sie schon als Kind die notwendige Kraft gefunden, zu helfen und durchzuhalten.

2.4.4 Abhängigkeit und Parentifizierung

Das Thema dieses Abschnitts hängt eng mit dem Mangel an Ermutigung und der fehlenden Förderung der Autonomieentwicklung zusammen. Letzteres Thema beschreibt einen sozialen Mangel, hier geht es obendrein um die damit häufig verbundenen Übergriffigkeiten, durch die die eigenständigen Impulse, Motive, Bedürfnisse und Interessen der Kinder schon im Ansatz unterdrückt werden, sie abhängig gemacht und parentifiziert werden. Suchtkranken und co-abhängigen Eltern mangelt es an Autonomie, sie sind in ihren rigiden abhängigen Schemata gefangen. Der Film »Die beste aller Welten« (Goiginger, 2018) legt Zeugnis darüber ab, dass dies nicht unabwendbar mit übergriffigen, abhängig machenden und parentifizierenden Erziehungsverhalten assoziiert sein muss.

> Der Film ist autobiografisch. Der Regisseur erzählt von seiner schwierigen Kindheit, wie er als Siebenjähriger in der Drogenszene Salzburgs aufwächst. Die Mutter ist zerrissen zwischen dem Vorsatz, für den Sohn gut zu sorgen, und dem Verlangen, ihre innere Leere mit Drogenkonsum zu stillen. Trotz allem unterstützt sie die Autonomieentwicklung des Sohnes und bestraft nie seine unbändigen Tendenzen, sich auszuprobieren und das Leben zu entdecken. So verteidigt sie den Sohn und die kindliche Experimentierfreude vor der Schulleitung, als sie in die Schule zitiert wird, weil Adrian und andere Kinder auf dem Schulhof mit Feuerwerkskörpern gespielt haben: »Ja, ich hab mir dabei nichts gedacht. Der Adrian ist dabei ganz vorsichtig. […] Aber ich find, Schweizer Kracher seien nicht lebensgefährlich. Also, man kann ja die Kinder auch nicht in einen Käfig sperren – oder?« (Goiginger, 2018, 45:55–46:25 min)

Anders als in dem Film werden Kinder in Suchtfamilien nicht selten für unabhängige Erlebens- und Verhaltensweisen bestraft. Die (co-)abhängigen Eltern sind überfordert mit sich, dem Alltag und auch dem Unabhängigkeitsstreben der Kinder. Explorierendes Spielverhalten verunsichert die Eltern, macht ihnen Angst und stört sie in ihrer süchtigen und co-abhängigen Zwanghaftigkeit. Sucht und Co-Abhängigkeit sind mit starken Vermeidungstendenzen verbunden. Das erkundende Annäherungsverhalten der Kinder steht im Widerspruch zur elterlichen Vermeidung. Statt das häufig noch ungelenke Spielverhalten der Kinder zu begrüßen und angemessen erzieherisch zu modulieren, wird es strafend unterdrückt. Das ist für die Erziehungspersonen kurzfristig weniger anstrengend. Das suchtfamiliäre

Erziehungsverhalten ist nicht durchgängig negativ, sondern inkonsistent. Dies führt allerdings zu einer hohen Löschungsresistenz der abhängigen Muster.

Das bestrafende Erziehungsverhalten geht im Gegenzug gewöhnlich mit Belohnungen für abhängiges Erleben und Verhalten des Kindes einher. Im folgenden Beispiel wird deutlich, dass auch die gut gemeinten Belohnungen als eine Übergriffigkeit gewertet werden können, weil in dem Fall die Mutter aufgrund eigener Ängste und Bedürfnisse die Explorationsbedürfnisse des Kindes korrumpiert und unterdrückt.

> In einer Krabbelgruppe beobachte ich folgendes ritualisiertes Verhalten einer (adipösen und vermutlich esssüchtigen) Mutter: Das einjährige Kind steht stets neben oder vor der Mutter. Steht die Mutter, hält das Kind die Hand der Mutter. Sitzt die Mutter, legt das Kind die Hand auf das Knie der Mutter. Immer wenn das Kind der Mutter die Hand entzieht und sich in Richtung der anderen spielenden Kinder wendet, holt die Mutter eine Keksdose heraus, rasselt damit und hält sie dem Kind hin. Das Kind nimmt dann einen Keks und nimmt die Hand der Mutter wieder bzw. legt die Hand zurück aufs Knie der Mutter. Dieses Ritual wiederholt sich mehrmals in jeder Gruppe. Das Kind kann nur mit den anderen Kindern spielen, wenn andere Eltern die Mutter ablenken.

Das Konzept der Parentifizierung beleuchtet den funktionalen Hintergrund abhängig machenden Erziehungsverhaltens. Der Begriff stammt ursprünglich aus der Familientherapie und ist dadurch definiert, dass Eltern und Kinder die sozialen Rollen tauschen. Die Kinder werden von einem oder beiden Elternteilen dazu genötigt, ihnen gegenüber die elterliche Funktion zu übernehmen. Des Weiteren fällt unter Parentifizierung auch, dass die Kinder in die Partnerrolle gedrängt oder zu Freunden erklärt werden. Die Rollenzuweisung wird mittels operanter Konditionierung durchgesetzt. Die Eltern lassen sich von den Kindern emotional versorgen. Sie lassen sich vom Kind trösten, vertrauen dem Kind ihre Sorgen und Nöte an oder lassen sich vom Kind beraten. Nach unseren klinischen Erfahrungen gibt es in Suchtfamilien in Bezug auf die interessierende Gruppe der Helferkinder zwei Möglichkeiten der Rollenverteilung:

- Der co-abhängige Elternteil kümmert sich um den suchtkranken Elternteil, und das Kind kümmert sich um die Befindlichkeit des co-abhängigen Elternteils.
- Der co-abhängige Elternteil nötigt das Kind, ihn zu unterstützen, den Suchtkranken emotional, lebenspraktisch und krankheitsbezogen zu versorgen, oder diese Aufgabe wird ganz an das Kind übertragen. Falls beide Eltern suchtkrank sind, macht die Familie das Kind dafür verantwortlich, sich um die Eltern zu kümmern.

> Frau A. wächst als ältestes Kind mit sehr vielen Geschwistern bei einem kiffenden Vater und einer völlig überforderten Mutter auf. Sie hilft rund um die Uhr beim Aufziehen der Jüngeren. Jeden Abend weint sich die Mutter über die Eheprobleme bei ihr aus und klagt über den Vater. Sogar bezüglich sexueller Probleme berät Frau A. die Mutter. Die Mutter bindet die Tochter an sich, indem sie ihr fortwährend von der Gefährlichkeit und Bösartigkeit der Welt erzählt. Frau A. entwickelt später als Erwachsene eine generalisierte Angststörung.

Die weitere ungünstige Folge der Parentifizierung, dass die Eltern für die Sorgen und Nöte des Kindes nicht responsiv sind, wurde in 2.2.2 beschrieben. Durch abhängig machende und parentifizierende Konditionierung verinnerlichen die Betroffenen den co-abhängigen Zwang, für andere da zu sein, für diese zu sorgen und es ihnen stets recht zu machen. Es ist ihre einzige Chance, zumindest indirekt ein wenig Aufmerksamkeit und Zuwendung zu erhalten. Sie lernen, nur etwas wert zu sein, wenn sie sich um andere kümmern. Dies führt zu tief greifenden Selbstwertstörungen und Störungen der Beziehungsfähigkeit, was wiederum die Grundlage für die Entwicklung von depressiven Störungen, generalisierten Ängsten und abhängigen Persönlichkeitsakzentuierungen ist.

2.4.5 Misshandlungen und Missbrauch

Elterlicher Suchtmittelkonsum ist assoziiert mit physischer und sexueller Gewalt (Zobel, 2006, S. 42–49). Anders als bei psychischen Übergriffigkeiten, die über die langjährigen Wiederholungen seelischen Schaden anrichten, können schon einmalige massive körperliche oder sexuelle Übergriffe traumatische Belastungsstörungen auslösen. Sie sind auch mit der Entwicklung anderer psychischer Störungen, Selbstwertstörungen, Persönlichkeitsstörungen und Abhängigkeitsstörungen korreliert. Die hier interessierende Gruppe der suchttraumatisierten erwachsenen Kinder ist überdurchschnittlich häufig von Misshandlungen und Missbrauch betroffen. Coabhängige Bezugspersonen verlieren in ihrer Überforderung die Nerven, und ihnen rutscht schon mal die Hand aus. Auch wenn eigentlich der Suchtkranke der Adressat ist, kann es ersatzweise die Kinder treffen. Wenn die suchtkranken Eltern Entzugserscheinungen erleiden, dringend Konsummittel beschaffen, konsumieren und den Rausch genießen wollen, können sie aggressiv reagieren, wenn die Kinder ihnen in ihrem zwanghaften Handeln in die Quere kommen. Ferner kann der Konsum von Alkohol sowie von Stimulantia wie Kokain und Amphetamine aggressive und sexuelle Taten enthemmen, welche auch die Kinder treffen können.

Nach unseren klinischen Erfahrungen sind Übergriffigkeiten, die die stillen Kinder erfahren, zwar häufig und gravierend und dennoch tendenziell weniger schrecklich, als man sie in der Gruppe von Betroffenen findet, die selbst suchtkrank werden. Dies hat verschiedene Gründe. Zum einen trifft physische Gewalt eher Jungen (Zobel, 2006, S. 43). Jungen reagieren auf familiäre Unstimmigkeiten stärker mit aggressiven Verhaltensauffälligkeiten und werden dadurch eher zur Zielscheibe von Gewalt. Eine Gewaltspirale entsteht. Die stillen Kinder, mehrheitlich Mädchen (siehe 3.1), passen sich hingegen stark an und machen sich unsichtbar. In der Rolle der Helferkinder sind sie zudem durch ihre Aufgaben- und Verantwortungsübernahme wichtig für das Funktionieren der Familie. Beides bietet ihnen einen gewissen Schutz vor Misshandlungen.

Herr B. ist der Lieblingssohn des alkoholkranken und gewalttätigen Vaters. Ihn schlägt der Vater nicht. Herr B. verbringt seine gesamte Kindheit und Jugend zu Hause, um auf die Rückkehr des betrunkenen Vaters zu warten, ihn zu besänftigen und die Mutter und Geschwister möglichst vor seinen Übergriffigkeiten zu schützen.

Zum anderen ist der sexuelle Missbrauch, mehrheitlich sind von diesem Mädchen betroffen, stark mit einer späteren Suchtentwicklung assoziiert (Richter-Appelt & Moldzio, 2005, S. 31–32). Besonders gefährdet für eine Drogensucht und eine spätere Prostitution sind Mädchen, die sowohl schweren Missbrauch als auch Misshandlungen erfahren haben. Der Zusammenhang zwischen Traumatisierung und Sucht wird üblicherweise mit der Selbstmedikationshypothese erklärt (Lüdecke et al., 2013, S. 447–449): »Der Substanzkonsum kann so für Betroffene eine zentrale Funktion in der Sicherung elementarer Grundbedürfnisse einnehmen und als dysfunktionaler Versuch der Alltags- und Lebensbewältigung angesehen werden.«

Die 20-jährige Frau P. wächst mit einem alkoholkranken und gewalttätigen Vater auf. Sie ist in ihren ersten Lebensjahren täglich Zeugin davon, wie der Vater die Mutter im betrunkenen Zustand beschimpft, erniedrigt und misshandelt. Die Mutter zieht die Konsequenzen und trennt sich, als Frau P. noch ein Kind ist. Mit 15 Jahren lernt Frau P. einen heroinabhängigen Mann kennen und verliebt sich. Sie nimmt sich vor, ihn aus der Sucht zu befreien, und zieht mit 18 Jahren mit ihm zusammen. Er beginnt sie zu schlagen. Auch dies hält sie nicht ab, ihr Vorhaben, ihn zu retten, weiter zu verfolgen. Mit 20 Jahren, nachdem er sie besonders schlimm misshandelt hat, raucht sie erstmalig Heroin, um die Schmerzen zu betäuben. Schon bald nimmt sie es schon vorab, wenn sie Misshandlungen erwartet.

Dieses Buch handelt von suchtbetroffenen Kindern, die psychische Traumafolgestörungen entwickeln, ohne selbst suchtkrank zu werden. Frau S. hat beispielsweise nur ein halbes Jahr Heroin als Schmerzmittel missbraucht, ohne jedoch in eine wirkliche Abhängigkeit abzugleiten. So kostete es sie keine große Mühe, den Konsum einzustellen, und in der Psychotherapie ging es schwerpunktmäßig um ihre Selbstwertstörung, die mangelnde Selbstfürsorge und die von der Mutter übernommene co-abhängige Neigung. Nichtsdestotrotz zeigt der Fall auf, dass die stillen Kinder aufgrund der Übergriffigkeiten später selbst Suchtprobleme entwickeln können, die mit zu behandeln sind. Und sie können darüber auch in eine Suchtstörung abrutschen. Der enge Zusammenhang zwischen Sucht und Trauma wurde ausreichend in der Forschung und Literatur beschrieben (z.B. Lüdecke et al., 2013).

KAPITEL 3

Bedingungen und Analyse

Dieser Theorieteil soll für ein funktionales Verständnis sorgen, wie die langen Schatten einer finsteren Kindheit auch im Erwachsenenleben noch für Dunkelheit sorgen, das heißt, wie aufgrund von kindlichen Belastungen und Traumata Traumafolgestörungen entstehen können. Es werden Aspekte der funktionalen Analyse behandelt, welche Grundlage für die Behandlungsplanung und -durchführung sind. In der Verhaltenstherapie wird eine Problematik mit Hilfe der horizontalen Verhaltensanalyse konkretisiert (Mikroanalyse). Die Störungsgenese und -dynamik wird anhand der vertikalen Lerngeschichte und der aufrechterhaltenden Faktoren erklärt (Makroanalyse). Da die Mikroanalyse eine sehr individuelle Angelegenheit ist, wollen wir uns hier vor allem auf Inhalte der Makroanalyse konzentrieren.

Suchtbelastete und -traumatisierte Kinder lernen in ihrer Kindheit ganz bestimmte Strategien, um in der Suchtfamilie zurechtzukommen, den Schaden gering zu halten und trotz allem groß zu werden. Einerseits enthalten die Überlebensstrategien Ressourcen, welche in 3.4 thematisiert werden. Andererseits schränken die verinnerlichten Bewältigungsmuster die Betroffenen in ihren Möglichkeiten ein, ihr erwachsenes Leben erfüllend und selbstbestimmt zu gestalten. Die traumatisierten Schemata und ihre dysfunktionalen Folgen werden in 3.3 behandelt. Um zu verstehen, zu welchem Zweck die Kinder die Muster entwickeln und aufrechterhalten, ist ein Verständnis der Grundbedürfnisse, der Bedürfnisverletzungen und der daraus resultierenden Motivkonflikte notwendig. Dies wird in 3.2 vertieft. Zuallererst möchten wir Ihnen in 3.1 die co-abhängige Transmission nahebringen, die die transgenerative Weitergabe der Helferrolle erläutert.

3.1 Co-abhängige Transmission

Kinder in suchtbelasteten Familien wachsen mit großen Ängsten auf. Durch Angst wird üblicherweise eines der drei Verhaltenssysteme Flucht, Kampf oder Totstellen aktiviert. Die Möglichkeit zu fliehen steht Kindern in Suchtfamilien zumindest während der frühen Kindheit, wenn sie noch wenig mobil sind, eher nicht zur Verfügung. Mit dem Verlauf der Kindheit und den wachsenden Handlungsmöglichkeiten wird dann auch die Angstbewältigung durch Flucht relevant. Doch wir wollen uns in diesem Abschnitt zunächst auf die beiden anderen Angststrategien konzentrieren, um Ihnen den Mechanismus der Transmission nahezubringen. In der frühen Kindheit stehen den Kindern aus Suchtfamilien mit dem Kämpfen und dem Totstellen zwei gegensätzliche Strategien zur Verfügung, auf die beängstigenden Belastungen zu reagieren und zu überleben. Es ist die Wahl zwischen auffälliger Überkompensation oder unauffälliger Anpassung. Diese grundsätzliche Wahl bedingt allzu häufig auch den weiteren Lebensweg, also ob die betroffenen Kinder einen süchtigen oder einen co-abhängigen Werdegang nehmen.

Die betroffenen Kinder können die Ängste überkompensierend ausagieren. Dies bedeutet, dass sie störende, oppositionelle und aggressive Verhaltensweisen entwickeln und in der Jugend selbst zu Suchtmitteln greifen, um sich sowohl zu enthemmen als auch zu betäuben. Diese aggressive Angstbewältigung ist eher typisch für Jungen. Klein (2005b, S. 53) kommt nach Sichtung des Forschungsstandes zu dem Schluss: »Die aufgeführten Studien belegen in Übereinstimmung mit einer Vielzahl anderer Untersuchungen (s. zusammenfassend: Sher, 1991; Lachner u. Wittchen, 1997), dass Kinder von Alkoholikern, insbesondere Söhne, als Risikogruppe für die Entwicklung von Alkoholmissbrauch und -abhängigkeit angesehen werden müssen.« Ungefähr ein Drittel der Kinder aus Suchtfamilien nimmt zumeist ab der Jugend und Adoleszenz eine eigene süchtige Entwicklung. Für eine detaillierte Übersicht der Datenlage zur süchtigen Transmission möchten wir auf Zobel (2006, S. 109–227) verweisen.

Mädchen haben, anders als Jungen, eher eine Neigung, mit Totstellen, Lähmung oder Anpassung auf Angst zu reagieren. Black (1987, Preface, XI) beschreibt ihre Beobachtungen in der Arbeit mit erwachsenen Kindern aus Suchtfamilien: »After all, I found over half of my alcoholic clients had been raised in alcoholic families, as were many wives of the men who were alcoholic.« Und sie ergänzt (S. 8): »While there is a substantial number of problematic children from alcoholic homes, the majority of these children simply do not draw enough attention to themselves to even be identified as being of special attention. They are a neglected population. If they are busy and look good, they will be ignored.« In Einklang mit Black haben Schuckit et al. (1994) gezeigt, dass Mädchen – nicht Jungen – aus Suchtfamilien ein gesteigertes Risiko haben, im späteren Leben einen suchtkranken Partner zu suchen und zu finden. Olmstedt et al. (2003) konnten den Befund replizieren und haben aufgedeckt, dass Männer aus Suchtfamilien, die sich abhängige Partnerinnen wählen, selbst suchtkrank sind. Frauen zeigen indessen ein anderes Muster: Sie suchen sich überdurchschnittlich häufig suchtkranke Partner, ohne selbst zum Suchtmittel zu greifen. Es darf angenommen werden, dass diese Frauen eine große Schnittmenge mit dem von Klein (2005b, S. 54) ausgemachten Drittel von suchtbelasteten Kindern haben, die psychische Störungen entwickeln (1.1).

Auch wenn es ausschließlich Hinweise sind und es an validen Forschungsdaten aus Längsschnittstudien mangelt, dürfen wir daher davon ausgehen, dass es ebenfalls eine co-abhängige Transmission gibt. Die suchttraumatisierten Töchter wachsen zu Frauen heran. Als Reinszenierung des Kindheitstraumas suchen sie sich suchtkranke Partner. Die co-abhängigen Frauen und suchtkranken Männer werden zu Eltern von wiederum süchtig und co-abhängig gefährdeten Kindern. Der transgenerative Kreis schließt sich. Black (1987, Preface, XV) erkennt: »Children are affected not only by the alcoholic parent, but also by the nonalcoholic parent (if there is one), and by the abnormal family dynamics created as a consequence of alcoholism.« Im vorhergehenden Kapitel haben wir dargestellt, wie der co-abhängige Elternteil an den Belastungen und Traumata der Kinder in Suchtfamilien beteiligt ist. Die stillen Kinder orientieren sich vornehmlich am Modell des co-abhängigen Elternteils.

Die co-abhängige Transmission hat eine genderspezifische Seite. Die unauffällig stillen Mädchen – im Gegensatz zu den auffälligen Jungen – »stellen sich tot«, um ihre traumatischen Ängste zu bewältigen. Sie machen sich durch Sprachlosigkeit, Passivität, Unterwerfung, Eigenständigkeit, Verantwortungsübernahme, Leistungsbereitschaft und Hilfsbereitschaft unsichtbar. Der überlebenssichernde Selbstschutz der Unsichtbarkeit ist der Kern aller Erlebens- und Verhaltensschemata der stillen Kinder. Zusätzlich lernen sie anhand der angstkonditionierten Anpassung und des Modells der Mutter die co-abhängige Rolle und werden zu Helferkindern. Mit Hilfe der co-abhängigen Bewältigungsstrategien verstecken sie sich, um in der Familie zu überleben, und bedingt durch die Schemata laufen sie später im Leben maladaptiv vor sich selbst weg und schaffen es nicht, ihr Leben in die Hand zu nehmen.

3.2 Unerfüllte Grundbedürfnisse

Menschliches Verhalten ist intentional. Es dient dazu, Bedürfnisse zu befriedigen, Wünsche zu erfüllen, Interessen zu verfolgen und Ziele zu erreichen. Nach Grawe (2000) gibt es vier grundlegende Motivkategorien, auch Grundbedürfnisse genannt: 1. Orientierung und Kontrolle, 2. Lustgewinn und Unlustvermeidung, 3. Bindung und 4. Selbstwerterhöhung. Wenn man sich die in Kapitel 2 dargestellte Komplexität an Belastungen und Traumata der Kinder aus Suchtfamilien vergegenwärtigt, ist es naheliegend, dass bei ihnen alle vier Grundbedürfnisse verletzt werden und mehr oder weniger unerfüllt bleiben, was wir Ihnen im Folgenden nahebringen wollen. Danach soll mit Hilfe der Plananalyse dargestellt werden, wie die erfahrenen Verletzungen die Motivstrukturen überdauernd schädigen und wie die daraus resultierenden Motivkonflikte zu maladaptiven Vermeidungsverhalten führen. Ein komplexes Kindheitstrauma kann als ein stabiler, sich selbst aufrechterhaltener Teufelskreis aus

Bedürfnisfrustrierung, negativen Erwartungen und vermeidenden Verhaltensweisen verstanden werden.

3.2.1 Grundbedürfnis Orientierung, Kontrolle und Autonomie

Kontrolle über das eigene Leben auszuüben, bedeutet, dass eine Person Erfahrungen in der Realität sammelt, Ziele zu verwirklichen oder zu verfehlen, und daraus Konzepte entwickelt, wie die Realität gestaltet ist und wie die Person in dieser Realität die eigenen Bedürfnisse und Interessen möglichst erfolgreich verfolgen kann (Grawe, 2004, S. 230–235). Grawe (2000, S. 387) weist darauf hin, dass das Grundbedürfnis einen weiteren Aspekt hat: »Es geht also beim Kontrollbedürfnis nicht nur darum, in der aktuellen Situation Kontrolle auszuüben, sondern auch darum, sich vorbereitend einen möglichst großen Handlungsspielraum zu erhalten.« Die Möglichkeit, flexibel erleben und handeln zu können, vergrößert die Kontrolle darüber, in unterschiedlichen Situationen erfolgreich zu sein, und es schafft die Voraussetzung, adäquate Ziele entsprechend der eigenen wechselnden und vielschichtigen Bedürftigkeit abzuleiten. Diese Flexibilität schafft Autonomie, weshalb wir das Grundbedürfnis auch mit diesem Begriff bezeichnen. Um Autonomie in einem gesunden Maß zu erlernen, ist es für Kinder wichtig, innerhalb der Familie einen möglichst großen Spielraum zu haben, sich auszuprobieren und auseinandersetzen zu können, Möglichkeiten wie auch Grenzen zu erkunden und so vielfältige Erfahrungen zu sammeln.

Doch in Suchtfamilien wachsen Kinder mit einem ständigen Gefühl der Unbeständigkeit auf. Hinter jeder Ecke lauert die nächste Krise. Die familiären Stimmungen sind labil wie eine Achterbahnfahrt. Mal sind bestimmte Dinge erlaubt, mal nicht, es werden keine stabilen Werte vorgelebt, und eine offene Auseinandersetzung mit diesen ist nicht erlaubt. Besonders bei Misshandlungen und Missbrauch erleben die Kinder den absoluten Kontrollverlust. Beim Gegenteil, der Schonung und Überbehütung, werden sie infantilisiert und bevormundet und in einen goldenen Käfig gesperrt. Durch die Inkonsistenz und Krisenhaftigkeit wird das Kontrollbedürfnis immer und immer wieder frustriert, und sie verinnerlichen fremdbestimmte Gesetze von Willkür, Strafe, Angst und Schuldgefühlen. Anstelle eines selbstbestimmten Selbstbildes entsteht ein Konzept der erlernten Hilflosigkeit. Durch die Verantwortung, die die Helferkinder übernehmen müssen, den Mangel an Ermutigung, Rückhalt, Förderung und Auseinandersetzung sowie durch die abhängig machende Erziehung und Parentifizierung können sie keine Freiheit gewinnen, innere Handlungsmaßstäbe zu entwickeln, was sie im und vom Leben wollen und was sie nicht wollen.

3.2.2 Grundbedürfnis Lustgewinn und Unlustvermeidung

Grawe (2000, S. 393) beschreibt dieses Grundbedürfnis als »das Bestreben, erfreuliche (lustvolle) Erfahrungen herbeizuführen und schmerzhafte, unangenehme Erfahrungen zu vermeiden«. Kinder in Suchtfamilien erleben unangenehme Erfahrungen reichlich und dauerhaft. Im schlimmsten Fall wird ihr Bedürfnis nach Unlustvermeidung durch Misshandlungen und Missbrauch schwerwiegend verletzt. Doch auch die vermehrte Mithilfe im Haushalt, das Pflegen des Süchtigen oder das Auflasten von viel zu viel Verantwortung frustriert das kindliche Bedürfnis nach Unlustvermeidung und infolgedessen auch nach Lustmaximierung. Statt mit den Nachbarskindern zu spielen oder Schulfreunde zu treffen, müssen die Kinder unmäßig Aufgaben und Pflichten erledigen, die ihre Spiel- und Lebensfreude dauerhaft korrumpiert. Die familiäre Isolation hemmt obendrein die spielerische, lustvolle Erkundung der sozialen Umwelt. Hinzu kommen die abstoßenden, berauschten Verhaltensweisen des Suchtkranken und die suchtbedingten Feindseligkeiten und Streitigkeiten zwischen den Eltern. Die Kinder schämen sich für die Zustände zu Hause und haben Angst, dass jemand mitbekommt, was bei ihnen los ist, weswegen sie näheren Kontakt zu anderen meiden. Sie besuchen keine Sportvereine, spielen kein Musikinstrument und bekommen auch sonst wenig Anregungen für die persönliche Entfaltung von Lebensfreude und -genuss.

3.2.3 Grundbedürfnis Bindung

Von Geburt an streben wir danach, anderen Menschen nahe zu sein. Zuallererst den Eltern, später auch den Freunden, Partnern oder Arbeitskollegen. Es ist uns wichtig, mit Menschen zusammen zu sein, die für uns da sind, uns unterstützen, unsere Erfahrungen teilen und uns beschützen. Wir wünschen Nähe zu Personen, auf die wir uns verlassen können und die sich auf uns verlassen wollen, uns ernst nehmen, mit uns sprechen und uns gernhaben. In diesem Fall entwickeln wir einen sicheren Bindungsstil. Kinder in Suchtfamilien erdulden in ihrem Bemühen, ihre Bindungsbedürfnisse zumindest partiell zu befriedigen, Stress und Übergriffigkeiten und entwickeln darüber oftmals unsichere oder desorganisierte Bindungsstile (Karameros & Sack, 2013, S. 240–241; Grawe, 2000, S. 409; Main, 1995).

Die betroffenen Kinder erfahren nur wenig Annahme und Liebe. Stattdessen werden die Bindungserwartungen durch Alleingelassenwerden, Invalidierung und Übergriffigkeiten wiederholt schwerwiegend verletzt. Weder innerhalb noch außerhalb der Familie wird mit ihnen über die vorherrschende Problematik gesprochen, und sie lernen, sich niemandem anvertrauen und sich auf niemanden verlassen zu dürfen. Durch die persönliche und familiäre Isolation finden die betroffenen Kinder zudem häufig keine Freunde und können so keine kompensierenden Beziehungserfahrungen sammeln. Überbehütung, Verwöhnung und Schonung sorgen hingegen kurzfristig für eine Erfüllung der Bindungsbedürfnisse. Die Kinder dürfen ihren Eltern nahe sein und werden – wenn auch motiviert durch Angst- und Schuldgefühle – umsorgt und fürsorglich behandelt. Dies ist jedoch zumeist nur von kurzer Dauer. Inkonsistentes Erziehungsverhalten ist mit einem ängstlich ambivalenten Bindungsstil assoziiert (Stayton & Ainsworth, 1973; Ainsworth et al., 1978, S. 135–150).

3.2.4 Grundbedürfnis Selbstwerterhöhung

»Es ist ein Zeichen guter seelischer Gesundheit, wenn man sich etwas übertrieben positiv sieht und sich selbst positiver beurteilt als andere.« (Grawe, 2000, S. 419) Wir alle streben danach, unser Selbstwertgefühl zu steigern und uns vor Einflüssen zu schützen, die es in Gefahr bringen könnten. Die stillen Kinder haben häufig ein sehr geringes Selbstwertgefühl. Durch den Mangel an Annahme und Liebe sowie durch die emotionale Invalidierung lernen sie: »Ich bin nicht gut, so wie ich bin.« Auch, dass andere wegschauen und sie in ihrer furchtbaren Situation nicht beschützen, verstärkt den Eindruck, es nicht wert zu sein, dass man sich um sie kümmert. Selbstwertgefühl entwickelt sich unter anderem durch die elterlichen Ermutigungen, sich Neues zu trauen, sowie den familiären Rückhalt, aufgefangen zu werden, wenn die kindlichen Abenteuer schiefgehen. Bei Misserfolgen oder Missgeschicken erfahren suchtbetroffene Kinder wenig tröstende Annahme, stattdessen ernten sie Ignoranz oder Abwertungen durch die überforderten Eltern. Übergriffigkeiten gehen mit Ablehnung und Hass einher, was die Kinder als Selbsthass verinnerlichen und als Selbstwertstörung mit ins Erwachsenenleben tragen. Alles in allem lernen sie eine negative, selbstverleugnende, -beschimpfende, -bestrafende und -schädigende Selbstwertregulation.

Die hier beschriebenen vielschichtigen (früh-)kindlichen und dauerhaften Verletzungen der vier Grundbedürfnisse machen deutlich, wieso komplexe Traumatisierungen so tief in die Persönlichkeit einer betroffenen Person eingegraben sein können. Die Tabelle 2 gibt Ihnen einen Überblick über die kindlichen Belastungen und Traumata und die vornehmlich verletzten Grundbedürfnisse.

Tabelle 2: Kindliche Belastungen und Traumata und vornehmlich verletzte Grundbedürfnisse

Belastungen und Traumata	Verletzte Grundbedürfnisse
Stress	
Ausfallbedingte Mehrarbeit	Unlustvermeidung
Krankenpflege	Unlustvermeidung
Last der Verantwortung	Orientierung/Kontrolle, Unlustvermeidung
Achterbahn der Gefühle	Bindung, Orientierung/Kontrolle, Unlustvermeidung
Krise als Normalität	Unlustvermeidung
Emotionale Vernachlässigungen	
Mangel an Annahme und Liebe	Bindung, Selbstwert
Mangel an Responsivität und emotionale Invalidierung	Bindung, Selbstwert
Alleingelassenwerden	Bindung
Tabuisierung und Sprachlosigkeit	Bindung
Wegschauen anderer und kein Schutz	Bindung, Selbstwert, Kontrolle
Soziale Beeinträchtigungen	
Familiäre Isolation	Bindung, Lustgewinn, Selbstwert
Mangel an Anregungen und Aktivitäten	Lustgewinn
Mangel an Ermutigung, Rückhalt und Autonomie	Bindung, Selbstwert, Autonomie
Mangel an Grenzsetzung, Orientierung und Werten	Orientierung/Kontrolle
Mangel an Auseinandersetzung	Autonomie
Überbehütung, Verwöhnung, Schonung	Autonomie

Tabelle 2: *Fortsetzung*

Belastungen und Traumata	Verletzte Grundbedürfnisse
Übergriffigkeiten	
Abwertungen	Selbstwert, Bindung
Beschämungen	Selbstwert, Bindung
Beschuldigungen	Selbstwert, Bindung
Abhängigkeiten und Parentifizierung	Autonomie, Bindung
Misshandlungen und Missbrauch	alle Grundbedürfnisse

3.2.5 Plananalyse und Inkonsistenz

Mit der Plananalyse (Caspar, 2007) steht als vertikale Verhaltensanalyse eine Methode zur Verfügung, die Motive und Schemata der Klienten zu identifizieren, zu strukturieren und damit ihr (dysfunktionales) Verhalten besser zu verstehen. Die Entwicklung von plananalytischen Fallkonzeptionen soll – in Abgrenzung zu einem manualisierten Vorgehen – zu einer individualisierten Therapieplanung, -umsetzung und -steuerung beitragen. Die individualisierten, funktionalen Erkenntnisse dienen unter anderem dazu, Methoden der Beziehungsgestaltung, der Kognitiven Umstrukturierung, der Angstexposition und der Traumabewältigung passgenauer und bedarfsgerechter einzusetzen.

Planstruktur

Der Plananalyse liegt die Annahme zugrunde, dass jegliches menschliches Verhalten ein Mittel ist, um einen Zweck zu verfolgen (Caspar, 2007, S. 37): »Menschliches Handeln lässt sich verstehen als Versuch des Individuums, in einer gegebenen, aber auch veränderbaren Umwelt die wichtigsten Grundbedürfnisse zu realisieren.« Jeder Zweck dient selbst wieder als Mittel für einen weiteren Zweck. So entsteht eine funktionale, hierarchische Struktur von Plänen, bei denen die untergeordneten den übergeordneten dienen. Während die im unteren Bereich der Hierarchie befindlichen Pläne noch voller

Inhalt, sehr individuell und erlebens- und verhaltensnah sind, werden diese nach oben hin immer abstrakter, bis sie nah an das Grundbedürfnis heranreichen. Zur Erhebung der Pläne können verschiedene Quellen genutzt werden, z. B. Beobachtungen des verbalen und nonverbalen Verhaltens, Fragebögen und Beschreibungen durch Bezugspersonen (S. 129). Auch kann der Therapeut von den eigenen Eindrücken auf die Pläne schließen (S. 144): »Welche Gefühle und Eindrücke löst der Klient bei mir und anderen aus?« oder »Welches Bild von sich versucht er mir und anderen zu vermitteln?«

In Abbildung 3 ist die beispielhafte Planstruktur einer suchttraumatisierten Klientin, Frau R., veranschaulicht, die zu Beginn der Therapie erstellt wurde. Auf der untersten Ebene befinden sich die anamnestisch erfragten und beobachteten Erlebens- und Verhaltensweisen. Es folgen darüber angeordnet die Pläne, die wiederum selbst Mittel zur Erreichung übergeordneter Pläne darstellen.

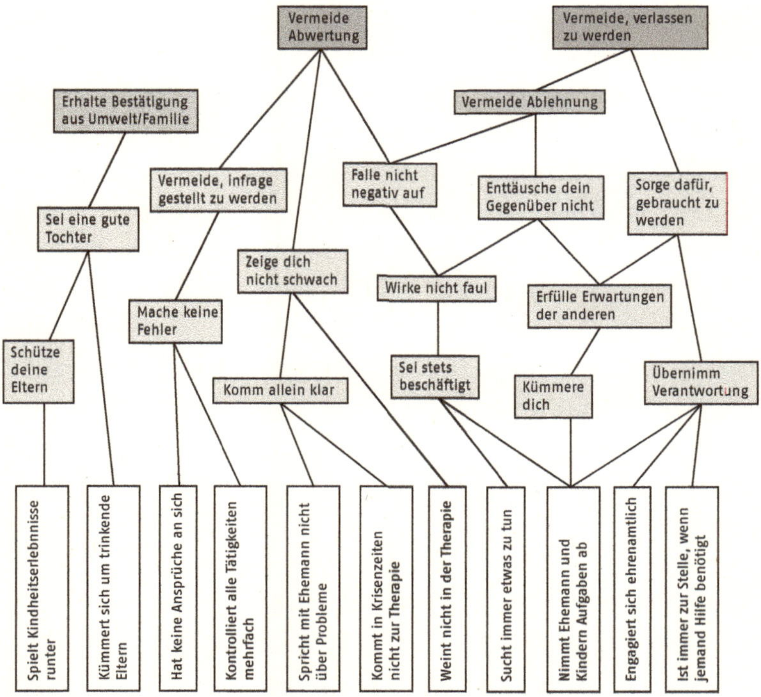

Abbildung 3: Beispielhafte Planstruktur eines komplexen Suchttraumas

Die Planstruktur hat zwei typische Auffälligkeiten: Die Oberpläne sind erstens überwiegend negativ durch Vermeidung geprägt. Es mangelte Frau R. an Annäherungszielen. Zweitens sind nur zwei Grundbedürfnisse repräsentiert, in dem Fall Selbstwert und Bindung. Die beiden anderen Grundbedürfnisse, Lustgewinn und Unlustvermeidung sowie Kontrolle und Autonomie, fehlen in der Struktur, weil sie zu Beginn der Therapie im Erleben der Klientin ausgeblendet und auf der Verhaltensebene nicht zu eruieren waren. Diese beiden Auffälligkeiten waren Frau R. nicht bewusst, sie erlebte Vermeidung und fehlende Repräsentanz bzw. die Nicht-Erfüllung der Bedürfnisse diffus symptomatisch als Unzufriedenheit, Verzweiflung und als Zustände der Teilnahmslosigkeit.

Inkonsistenz macht krank

Um die dysfunktionale, unzureichende Bedürfnisregulierung von suchttraumatisierten Kindern tiefer gehend zu verstehen, wollen wir den Begriff der Inkonsistenz nach Grawe (2004, S.186–192) einführen. Konsistenz als Grundprinzip des menschlichen Funktionierens »meint die Übereinstimmung bzw. Vereinbarkeit der gleichzeitig ablaufenden neuronalen/psychischen Prozesse«. Sie ist notwendige Bedingung für psychisches Funktionieren und ebenso für eine balancierte Bedürfnisregulierung. Inkonsistenz ist nicht immer zu verhindern, ist aber möglichst zu minimieren. Eine länger andauernde und multiple Erfahrung der Nicht-Übereinstimmung, wie beispielsweise durch Beeinträchtigungen einer Suchtfamilie, führt zu einer unzureichenden Bedürfnisbefriedigung, einer emotionalen Dysregulation, einer Einschränkung des psychischen Funktionierens und schließlich zu psychischen Störungen (S.373–376). Motivationale Schemata haben nach Grawe zwei Komponenten:

- **Annäherung**: »Die motivationalen Schemata, die sich um die Grundbedürfnisse herum entwickeln, sind darauf ausgerichtet, etwas anzustreben, herzustellen, herbeizuführen oder sich einem erwünschten Zustand anzunähern.« (Grawe, 2000, S.355)

- **Vermeidung**: »Verletzende Erfahrungen können, insbesondere wenn sie aus einer dauerhaften Lebenskonstellation resultieren, zur negativen Zielkomponente eines Vermeidungsschemas werden.« (S. 358)

Es existieren zwei Kategorien motivationaler Konflikte:

1. **Konfliktschemata**: Innerhalb eines Schemas kann ein Konflikt entstehen, wenn die Annäherungs- und die Vermeidungskomponente eines Plans gleichzeitig aktiviert werden und sich gegenseitig hemmen (S. 430). Je stärker eine Person in einem Grundbedürfnis traumatisch verletzt wurde, desto eher wird zum einen die Vermeidungskomponente dominieren, was die Befriedigung des Annäherungsziels behindert, und zum anderen wird die Vergegenwärtigung des Konflikts im Bewusstsein ausgeschlossen. Dissoziative Erlebens- und Verhaltensmuster sind die Folge, um dem frustrierten Gefühlserleben aus dem Weg zu gehen. Im konkreten Fallbeispiel von Frau R. mangelt es an Annäherungszielen bzw. sind diese ausgeblendet. Die übermäßigen Vermeidungsmuster bedingen, dass die Klientin keine korrigierenden, bedürfnisbefriedigenden Erfahrungen sammeln kann, sich ihre Vermeidungspläne weiter verfestigen und ein rigider Teufelskreis entsteht.
2. **Schema-Konflikte**: Gleichzeitig aktivierte Schemata verschiedener Grundbedürfnisse können sich widersprechen (S. 428–430). Solche Dilemmata sind normal für menschliches Leben, und psychisch gesunde Personen sind durch flexible Bewältigungsstrategien ausgezeichnet, durch die sie zufriedenstellende, pragmatische Kompromisse finden und umsetzen. Dies ist allerdings in Fällen, wie dem von Frau R., in denen traumabedingt ganze Erlebensbereiche ausgeblendet sind, nicht möglich. Die Folge ist, dass sich die Verletzung im abgewehrten Grundbedürfnis aufstaut. Störungssymptome sind ein Ausdruck der Konflikte und ein dysfunktionaler Versuch, die Konsistenz wiederherzustellen.

Schema-Konflikte und Konfliktschemata treten mit dem Fortschreiten der Störung gewöhnlich in einer komplexen und verstrickten intrapsychischen Dynamik auf. Es benötigt in der Therapie Zeit, Mut und Empathie, die Dynamik von expliziten und impliziten Anteilen in Form eines individuellen Störungsbildes herauszuarbeiten. In dem Fallbeispiel von Frau R. tauchten in der Behandlung nachstehende motivationale Diskordanzen auf:

- Frau R. machte es anderen recht, um nicht verlassen zu werden, doch sie bezahlte dies mit einem Mangel an Autonomie und Selbstwert.
- Indem sie sich harmoniefixiert um alle familiären Belange kümmerte, übte sie zwar eine hohe Kontrolle aus und sicherte das familiäre Bindungsgefüge, doch vernachlässigte sie darüber ihre Wünsche nach Lebensgenuss: »Ich komme immer zu kurz.«
- Indem sie sich stark gab und darüber Bestätigung anderer erhielt sowie daraus Selbstbestätigung zog, verbarg sie ihre Erschöpfung und Verletzungen und erhielt keine Zuwendung, Unterstützung und keinen Trost.

Es geht in diesem Kapitel ausschließlich um die funktionale Analyse des Suchttraumas. Doch möchten wir Ihnen exemplarisch die psychotherapeutisch relevanten Implikationen für die Behandlungsplanung und -umsetzung aufgrund der Motiv- und Konfliktstrukturen von Frau R. andeuten:

- Aufbau eines vertrauensvollen Arbeitsbündnisses und von Beziehungskredit durch empathische und komplementäre Strategien in Bezug auf die manifesten Bedürfnisse nach Harmonie, Sicherheit und Selbstwert (siehe 5.1)
- Ermutigung und Anleitung der Klientin, Annäherungsziele zu formulieren, umzusetzen und im Lebensalltag zu etablieren (5.2)
- Abbau co-abhängiger, selbstvermeidender Verhaltensweisen (5.5 und 5.7) und Aufbau von positiven Aktivitäten, Entwicklung der Genussfähigkeit und Stärkung der Selbstannahme (5.3)
- Angstexposition, Verhaltensexperimente und Entkatastrophisierung, um die Ängste zu reduzieren, die zugrunde liegenden Über-

zeugungen zu korrigieren und Zutrauen in die eigenen Fähigkeiten zu entwickeln (5.4)

- Erlebensaktivierende Sensibilisierung für die vermiedenen Motivbereiche, Integration des verletzten Kindes und Entwicklung einer selbstfürsorglichen Bedürfnisregulation durch flexible Handlungsstrategien (5.5 und 5.6).

3.3 Verletzte Schemata

Die Plananalyse ist besonders geeignet, personenbezogen intrapsychische Prozesse aufzudecken. Die Schematheorie hat ihre Stärke darin, überdauernde, individuelle Qualitäten des menschlichen Erlebens und Handelns strukturell darzustellen. Der schematherapeutische Ansatz nach Young et al. (2008) und Roediger (2009a) hat ein besonderes Potenzial, (dys-)funktionale Inhalte und Zusammenhänge ganzheitlich und differenziert darzustellen, wie es bei der Analyse komplexer Traumatisierungen erforderlich ist.

Schemata und Modi

Laut Young et al. (2008, S. 35–36) sind Schemata »abstrakte Repräsentationen«, die aus emotionalen, kognitiven und behavioralen Strukturen bestehen, mit Hilfe derer ein Mensch die Welt wahrnimmt, bewertet und sich verhält. Maladaptive Schemata entstehen als Folge schädigender Kindheitserlebnisse und dienen als »Leitfaden bei der Deutung von Informationen und bei der Lösung von Problemen«. Sie helfen den Betroffenen, trotz schwieriger Bedingungen die Grundbedürfnisse zumindest partiell zu befriedigen, sodass Selbsterhalt und Überleben gesichert sind. Doch Schemata sind wie Scheuklappen und beeinträchtigen die Betroffenen darin, flexibel auf Veränderungen der Lebenssituation zu reagieren und gegebenenfalls umzulernen. Ein Beispiel dafür ist die Tendenz von Mädchen aus Suchtfamilien, sich als Erwachsene einen suchtkranken Partner zu suchen. Der erwachsene Mensch passt das äußere Leben den verinnerlichten Schemata an, was wiederum diese bestätigt. Durch diese Wechselwirkung sind Schemata veränderungsresistent.

Die Schematheorie wurde um das Modusmodell erweitert. Schemamodi sind laut Young et al. »emotionale Zustände und Bewältigungsreaktionen – adaptive wie maladaptive –, die wir alle erleben und die Augenblick für Augenblick auftreten« (Young et al., 2008, S. 74–75). Modi sind Ausdruck der manifesten Schemata und Klienten können innerhalb des Schemas von Modus zu Modus hin und her »springen«, was typisch für posttraumatisch labile Erlebens- und Verhaltensweisen ist. Dysfunktionale Schemamodi sind desintegrierte Teile des Selbst und können als »dissoziative Zustände« verstanden werden (S. 75–79). Es gibt vier Kategorien an Modi (Roediger, 2009b, S. 72–80), welche wiederum in verschiedenen Spielarten auftreten können. Folgend sind ausschließlich Modi aufgeführt, die nach unseren Erfahrungen bei suchttraumatisierten Klienten relevant sind:

- Kind-Modi: wütendes Kind, verletztes Kind, glückliches Kind
- Eltern-Modi: fordernder Elternteil, strafender Elternteil
- Bewältigungs-Modi: Unterordnung, distanzierter Selbstberuhiger, distanzierter Beschützer, zwanghafter Kontrolleur
- Gesunder Erwachsener

Der Modus des gesunden Erwachsenen ist den anderen Modi übergeordnet. Er unterstützt die Kind-Modi, schränkt die Eltern-Modi ein und hilft, ungünstiges Bewältigungsverhalten abzubauen und geschmeidig und situationsgerecht Probleme zu meistern. Er steht für persönliche Integrität und psychische Gesundheit und ist in der Psychotherapie möglichst zu stärken. Das Modusmodell wurde zusätzlich in die Schematherapie eingeführt, weil es für das Verständnis von psychisch labilen Klienten Vorteile bietet und für viele Klienten durch die figurativen Beschreibungen leichter zugänglich ist (Roediger, 2009a, S. 66).

Maladaptive Bewältigungsstrategien und Bedürfnisverletzung

Den Modi stehen wiederum vier sogenannte Bewältigungsstrategien zur Verfügung (S. 83–86), die analog den Bewältigungs-Modi sind. Psychische Probleme oder Störungen sind dadurch definiert, dass bei Konflikten zwischen den Kind-Modi und Eltern-Modi die dysfunktionalen Bewältigungs-Modi aktiviert werden. Die maladaptiven Bewältigungsstrategien werden für die Konfliktlösung genutzt, weil der integrierende Modus des gesunden Erwachsenen nicht ausreichend entwickelt ist und deshalb nicht zur Verfügung steht. Die Strategien haben das Kind in der Kindheit geschützt und überleben lassen.

1. **Unterordnung**: Es sind angepasste Strategien, sich klein zu machen, die eigene Meinung zurückzuhalten, die Erwartungen anderer zu erfüllen, die eigenen Wünsche hintanzustellen und sich den Interessen anderer unterzuordnen. Diese werden durch den gleichnamigen Modus Anpassung/Unterordnung initiiert. Der Bewältigungsmodus entspricht dem ängstlich ambivalenten Bindungsstil.
2. **Passive Gefühlsvermeidung**: Es sind innere Strategien der stillen Kinder, Aufregung und Gefühle auszublenden, z.B. durch Gleichgültigkeit, Dissoziation, Depersonalisation, Selbstverleugnung oder Rückzug. Handlungsleitend ist der distanzierte Beschützer. Die Gefühlsvermeidung, passiv wie auch aktiv, ist analog dem desorganisierten Bindungsstil.
3. **Aktive Gefühlsvermeidung**: In diesem Fall werden durch den distanzierten Selbstberuhiger aktiv vermeidende Strategien eingesetzt, wie z.B. sich durch Arbeit abzulenken oder sich durch Suchtmittel zu betäuben. Auch der aggressive Beschützer kann eingesetzt werden, doch ist dies eine eher seltene Bewältigungsstrategie der stillen Kinder, wenn sie sich ausweglos in die Enge gedrängt fühlen.
4. **Überkompensation**: Typisch für die Helferkinder ist, dass sie den Modus des zwanghaften Kontrolleurs selbstbestrafend gegen sich selbst richten, z.B. in der Arbeitswut, im Helfen-Müssen oder

im Perfektionismus. Gegen andere gerichtete, überkompensierende Strategien finden sich eher bei devianten, suchtgefährdeten Kindern aus Suchtfamilien, können sich aber bei den Helferkindern in einem fanatischen Gerechtigkeitssinn äußern (»Robin Hood« nach Barnowski-Geiser, 2015, S. 107–108). Die Überkompensation entspricht dem unsicher vermeidenden Bindungsstil.

Die angepassten und überkompensierenden Strategien sind tendenziell den Helferkindern, die gefühlsvermeidenden eher den stillen Kindern zuzuordnen. In der Tabelle 3 haben wir festgehalten, welche Grundbedürfnisse durch die vier Bewältigungsstrategien erfüllt und welche verletzt werden. Die verletzten Bedürfnisse sind ein Ansatz für die Therapie, um Motivation für eine Verhaltensänderung aufzubauen, um dysfunktionale Ängste und Überzeugungen zu disputieren und alternative Sichtweisen sowie funktionale persönliche und soziale Handlungskompetenzen zu entwickeln, durch die der Bedürfnishaushalt besser reguliert werden kann. Therapeutisch ist

Tabelle 3: Bewältigungsstrategien und Bedürfnisbilanz

Bewältigungsstrategien	Erfüllung	Verletzung
Unterordnung	Bindung, Orientierung, Sicherheit	Autonomie, Selbstwert, Bindung (im Sinne von Gleichberechtigung und Partnerschaftlichkeit)
Passiver Selbstschutz	Unlustvermeidung	Lustgewinn
Aktive Selbstberuhigung	Unlustvermeidung, Lustgewinn (z. B. durch Suchtmittelkonsum), Selbstwert und Autonomie/Kontrolle (durch Arbeit oder Helfen)	Lustgewinn, Selbstwert und Autonomie (bei Suchtmittelkonsum), Unlustvermeidung (bei übermäßiger Arbeit)
Überkompensation durch zwanghaften Kontrolleur	Kontrolle, Sicherheit	Bindung, Autonomie, Lustgewinn

der Funktionsmodus des gesunden Erwachsenen zu stärken und zu entfalten (siehe 5.5.4).

Vielfalt, Variabilität und Widersprüchlichkeit

Das Modell von Young et al. ist als Erklärungsansatz prägnant, bietet jedoch auch die notwendige Vielfalt und Variabilität, die Vielschichtigkeit und Widersprüchlichkeit traumatischen Erlebens und Verhaltens abzubilden. Das Verständnis der Schemata schließt, wie auch das Verständnis der Motivstrukturen, die zeitliche Lücke zwischen traumatischer Lerngeschichte und dem zeitversetzten Ausbruch einer Folgestörung. Es reicht nicht, die aktuelle symptomatische Seite von psychischen Störungen therapeutisch anzugehen, sondern die zugrunde liegenden stabilen Erlebens- und Verhaltensprozesse und -muster sind zu erkennen und abzumildern, damit die Psychotherapie einen nachhaltigen Effekt haben kann.

Das Konzept von Young et al. (2008, S. 44–49) beinhaltet insgesamt 18 maladaptive Schemata, das von Roediger (2009a, S. 54–59) 19 Schemata. Es stellt sich die Frage, ob vielleicht weniger ausreichen würden, um durch die Konzentration auf das Essentielle einen besseren Überblick zu ermöglichen. Wir haben uns alle Schemata gründlich angeschaut und ihre Relevanz anhand klinischer Fälle überprüft. Wir haben vier Schemata weggelassen, doch im Gegenzug vier neue hinzugefügt, die wir in Bezug auf das Suchttrauma für wesentlich erachten: Sprachlosigkeit, Harmonie, Kämpfen und Unsichtbarkeit. Der aufmerksame Leser wird bemerken, dass wir weitere kleinere Anpassungen vorgenommen haben. Manchmal haben wir die Namen oder die Beschreibungen der Schemata leicht verändert, um ihnen eine andere Note in Bezug auf die interessierende Klientel zu geben. Die Schemata sind im Folgenden in vier Domänen geordnet (Young et al., 2008, S. 42–43 und 50–54). Die Domänen sind durch ein vornehmlich verletztes Grundbedürfnis definiert. Manche Schemata überschneiden sich inhaltlich, z. B. Unzulänglichkeit und Versagen. Ihre Unterscheidung ist vor allem durch die differente Bedürfnisverletzung gegeben.

Nach unseren Erfahrungen ist die Rigidität der Schemata abhängig von der Anzahl und Schwere der biografischen Belastungen und Traumata. Zumeist sind zwei bis drei Schemata dominierend. Die Schemata und Modi können sich gegenseitig aktivieren, und in der Therapie kann beobachtet werden, wie die Klienten, angestoßen durch therapeutische Interventionen, zwischen Schemata und Modi hin und her springen, um eine Auseinandersetzung mit Verletzungen zu vermeiden. Z. B. könnten in der Therapie selbstaufopfernde Verhaltensmuster disputiert werden, was das Versagensschema aktiviert, was wiederum verletzte Sprachlosigkeit und Rückzug auslöst. Diese starke und wechselhafte Schema- und Modi-Aktivierung ist vor allem in der Anfangsphase einer Psychotherapie für Klienten und Therapeuten herausfordernd. Es braucht Zeit und Übung, bis man gemeinsam ein Gefühl dafür bekommt, in welchem Film sich die Klienten gerade befinden, und es ist viel Arbeit, bis sie lernen, aus den Filmen auszusteigen.

3.3.1 Abgetrenntheit und Ablehnung

Das enttäuschte Grundbedürfnis der Domäne »Abgetrenntheit und Ablehnung« ist nach Young et al. (2008, S. 42–43) die Bindung: Betroffene »sind nicht in der Lage, sichere und für sie befriedigende Bindungen zu anderen Menschen zu entwickeln. Sie glauben, dass ihre Bedürfnisse nach Stabilität, Sicherheit, nährender Zuwendung, Liebe und Zugehörigkeit niemals erfüllt werden.« Die Betroffenen fühlen sich selbst in der Familie und unter Freunden fremd und nicht zugehörig und sind schnell zu brüskieren. Durch ihr Bewältigungsverhalten verhindern sie eine echte Beziehung zu anderen und zu sich selbst.

Sprachlosigkeit

Dieses Schema entspricht den prägnanten Regeln von Black (1981, S. 24–48): »Don't talk, don't trust, don't feel!«. Die stillen Kinder verinnerlichen angstbedingt den Grundsatz, nie über wichtige Dinge zu reden, die in der Familie tabuisiert sind, also über die Sucht und alles, was in der Familie schiefläuft. Dieser Grundsatz generalisiert gewöhnlich auf alles, was problematisch sein könnte. Die Betroffenen sind zumeist still und schweigsam, oder nutzen eloquente Strategien, ausschließlich über Belangloses zu parlieren. Sie begegnen den eigenen Empfindungen, Gefühlen und Gedanken mit Skepsis und dem Mitgefühl anderer mit Misstrauen. Gleichgültigkeit ist in einer Welt, in der man nicht reden und nicht vertrauen darf, ein Schutz. Allerdings können manche Betroffenen auch in Momenten der Überforderung aus der Haut fahren und laut und aggressiv werden. Im Nachhinein schämen sie sich dafür und ziehen sich noch mehr ins Schweigen zurück.

Die Großmutter war Alkoholikerin, die Mutter ist es ebenso. Die ungefähr 40-jährige Frau F. ist als Germanistin eine Frau des Wortes. Sie hat zuletzt begonnen, Alkohol zu missbrauchen. Schon in der Probatorik erkennt sie, dass ihre psychische Problematik tiefer geht: »Es wird wohl nicht reichen, nur über das Trinken zu sprechen.« Als ich den umgangssprachlichen Begriff »Saufen« nutze, erschrickt sie sehr und will ihn mir verbieten. Das Thema ist ein absolutes Tabu in ihrer Familie. Im Folgenden arbeiten wir heraus, dass sie hinter ihrer stets freundlichen Fassade wütend ist, weil die Mutter sich als Opfer inszeniert und Frau F. stets zur Schuldigen erklärt wird. Ich frage sie: »Was sagt die Wut?« Mehrfach setzt sie an zu reden, schließlich äußert sie leise: »Ich bin sprachlos. Ich, die nie um Worte verlegen ist. Es macht mich ganz hilflos.«

Verlassenheit

Das Schema Verlassenheit ist durch eine stete Angst geprägt, von nahestehenden Menschen verlassen zu werden und allein zu sein (Lambrou, 2008, S.105–112). Das Beziehungsverhalten kann einerseits aus dem ständigen klammernden Bemühen, Nähe zu suchen und zu behalten, bestehen. In diesem Fall halten die Betroffenen an Beziehungen um fast jeden Preis fest. Klammernde Verhaltensweisen haben sowohl anpassende als auch überkompensierende Anteile. Die Betroffenen können nicht lernen, mit sich allein zu sein und dies zu genießen. Es kann hingegen auch sein, dass enge Partnerschaften und Freundschaften vermieden werden oder sogar Beziehungen beendet werden, um ein Verlassenwerden vorzubeugen. Diese Bewältigungsstrategie, sich zur Not ins Alleinsein zurückzuziehen, entspricht der Rolle »Lost Child« von Wegscheider-Cruse (1989, S. 127–136).

Frau B. ist mit einem Mann in einer Partnerschaft, den sie nicht liebt und der sie nicht liebt: »Er ist mein bester Freund.« Sie hält schon länger an ihm fest, obwohl die Partnerschaft keine Zukunft hat, ihr im Wege ist, eine glückliche Beziehung zu finden. Sie hat Angst davor, allein zu sein. Vor allem in den Nächten plagen sie Albträume. Und sie hat Angst vor der echten Liebe und den damit verbundenen Verletzbarkeiten, z. B. zurückgewiesen oder verlassen zu werden. So ist sie auf der sicheren Seite.

Misstrauen

Im Schema Misstrauen sind die Betroffenen immerfort angespannt und besorgt, welche vermeintlichen Gefahren von anderen drohen. Nähe und Intimität können sie nicht genießen und vermeiden sie möglichst. Auch können sie keine Unterstützung annehmen. Ebenso misstrauen sie sich selbst und ihren Gefühlen und vernachlässigen die Selbstfürsorge. Sie neigen zu Selbstablehnung und selbstbestrafenden Verhaltensweisen. Enge Beziehungen vermeiden sie oder suchen und erdulden missbräuchliche Beziehungen. In diesem Fall rechtfertigen und bagatellisieren sie die Übergriffigkeiten des anderen. Sie sind stark gehemmt in ihrer Wut und Aggressivität, können aber in stark beängstigenden Situationen ohne Fluchtmöglichkeit selbst übergriffig werden.

Herr E. berichtet im Erstgespräch, sehr angespannt und misstrauisch zu sein. Er habe Angst, Fehler zu machen und beurteilt zu werden. Er sei beziehungsunfähig und schon länger ohne Partnerschaft. Er halte emotionale und körperliche Nähe nicht aus und sei nicht in der Lage, Distanz und Nähe herzustellen. Die bisherigen Beziehungen zu Frauen haben nie lange gehalten, weil er sie vorsichtshalber vorzeitig beendet habe. Immer haben die Frauen ihm helfen wollen, was ihm unangenehm sei. Er lehne sich selbst ab, halte sich für schmutzig und nicht liebenswert. Er fühle sich auf der Straße oder unter Menschen beobachtet, angreifbar und verletzlich. Er sei schnell erregbar und könne dann verbal aggressiv werden.

Genügsamkeit

Im Schema sind sich die Betroffenen selbst gleichgültig und spüren sich kaum. Sie sind äußerst bescheiden, scheinen bedürfnis- und wunschlos zu sein und verfolgen kaum eigene Interessen oder Aktivitäten (vgl. Mellody, 2002, S.48–55). Sie vernachlässigen sich, Beziehungen und den Lebensgenuss. Entspannen können sie nicht und füllen die innere Leere durch Arbeit, Sport oder übermäßige Nahrungsaufnahme. Nach außen sind sie freundlich, doch haben sie wenig Feingefühl für andere. Unterschwellig sind sie traurig, allein und bedürftig. Den Wunsch anderer, ihnen nahe sein und sie trösten zu wollen, verstehen sie nicht.

Herr S. beginnt auf Anraten der Ehefrau eine Psychotherapie und bricht sie nach kurzer Zeit ab, weil er nicht versteht, wozu sie gut sein solle. Drei Jahre später hat sich die innerliche Not weiter zugespitzt, und er sucht erneut eine Therapie auf. Im Erstgespräch erzählt er, mittlerweile per Kopf verstanden zu haben, wie beziehungsunfähig er sei und dass er etwas für sich tun müsse. Die Frau habe zu Recht Sorge, ihn zu verlieren. In früheren Beziehungen habe er die Frauen durch seine Gleichgültigkeit dazu gebracht, sich zu trennen. Auch heute mache er zwar, was die Frau von ihm verlange, spüre aber kein großes Interesse an ihr oder den Kindern. Selbst zum Sex habe er wenig Lust. Er betäube sich mit Arbeit. Neben dem Beruf habe er keinerlei Interessen.

Unzulänglichkeit

> *»Auch das Gefühl der Nacktheit und der Bloßheit vor anderen ist schrecklich, so verletzlich dazustehen! Denn man möchte das, was man verbergen möchte, um jeden Preis verbergen. Weil es einem selbst so schmutzig und verabscheuenswürdig vorkommt, daß man alles dafür tun würde, um nicht erkannt zu werden.« (Lambrou, 2008, S.103)*

Im Schema der Unzulänglichkeit leiden die Betroffenen unter fortwährenden Selbstzweifeln, sie sind sehr selbstkritisch, lehnen sich ab und schämen sich für sich selbst. Auch haben sie Angst vor Kritik und sind leicht verletzbar. Sie neigen dazu, sich bei (Selbst-)Kritik zurückzuziehen und sich selbst zu beschimpfen und zu bestrafen. Sie leiden unter sozialen Ängsten und vermeiden soziale Situationen, in denen sie bewertet werden könnten. Sie suchen ständig Bestätigung bei anderen, ob ihr Fühlen, Denken und Verhalten in Ordnung ist, und entschuldigen sich häufig. Wenn sie sehr verletzt oder überfordert sind, können sie aber auch andere beschämen.

In der Kindheit ist Herr L. wiederkehrend Zeuge davon, wie die ältere Schwester Beschämungen und Übergriffigkeiten durch den Vater erfährt. Darüber hinaus parentifiziert die suchtkranke Mutter die Kinder. Niemand beachtet die Verzweiflung von Herrn L. und tröstet ihn. Als erwachsener Mann sucht er sich gezielt Freundinnen, die psychisch labil sind, um ihnen zu helfen, mit der Folge, dass er in den Beziehungen zu kurz kommt. Im Konfliktfall eskaliert sein verletztes Gefühl. Er fühlt sich dann nicht in dem gesehen, was er für die Beziehung leistet. Aus Angst, aggressiv zu werden, zieht er sich verletzt zurück und betreibt Frustessen. Dann wird er von schamhaften Selbstzweifeln heimgesucht und steigert noch die Bemühungen um die Freundinnen. Auch mein Mitgefühl als Therapeut löst dieselbe Reaktion aus: »Ich kann ihnen nicht in die Augen schauen. Ich schäme mich vor ihnen.«

Entfremdung
»Erwachsene Kinder von Alkoholikern haben meistens das Gefühl, anders zu sein als andere Menschen.« (Woititz, 2008, S. 69–70). Die Betroffenen haben ein ständiges Gefühl, fremd und ausgeschlossen zu sein. Sozial sind sie unsicher und unbeholfen. Es mangelt ihnen an sozialen Kompetenzen und Einfühlungsvermögen. Sie sind eher Eigenbrötler. Aufgrund ihres Außenseiterdaseins haben sie womöglich schon Ausgrenzung in der Schule erlebt und wiederholen diese Erfahrung auf der Arbeit. Sie haben eher wenig soziale Kontakte. Partnerschaften scheitern früher oder später. Sie können emotionale Nähe nicht genießen (Mellody, 2002, S. 76–77), die Wünsche anderer nach Intimität befremden sie.

Der 40-jährige Herr E. schildert im Erstgespräch, dass er das Gefühl, fremd in der Welt zu sein, immer habe. Er fühle sich stets weit weg von dem, was um ihn herum passiere. Er träume nie und empfinde keine Freude. Der Kopf sei leer und fühle sich abgenutzt an, als ob er 20 Jahre älter sei. Er habe keine Erinnerungen an die Kindheit. Gefühle seien kein Thema in seiner Familie gewesen, es sei nur um Geld gegangen. Die Eltern hätten sich nicht für ihn interessiert. Seit er vor einigen Jahren den Alkoholkonsum eingestellt habe, habe er sich sozial isoliert. Er verbringe seine gesamte Freizeit allein, überwiegend vor dem Computer.

3.3.2 Beeinträchtigung von Autonomie

In der Domäne Beeinträchtigung von Autonomie ist die grundlegende Bedürftigkeit nach Freiheit, Orientierung, Kontrolle und Sicherheit verletzt. Die Betroffenen konnten sich emotional nicht aus der kindlichen Angewiesenheit von den Eltern lösen, keine Unabhängigkeit erlangen, keine eigene Identität entwickeln und kein eigenständiges Leben aufbauen (Young et al., 2008, S. 50). Sie haben keine selbstbezogenen Lebensziele und keine eigenen Bewertungsmaßstäbe, orientieren sich an äußeren Normen und Vorgaben. Sie lösen ihre Ängste davor, klein und schwach zu sein, indem sie

Sicherheit bei anderen, in ihren Augen starken Personen suchen. Sie trauen sich nicht, die Welt zu explorieren, auch mal zu scheitern, eine eigene Meinung zu haben und dafür zu streiten und eigene Entscheidungen zu treffen. Es kann sich keine Selbstwirksamkeit und kein Selbstvertrauen bilden.

Harmonie

Dieses Schema haben wir hinzugefügt, um die typischen harmoniesüchtigen Muster suchttraumatisierter Kinder unterzubringen. Betroffene sind stets bemüht, positiv zu denken und zu gefallen. Auf Konflikte oder Probleme reagieren sie mit starker Aufregung und Schuldgefühlen. Sie sind zwanghaft bemüht, die Unstimmigkeiten sofort aus der Welt zu schaffen, vorher können sie nicht zur Ruhe kommen. Alles muss stets gut sein und alle sollen sich vertragen, das ist ihre Lebensmaxime. Dieser ordnen sie alles unter, und dafür fühlen sie sich verantwortlich. Die Harmoniesucht ist ein Selbstkorsett und es ist auch ein Korsett, in das andere hineingezwängt werden. Dies wird hinter der scheinbar freundlichen Fassade versteckt: »Ich will doch nur dein Bestes!« Wenn auch selten, können sie auch aggressiv werden: »Dann zwinge ich dich zu deinem Glück!«

Diese pseudo-positive Zwanghaftigkeit ist unseres Erachtens nicht allein typisch für suchttraumatisierte Kinder, auch Kinder, die Misshandlungen, erhebliche Streitigkeiten oder schlimme Scheidungen der Eltern erlitten haben, können sie aufweisen. Zwar kennt ebenfalls das Schema Verlassenheit harmoniebezogene Erlebens- und Verhaltensweisen, doch im Schema Harmonie hat die Person vor allem Ängste vor Kontrollverlust. Durch das harmoniefixierte Verhalten verletzt die Person ihre Freiheit und Selbstbestimmung wie auch die Grenzen anderer.

Die 40-jährige Frau N. leidet, weil ihre jugendliche Tochter erstmalig Konflikte mit dem Freund hat und über eine mögliche Trennung nachdenkt. Frau N. schläft wochenlang schlecht und weint viel. Sie fühlt sich erschlagen und hat Bauchschmerzen. Mit der Tochter und dem Freund redet sie täglich, um die Beziehung wieder zu kitten: »Ich muss ihnen helfen. Sie dürfen sich nicht trennen.«

Versagen

Ist das Schema aktiviert, leiden die Betroffenen fortwährend unter Selbstzweifeln, Versagensängsten und Insuffizienzgefühlen. Ihr Selbstbild ist dadurch gekennzeichnet, inkompetent zu sein und keinen Einfluss auf den Lauf der Dinge nehmen zu können. Sie geben vorzeitig auf, wenn es Schwierigkeiten gibt. Sie werten ihre Fähigkeiten und Möglichkeiten ab und sind mit ihren Leistungen stets unzufrieden. Sie können sich nicht entscheiden, und allein auf sich gestellt und ohne wiederholten Zuspruch durch andere trauen sie sich wenig zu. Misserfolge oder Fehler begründen sie durch ihre Unfähigkeit oder ihren Mangel an Einsatz. Es ist in ihren Augen eine persönliche Schuld, und sie beschimpfen sich selbst als »Niete«, »Schwachmat« oder »Idiot«. Sie versagen sich Mitgefühl. Erfolge hingegen werden nicht wahrgenommen, kleingeredet, oder sie attribuieren sie external, als Zufall oder Verdienst anderer. Sie bewundern andere für ihre Fähigkeiten, damit diese ihre Ängste besänftigen und sich um sie kümmern.

Frau T. ist mit einer bulimischen Mutter aufgewachsen, durch die sie parentifiziert wurde. Der Vater war dominant, streng und abwertend. Frau T. ist eine Meisterin darin, sich als inkompetent abzuwerten und sich für ihre Schwächen zu beschimpfen. Sie traut sich fünf Jahre lang nicht, die Fahrprüfung abzulegen, und ist dann erstaunt, als sie es im ersten Versuch schafft. Sie kommentiert: »Mein Fahrerlehrer hat den Prüfer durch ein Gespräch abgelenkt.« Das Studium stagniert schon seit Jahren, weil sie sich in der Hilfe für eine drogenabhängige Freundin verstrickt hat. In Bezug auf die Freundin hat Frau T. dieselbe Angst wie auch gegenüber der Mutter, nämlich in ihrer Hilfe zu versagen. Sie reflektiert: »Ich versage mir zu versagen.«

Verletzbarkeit

Im Schema der Verletzbarkeit sorgen und ängstigen sich die Betroffenen fortwährend. Sie sehen überall Risiken, dass sie oder andere krank, geschädigt oder Opfer von Katastrophen – Unfälle, Verbrechen, Naturgewalten – werden könnten. Sie sind schnell gekränkt, ziehen sich dann zurück oder werden aggressiv. Sie werden leicht eifersüchtig und vermeiden enge Kontakte. Sie können Partnerschaften nicht halten, beenden diese in der Vorwegnahme ihrer Verletzung abrupt oder verletzen die Partner so lange, bis diese sie verlassen. Konsequente Risikovermeidung ist ihr Lebensmotto, mit dem sie jegliche potenzielle Enttäuschung und Schädigung abwenden. Der Preis ist, dass sie aus Angst verpassen, ihre Interessen und Träume zu verwirklichen.

Herr E. ist knapp über 50 Jahre alt und mit zwei suchtkranken Eltern aufgewachsen, von denen er Vernachlässigung und Misshandlungen erfahren hat. Er ist schon lange beziehungslos und äußert, Nähe nicht zu mögen. In der Verhaltensanalyse berichtet er folgende typische Problemsituation: Er fährt in die Stadt, um etwas zu erledigen. Es ist ein großes Fest, und die Straßen sind von Menschen gefüllt. Er denkt: »So viele Menschen. Ich bin angreifbar und verletzlich.« Er reagiert mit starker Angst, Herzrasen und Schweißausbruch. Er schaut sich um und kontrolliert, ob ihn jemand beobachtet und ihm Böses will. Er macht sich groß, um etwaige Angriffe abzuwehren. Auf dem Rückweg tritt er kräftig in die Pedale seines Rads, flüchtet, so schnell er kann. Er lenkt sich zu Hause stundenlang mit Computerspielen ab, um sich zu beruhigen.

Selbstverleugnung

»This originates from a need to protect oneself from perceived emotional pain. […] What they can do is flee emotionally, by shutting off their feelings. […] They learn to tell themselves, ›It isn't that bad,‹ ›It didn't really happen,‹ or ›It doesn't mean anything.‹« (Wegscheider-Cruse, 1989, S. 25–246)

Bei Roediger (2009a, S. 56) heißt das Schema »Verstrickung/unterentwickeltes Selbst«. Wir haben es in Anlehnung an Wegscheider-Cruse (1989, S. 245–246) umbenannt, weil sie das nach ihrer Einschätzung primäre Symptom von erwachsenen Kindern aus Suchtfamilien »Denial/Self-Delusion« nennt. Die Betroffenen sprechen nie über sich, es gibt kein »Ich«, und sie weichen Fragen nach sich aus, vor allem, indem sie über andere sprechen oder allgemeine Sätze mit »man« bilden (Flassbeck, 2013b). Sie nehmen sich selbst gegenüber eine indifferente Haltung ein und blenden Empfindungen und Gefühle aus. Auch vermeiden sie es, eine eigene Meinung, Lebensziele und Interessen zu haben, und flüchten sich ersatzweise in die Arbeit oder in die Hilfe anderer. Sie suchen sich hierfür chronisch kranke oder behinderte Partner oder gründen eine Familie, um sich hinter dem Bedarf anderer zu verstecken.

> Frau B. arbeitet zehn Stunden am Tag, auch wochenends, als selbstständige Friseurin. Wenn sie frei hat, erledigt sie den Haushalt und ist für die Kinder da. Freizeit oder Interessen hat sie keine. In der Therapie erzählt sie, dass sie Angst hat, Kunden zu verlieren und deshalb einen weit unter dem normalen Satz liegenden Preis für ihre Leistungen nimmt. Sie fühlt sich eigentlich benutzt, nicht gesehen und zu kurz gekommen, doch sie sagt immer: »Ich? Ich bin nicht wichtig.« Als ich sie frage, wem sie verpflichtet sei, antwortet sie nach langem Schweigen: »Ich weiß, Sie wollen, dass ich jetzt Ich sage, und ich will es auch. Aber es geht nicht.«

3.3.3 Fremdbezogenheit

Schaef (1999, S. 55–65) beschreibt: »Außenorientierung ist das hervorstechendste Merkmal dieses Suchtprozesses, der sich in der Co-Abhängigkeit manifestiert.« Sie versteht darunter eine »Beziehungssucht«, sich »Bestätigung bei anderen« zu suchen, weil man »sich selbst nicht wichtig findet«, »ganz gleich, wie zerstörerisch sie [die Beziehung, Anm. d. Verf.] ist«. Co-Abhängige können demnach nicht anders, als sich selbst in Beziehungen aufzuopfern und sich fremdbestimmen zu lassen, auch wenn der andere es nicht einfordert: »Ohne Beziehung fühlt sich der Co-Abhängige buchstäblich als ›Nichts‹.« Die Domäne Fremdbezogenheit von Young et al. (2008, S. 51–53) hat eine Schnittmenge mit den Domänen Abgetrenntheit und Autonomiebeeinträchtigung, doch ist mit Selbstwerterhöhung und -schutz ein anderes Grundbedürfnis vorwiegend verletzt. Die Helferkinder haben keine liebevolle Annahme, stattdessen Ablehnung und Zurückweisung in der Kindheit erfahren. Diese Bindungserfahrungen werden als negatives Selbstbild verinnerlicht. Dadurch sind sie darin blockiert, sich selbst emotional zu versorgen, und ersatzweise kümmern sie sich um die Wünsche und Interessen anderer. Diese dysfunktionale Kompensation bezahlen sie mit einer noch stärkeren Verletzung ihres Selbstwertgefühls.

Unterwerfung

Im Schema der Unterwerfung fühlen sich die Betroffenen klein, ängstlich und hilflos. Sie können sich nicht abgrenzen und sagen stets Ja. Sie versuchen, es anderen recht zu machen, fragen ständig um Erlaubnis und danach, was sie tun und lassen sollen. Sie entschuldigen sich häufig und bestrafen sich selbst oder fordern Bestrafung ein, wenn sie denken, dass sie Fehler begangen oder jemanden beleidigt haben. Sie bewundern und erhöhen ihr Gegenüber. Sie suchen sich große und starke Partner an ihrer Seite, um ihr Selbstwertgefühl durch die Bewunderung des anderen aufzupolieren.

> Die 55-jährige Frau F. wurde autoritär erzogen. Züchtigungen für Unartigkeiten kamen täglich vor. Frau F. lernt schon als kleines Kind, brav zu sein, und so unterwirft sie sich auch beinahe 30 Jahre dem Diktat des alkoholkranken und übergriffigen Ehemanns. In der Therapie schaut sie zu mir als Fachmensch hoch, von dem sie sich Rettung verspricht, und fragt mich oft unsicher: »Herr Flassbeck, sagen Sie mir, was soll ich tun?«

Selbstaufopferung

> *»Wenn Mutter Teresa die Rolle Ihres Lebens ist, dann haben Sie sich in Ihrem bisherigen Leben vermutlich mehr oder weniger um andere als um sich selbst gekümmert. Dann sind Ihnen heilige Ideale wichtiger als alles andere. Dann fühlen Sie sich vermutlich mit anderen Menschen gut und innig verbunden, wenn sie mit ihnen Ihre Ideale leben können.« (Barnowski-Geiser, 2015, S. 110)*

Ist das Schema aktiviert, sind die Betroffenen grenzenlos für andere da. Sie ziehen ihre Daseinsberechtigung daraus, andere zufriedenzustellen und sie zu unterstützen. Sie versuchen anderen von den Lippen abzulesen, was diese wünschen. Auch sind sie geübt darin, Probleme anderer zu erkennen und Hilfe zu leisten. Sie sind häufig »verstrickt in die Probleme anderer« (Mellody, 2002). Sie vernachlässigen die Selbstfürsorge, spüren ihre Erschöpfung nicht und blenden selbst Schmerzen und Krankheit aus. Häufig nehmen sie die Helferrolle gleichermaßen im Privaten und im Beruf ein. Sie sind ehrenamtlich tätig, nicht weil sie es gerne machen, sondern weil sie es für ihre Selbstbestätigung brauchen.

Frau A. ist Anfang 40 und nicht nur beruflich Sozialarbeiterin, dies ist auch seit der Kindheit ihre Rolle in der Familie. Sie kümmert sich schon als Mädchen um die psychisch labile Mutter und die jüngere Schwester, wird gesetzliche Betreuerin einer Tante, versorgt ihren angstgeplagten Mann, pflegt ihre Großeltern und rettet später regelmäßig die mittlerweile medikamentenabhängige und suizidale Schwester. Sie beginnt die Psychotherapie, weil sie wegen einer Reihe somatischer Beschwerden dauerhaft krankgeschrieben ist. Die Ärzte finden keine Ursache für die Beschwerden. Ihr ist bewusst, dass ihr Körper dieses Martyrium nicht mehr mitmacht. Wenn ich ihr grenzenloses, selbstschädigendes Verhalten hinterfrage, sagt sie stets: »Ich kann nicht anders, ich muss das tun.«

Anerkennung

»Erwachsene Kinder von Alkoholikern suchen ständig nach Anerkennung und Bestätigung.« (Woititz, 2008, S. 67–68) Im aktivierten Schema fühlen sich die Betroffenen unsicher. Sie haben Angst, dass andere sie nicht mögen, und beschäftigen sich ständig damit, nicht attraktiv, interessant oder kompetent genug zu sein. Sie machen es anderen recht, um gesehen und gelobt zu werden. Über Komplimente freuen sie sich, können sie allerdings nicht wirklich annehmen. Sie zweifeln unentwegt an sich und lehnen sich selbst ab. Schnell fühlen sie sich zurückgewiesen und ziehen sich dann gekränkt zurück. Sie halten an Beziehungen fest und können sich nicht trennen.

Die fast 40-jährige Frau V. war die Prinzessin ihres alkoholkranken Vaters. Die Mutter hat sie als herzlos in Erinnerung. Frau V. sucht die Psychotherapie auf, weil sie es nicht schafft, sich aus einer Affäre mit einem verheirateten Mann zu lösen. Immer wieder trifft sie den heimlichen Geliebten ein letztes, ein allerletztes und ein allerallerletztes Mal, um sich von ihm zu trennen. Jedes Mal fließt zu viel Alkohol und stets vergisst sie, sich zu trennen. Wenn sie mir wieder mal von einem misslungenen Trennungsversuch erzählt, schaue ich sie freundlich an und warte. Sie hält es nicht lange aus, wird ganz unruhig: »Jetzt sagen Sie schon irgendetwas Positives! Ich brauche es, sonst geht es mir schlecht.«

Kämpfen

Dieses Schema haben wir ebenfalls hinzugefügt. Barnowski-Geiser (2015, S. 107–109) beschreibt es mit der Metapher von »Robin Hood«. Bei aktiviertem Schema sind die Betroffenen sensibel dafür, Benachteiligung, Ohnmacht, Ungerechtigkeit oder Unfreiheit von Kranken, Schwachen und Armen aufzuspüren und dagegen anzukämpfen. Im Kampfmodus sind sie »so sehr beseelt von ihrem Anliegen« (S. 108), dass sie schnell über das Ziel hinausschießen, ohne es zu bemerken. Sie achten weder die eigenen Grenzen noch die anderer. Sie können nur schwer zurückrudern, Kompromisse eingehen oder Kritik an ihrem überzogenen Verhalten akzeptieren. Sie brüskieren andere schnell durch ihr forsches und meinungsfreudiges Auftreten. Es ist nicht unwahrscheinlich, dass sie im Verborgenen kämpfen, niemand von ihrem Einsatz erfährt und sie infolgedessen keinerlei Anerkennung erhalten. Der Einsatz für die gute Sache ist oftmals durch Schuldgefühle motiviert, und hinter der empörten Fassade werden die eigentliche Leere, Erschöpfung und Traurigkeit darüber zu kurz zu kommen, verborgen.

Die 30-jährige Frau D. absolviert eine Psychotherapie aufgrund einer PTBS wegen einer Kindheit mit zwei suchtkranken Eltern. Sie ist sehr verletzbar, was aber keiner sehen darf. Zwar formuliert sie als Therapieziel, mehr Selbsttrost und -fürsorge zu lernen, doch stattdessen beginnt sie, sich schwarz zu kleiden, Hardrock-Konzerte zu besuchen und lässt sich piercen. Sie sagt: »Ich hole meine Pubertät nach.« Sie berichtet von viel Streit in der Partnerschaft und auf der Arbeit. Auch in der Therapie diskutiert sie unentwegt mit mir, irgendein Haar in der Suppe findet sie immer in dem, was ich sage, oder spottet über meine »komischen Ratschläge«. Eines Tages interveniere ich: »Frau R., ich habe keine Lust, mit Ihnen ständig zu kämpfen.« Sie beginnt zu weinen.

3.3.4 Gehemmtheit und Genussfeindlichkeit

»Übertriebenes Beharren auf der Unterdrückung spontaner Gefühle, Impulse und Entscheidungen oder auf der Erfüllung starrer verinnerlichter Regeln und Erwartungen bezüglich der eigenen Leistung und des ethischen Verhaltens – oft auf Kosten von persönlichem Glück, Selbstausdruck, Entspannung, enger Beziehungen oder der eigenen Gesundheit.« (Young et al., 2008, S. 48)

Das unerfüllte Grundbedürfnis der Domäne Genussfeindlichkeit ist die Lustmaximierung bzw. Unlustminimierung. Woititz (2008, S. 57–59) bringt es auf den Punkt: »Erwachsenen Kindern von Alkoholikern fällt es schwer, Spaß zu haben.« Biografischer Hintergrund hierfür sind die Traumata Mehrarbeit, Krankenpflege, Last der Verantwortung, Mangel an Liebe und an Anregungen sowie Übergriffigkeiten. Die Kinder wurden in Spontaneität und Spielfreude missachtet, unterdrückt und bestraft. In der Bewältigung sind vor allem der innere Antreiber und der innere Bestrafer handlungsbestimmend, unter deren Regie die Betroffenen Lebensfreude und -genuss minimieren und Unlust maximieren. Die Unzufriedenheit darüber wird in perfektionistischen Selbstansprüchen, Arbeitswut oder Selbstbestrafung gegen sich selbst ausagiert. Das spontane, glückliche Kind kommt nicht zum Zug.

Gefühlsferne

Die Betroffenen wurden in ihrer Kindheit für Spontaneität und Gefühle bestraft, z. B. wurden sie geschlagen, damit sie aufhören zu weinen. Entsprechend löst emotionales Erleben diffuses, ängstliches Unbehagen aus. Die Betroffenen erlauben sich nicht, spontan und authentisch zu sein. Stattdessen sind sie bemüht, stets sachlich und vernünftig zu sein, und atmen und lächeln ihr wahres Erleben weg. Sie erzählen nicht von sich und haben keine Meinung. Sie spielen ihre Bedürfnisse und Wünsche herunter, nehmen sie nicht wahr und negieren sie. Sie funktionieren und erleben sich selbst als leere Hülle.

Die 25-jährige Frau M. nimmt an einer Therapiegruppe teil. In der Blitzlichtrunde sagt sie Woche für Woche: »Bei mir ist alles gut.« Sie hört den anderen aufmerksam zu, hat viel Mitgefühl und ist eine gute Problemlöserin, solange andere Themen einbringen. Frau M. kommt gerne in die Gruppe, doch therapeutische Versuche, sie zum Reden über ihr Leben einzuladen, blockt sie ab: »Bei mir ist alles gut, das können Sie mir ruhig glauben.« Nach ungefähr zwei Jahren traut sie sich, ihre Ehe zu problematisieren. Sie zittert zwar am ganzen Körper vor Aufregung, schildert aber sachlich, wie unsensibel ihr Mann sich verhalte. Auch hat sie schon die in ihren Augen einzige, vernünftige Lösung für die Ehekrise parat: »Ich muss mich trennen.« Bei der Problemanalyse wird nach und nach deutlich, dass sie ihre Ängste, Trauer und

Unzufriedenheit nicht mitteilt und der Mann gar nicht wissen kann, wie es ihr geht. Die Frage nach ihren partnerschaftlichen Wünschen verunsichert sie. Und der Hinweis, dass sie mit ihm das Gespräch suchen kann, löst reflexhaft Abwehr aus: »Er wird mich nicht verstehen.«

Unsichtbarkeit

Die Betroffenen schämen sich für sich selbst und haben große Angst, aufzufallen und im Mittelpunkt zu stehen. Dieses Schema haben wir von Black (1981, S. 6–10) abgeleitet: »Looking good and being busy«. Der Ausdruck »looking good« bezieht sich nicht auf die Attraktivität, es meint vielmehr, dass sich die Betroffenen in Aussehen und Verhalten anpassen, um nicht aufzufallen. Sie orientieren sich an äußeren Normen und vermeiden möglichst alle hervorstechenden Merkmale und Verhaltensweisen. Im Fokus der Aufmerksamkeit zu stehen, löst bei ihnen Unbehagen aus. Als zweite Bewältigungsstrategie ist der Modus des distanzierten Selbstberuhigers aktiviert. In sozialen Situationen sorgen die stillen Kinder dafür, stets beschäftigt zu sein, um ihr inneres verletztes Erleben zu überspielen. Z. B. halten sie sich auf Feierlichkeiten im Hintergrund und spülen ab, räumen auf oder kümmern sich um die Kinder. Sie können anderen ausdauernd zuhören und Fragen stellen, bloß um nicht selbst im Mittelpunkt zu stehen. Niemand darf mitbekommen, wie unglücklich sie sind. Die Betroffenen weinen ausschließlich, wenn sie allein sind.

Im Film »Ein Teil von uns« spielt die Schauspielerin Brigitte Hobmeier Nadja, eine ca. 35-jährige erwachsene Tochter einer alkoholkranken Mutter (Weegmann, 2016). In der Anfangsszene des Films holt der neue Freund Nadja von der Arbeit im Kindergarten ab. Sie steigt in sein Auto ein und rutscht plötzlich im Sitz runter, zieht die Mütze tief ins Gesicht und fordert den Freund auf, schnell loszufahren, damit die Kinder sie nicht mit ihm sehen (2:00–2:30). Der Partner lacht über ihr pubertäres Versteckspiel und küsst Nadja, weil er ihre Bredouille nicht erkennen kann. In einer späteren Filmszene brüskiert sie ihn massiv, damit er sie verlässt (1:14:27–1:16:10). So hält sie ihre gleichgültige Fassade aufrecht und verhindert, dass er ihre Verletzbarkeit sieht. Hobmeier formuliert in einem Interview zur Rolle der Nadja folgendes (Bayerischer Rundfunk, 2016): »Sie will meilenweit wegrennen und kommt keinen Millimeter voran. Ihr Selbstschutz wird zur Mauer, hinter der sie vor Einsamkeit fast krepiert.«

Negativität

Wenn das Schema der Negativität aktiviert ist, sehen die Betroffenen nichts Positives und bewerten alles negativ. Das Glas ist stets halb leer. Selbst wenn etwas erfolgreich ist, finden sie ein Haar in der Suppe. Ihre Einstellungen sind verbittert und zynisch. Sie fühlen sich ausgeliefert und denken, an ihrer negativen Situation nichts ändern zu können. Sie schildern alles in düsteren Farben und sind entscheidungsunfähig. Dahinter steckt viel Angst, z.B. vor Bestrafung oder Beschämung, die durch die Negativität beruhigt wird. Allerdings können sie auch ins andere Extrem kippen und vorübergehend übertriebenen Optimismus an den Tag legen. Dies ist ebenfalls als eine selbstberuhigende Strategie zu werten.

Die ungefähr 50-jährige Frau G. erzählt gerne von den Zuständen in ihrer Familie und ihrer Herkunftsfamilie. Zynisch, aber nicht humorlos schildert sie die familiären Intrigen, die Geldgier ihrer Geschwister, das prollige Verhalten ihres Vaters oder die Hysterie ihrer Mutter. Ebenso ausschweifend kann sie sich über den übellaunigen Ehemann und den notorisch lügenden Sohn aufregen. Ihre düsteren Sittengemälde erinnern an die Serien »Dallas« und »Denver-Clan«. Sie ist in ihren Schilderungen die ewige Verliererin, vergleichbar mit Donald Duck, ohne daran etwas ändern zu können. Manchmal allerdings kann ihre Stimmung abrupt wechseln, und sie macht vollmundige Versprechungen: »Ich werde es ihnen zeigen, die werden sich umgucken.« oder »Das verspreche ich Ihnen, das werde ich tun. Auf jeden Fall!« Spätestens bis zur nächsten Sitzung, wenn sie mal wieder nichts umgesetzt hat, kippt die Stimmung zurück ins bodenlos Negative.

Unerbittlichkeit

»Erwachsene Kinder von Alkoholikern verurteilen sich gnadenlos« und »Erwachsene Kinder von Alkoholikern sind extrem zuverlässig« (Woititz, 2008, S. 53–57). Im Schema der Unerbittlichkeit haben die Helferkinder kein Mitgefühl mit sich selbst und streben Perfektion an. Genuss und Freude hat keinen Platz in ihrem Leben. Sie treiben sich unentwegt an, arbeiten zu viel und sind nie zufrieden mit ihrer Leistung. Sie fordern Kritik von anderen ein. Die überhöhten Ansprüche können auf andere übertragen werden, es kann aber auch sein, dass andere mit übertriebener Nachsicht geschont werden.

Frau S. hat ihre Betroffenheit mit Hilfe einer Selbsthilfegruppe gut aufgearbeitet. Sie kommt in die Psychotherapie, weil sie unter rezidivierenden, depressiven Phasen leidet. Wir arbeiten heraus, dass sie nie Pausen macht, keine Fünfe gerade sein lassen und den Müßiggang nicht genießen kann. Sie arbeitet unentwegt und gesteht sich kein Recht zu, erschöpft sein zu dürfen und eine Pause zu brauchen. Trotz ihrer wachsenden Erschöpfung und Unzufriedenheit schuftet sie weiter, steigert selbstbestrafend noch ihre Anstrengungen. Mich als Therapeuten möchte sie zum Spießgesellen ihrer unermesslichen Ansprüche machen. Ich soll ihr sagen, wie sie die störenden Depressionen loswird.

Bestrafung

Dieses Schema ist die konsequente Erweiterung des Schemas Unerbittlichkeit. Im Schema glauben die Betroffenen, dass sie im Grunde schlecht, böse oder hässlich sind. Sie suchen ständig kritisch nach Hinweisen ihrer Verderblichkeit, und sie finden sie. Sie bestrafen sich dann, indem sie sich beschimpfen, sich Strafarbeiten aufhalsen, sich positive Aktivitäten verbieten oder sich anders selbstschädigend verhalten. Diese Neigung bezieht sich gewöhnlich auf die eigene Person, kann indes auch in Bezug auf nahestehende Personen, Partner, eigene Kinder oder Arbeitskollegen, ausagiert werden.

Der Hund von Frau J. ist alt und krank. Sie hat Angst, dass er stirbt. Sie weiß per Kopf, dass sie nichts dafürkann, doch ihr Gefühl spricht eine andere Sprache: »Du bist schuld daran, wenn er stirbt.« Sie verbietet sich, neue Kleider zu kaufen oder auszugehen, und geißelt sich mit Hungern. Sie hängt dem »Aberglauben« an, dass die Selbstbestrafung den Hund retten könnte. Sie sagt: »Ich weiß, dass es Blödsinn ist, aber ich kann nicht anders.«

3.4 Ressourcen

»Huckleberry ist in Mark Twains Geschichten um Tom Sawyer der Bürgerschreck – faul, verwahrlost, ohne festen Wohnsitz; der Vater ein gewalttätiger Säufer, von der Mutter ist schon gar nicht mehr die Rede. […] Er kann mit seiner Welt etwas anfangen. Fabelhaft: Schwimmen, Rudern, Tauchen, Klettern, Schnitzen, Fluchtburgen bauen, Zündeln, Raufen, Rennen, Springen – Huck erfährt seine Welt mit all seinen Sinnen und nach seinen Bedürfnissen. Er geht an die Welt heran, wie es ihm Spaß macht. Auf diese Weise kann er dann auch ohne Suchtmittel überleben, wenn er viele Dinge aushalten muss, die ihm ganz und gar nicht Freude bereiten.« (Schiffer, 1999, S. 9–15)

Die Kindheit in einer Suchtfamilie ist in jedem Fall belastend und nicht selten traumatisierend. Betroffene können als Folge dysfunktionale Erlebens- und Verhaltensweisen entwickeln, die wiederum später im Leben zu Traumafolgestörungen führen können. Dies ist die störungs- und defizitorientierte Perspektive, die wir in diesem Buch vorrangig einnehmen, um über den psychotherapeutischen Hilfebedarf der Betroffenen aufzuklären. Aber man könnte ein ebenso dickes Buch über die erstaunlichen Ressourcen der Kinder aus Suchtfamilien schreiben. Zobel (2006, S. 73–79) hat die Literatur zum Zusammenhang zwischen sozialen Kompetenzen, Selbstwertgefühl, Vertrauen, Intimität und Coping-Verhalten sowie einer elterlichen Suchtbelastung gesichtet. Er kommt zu dem Schluss, dass die

Risikogruppe zwar größere Beeinträchtigungen aufweist als Nichtbetroffene, aber die erwachsenen Kinder aus Suchtfamilien bezüglich der psychosozialen Kompetenzen nicht auffällig sind.

Barnowski-Geiser (2015) hat die ressourcenorientierte Perspektive von allen Autoren, die zum Thema der Kinder aus Suchtfamilien veröffentlicht haben, in ihrem Ratgeber »Vater, Mutter, Sucht« am konsequentesten ausgeführt. Sie beschreibt sieben Stärken: Belastbarkeit, Durchhaltevermögen, Treue, soziale Kompetenz, Feinfühligkeit, Managerqualitäten und Stimmungsexperten (S. 61–68). Die Autorin reflektiert auch, dass die Stärken der Kinder aus Suchtfamilien mit ihren seelischen Wunden korrespondieren und die Betroffenen ihre Potenziale aufgrund ihrer Verletzlichkeit nicht vollumfänglich für sich nutzen können. Wir möchten uns ihren Ausführungen anschließen, um unsere plananalytischen und schematheoretischen Konzepte ressourcenbezogen zu erweitern. Die Ressourcen können in der Behandlung genutzt werden, um die Leiden abzumildern und Lebensqualität und -zufriedenheit zu steigern. Eine Kindheit in einer Suchtfamilie kann mithin als eine besondere und intensive »Lebensschule« betrachtet werden, in der die Betroffenen wertvolle Talente, Fähigkeiten und Resilienzen entwickeln. Diese Potenziale werden die Betroffenen, wenn sie ihre Rigidität überwinden und in Erleben und Verhalten flexibler werden, im Sinne von Selbstentwicklung und -verwirklichung entfalten.

3.4.1 Empathie, Fürsorge und Freundlichkeit

Kinder aus Suchtfamilien müssen früh lernen, Stimmungen wahrzunehmen und einzuordnen. Und sie sind Meister darin, versteckte und riskante Schwingungen hinter trügerischen Oberflächen zu erspüren. Es ist ein Selbstschutz, sich in einer emotional sehr wechselhaften Umgebung anzupassen und Schlimmeres zu verhindern. Dieses empathische Feingefühl bringen sie mit ins Leben, was Partnerschaft, Freundschaft oder Kollegialität sehr wohl bereichern kann, wenn sie lernen, ihre Wahrnehmungen angemessen in Beziehungen einzubringen. Darüber lernen sie, dass sie ihr Leben verbessern können, indem sie für andere da sind und sich kümmern. Sie machen aus der Not eine Tugend. Zudem ziehen sie daraus ihre Selbstbestätigung. Auch wenn die Betroffenen zumeist wenig Zutrauen ins eigene Können haben und eher pessimistisch sind, was ihre Lebenschancen betrifft, sind sie sich durchaus bewusst, wie gut sie im Zuhören, Sorgen und Problemlösen sind. Viele Betroffene wählen deswegen eine helfende Tätigkeit im sozialen Bereich und sind darin erfolgreich.

Weiterhin haben sie als Selbsterhalt verinnerlicht, gleichgültig, wie schlecht es ihnen geht und wie unangenehm die Situation ist, Freundlichkeit zu wahren und zu lächeln. Auch wenn dies in partnerschaftlichen und freundschaftlichen Beziehungen ein Hemmnis sein kann, weil es echte Intimität verhindert, kann es in familiären und beruflichen Zusammenhängen von großem Vorteil sein. In Gruppen wirken sie mit ihrer gleichmütigen und verständnisvollen Haltung ausgleichend und sorgen für ein gutes Familien- oder Arbeitsklima und die Gruppenkohäsion.

3.4.2 Verantwortung und Verlässlichkeit

Die Helferkinder mussten viel zu früh lernen, eigenständig zu sein und Verantwortung zu schultern. Wenn man davon absieht, dass sie zu wenig unbeschwerte Kindheit genießen konnten, dann ist es kein Nachteil, sich selbstständig und pflichtbewusst um die eigenen Angelegenheiten und die einer Gruppe – Familie, Freundeskreis, Schulklasse, Verein, Gemeinde, Arbeitsteam usw. – kümmern, wichtige Entscheidungen treffen und die Folgen des eigenen Handelns tragen zu können. Schon in der Schule fallen sie oftmals durch ihre Gewissenhaftigkeit positiv auf. Anders als in der psychotherapeutischen Arbeit mit suchtkranken Menschen, die sehr fordernd sein können, ist den Helferkindern gewöhnlich bewusst, selbst für ihre Entwicklung zuständig zu sein. Es macht die Therapie einfacher.

Nach dem Chaos der Kindheit mit den täglichen Krisen bringen die Kinder aus Suchtfamilien eine große, unerfüllte Bedürftigkeit nach Beständigkeit, Normalität und Verlässlichkeit mit. Ihnen ist häufig nicht bewusst, dass sie selbst diese Eigenschaften verkörpern. In ihnen ist emotionales Chaos oder Angst vor Chaos, doch nach außen strahlen sie Besonnenheit und Unerschütterlichkeit aus. Dies wirkt sich positiv auf ihr Umfeld aus, und auch die Therapie profitiert davon, weil sie trotz aller emotionalen Unbeständigkeit verlässlich teilnehmen und ausdauernd ihre Ziele verfolgen können. Selbst wenn ihre ambivalente Motivation nach unten ausschlägt, können sie auf der Handlungsebene dranbleiben, und sie geben sich nicht so schnell auf. Ziel der Therapie ist es, dass sie dieses Potenzial wahrnehmen, es besser für sich nutzen lernen und darüber mehr Selbstvertrauen und Gelassenheit entwickeln.

Des Weiteren sind sie oftmals gute Netzwerker. Aufgrund ihrer empathischen und freundlichen Ressourcen, der helfenden Kompetenzen und der hohen Sozialverantwortung finden sie leicht Zugang zu Gruppen und Gemeinschaften, gewinnen Kontakte, sorgen für eine Menge Beziehungskredit und Respekt bei anderen, die ähnlich prosozial wie sie sind. Ihnen ist häufig nicht bewusst, wie eng und tragfähig ihre Beziehungen sind. Es ist unsere Erfahrung aus der Gruppentherapie, dass sich die Helferkinder, sobald das Eis geschmolzen ist, untereinander vernetzen und sich über die Gruppe hinaus solidarisch und fürsorglich unterstützen. Wenn sie lernen, ihre Hilflosigkeit anzunehmen und um Hilfe zu bitten, machen sie gewöhnlich eine erstaunliche Erfahrung: Andere schenken ihnen von Herzen gerne Mitgefühl, Solidarität und Unterstützung.

3.4.3 Bescheidenheit und Engagement

Die Selbstwertstörungen, die Versagens- und Insuffizienzgefühle und das mangelnde Zutrauen der stillen Kinder sind als störungswertig zu bewerten, doch all dies hat eine andere, sympathische Seite. Sie können an sich zweifeln und sich hinterfragen, und sie nehmen sich nicht zu wichtig. Sie müssen nicht im Mittelpunkt stehen, können andere vorlassen, sie kennen keinen Neid und keine Missgunst, und sie können andere so nehmen, wie diese sind. Sie können gut verzeihen und auch über Dinge hinwegsehen und machen kein Drama daraus, wenn es nicht so läuft, wie sie es sich wünschen. Mit ihrer sympathischen Bescheidenheit gewinnen sie leicht die Herzen anderer Menschen. Sobald sie ihre sozialen Ängste und ihre Isolation überwinden und sie den Kontakt zu anderen suchen und sich anderen so zumuten, wie sie wirklich sind, werden sie überraschend positive Erfahrungen sammeln, die ihr negatives Selbstkonzept heilsam verstören.

Wir haben die leistungsorientierten und perfektionistischen Ansprüche im vorangehenden Unterkapitel beschrieben, unter denen die Helferkinder leiden. Aus ressourcenorientierter Perspektive kann man zu einer anderen, positiven Bewertung gelangen: Was sie machen, wollen sie gut machen. Sie engagieren sich gerne für andere oder eine gute Sache und sind fleißig und ausdauernd und erledigen am liebsten die Arbeit im Hintergrund. Sie müssen nicht die Besten sein, sie brauchen auch keine besondere Aufmerksamkeit oder großen Applaus, diese narzisstischen Ansprüche haben sie nicht. Sie wollen ordentliche Leistungen möglichst ohne Fehler abliefern. Gleichgültig ob in der Familie, im Freundeskreis oder auf der Arbeit, sie sind sich nicht zu schade, ohne viel Aufhebens anzupacken, auch Drecksarbeit zu erledigen und Dinge voranzubringen.

3.4.4 Belastbarkeit und Managerqualitäten

In der Arbeit mit suchttraumatisierten erwachsenen Kindern ist es immer wieder ein erstaunliches Phänomen, dass die Betroffenen trotz beträchtlichen Leidens und einer hohen Symptombelastung funktionieren und die meisten Anforderungen des Lebens meistern. Diese Widerstandskraft und Toleranz gegenüber Leiden, Frustration und Schmerzen ist auch in der Psychotherapie mit den Betroffenen von Vorteil. Sie schonen sich nicht übermäßig, wie man es von vielen suchtkranken, depressiven oder ängstlichen Klienten kennt, und sie bleiben in Heilungskrisen auf der Verhaltensebene zumeist stabil. Sobald sie eine Eigenmotivation entwickeln und Probleme erkennen, setzen sie notwendige Schritte ohne Klagen um oder führen z.B. Expositionstrainings oder Verhaltensexperimente konsequent durch. Schwierige Lebensphasen bewältigen sie meistens eigenständig, auch darauf kann man sich verlassen. Allerdings neigen sie auch in der Therapie dazu, sich zu überfordern. Es ist darauf hinzuarbeiten, dass sie ihre Grenzen der Belastbarkeit besser beachten.

Die Helferkinder haben schon in der Kindheit gelernt zu organisieren, komplexe Situationen zu managen, Stress auszuhalten und Krisen zu bewältigen. Sie wissen genau, wie gut sie darin sind, und sie ziehen daraus eine Menge Bestätigung. Die Beziehung zu sich selbst, Gefühle und Selbstfürsorge sind für sie schwierig, doch praktisch haben sie ihr Leben im Griff. Wenn es drunter und drüber geht, können sie aufgrund ihrer Gefühlsferne die Ruhe und den Überblick bewahren. Man muss sie nicht fragen, sie sehen, was zu tun ist, und packen an. Sie können sich zwar nicht von Problemen anderer distanzieren, doch sie haben eine hohe Stresstoleranz, und sie können gut improvisieren. Wenn es nicht um die eigenen Beziehungsprobleme geht, sind sie gute Problemlöser.

Gleichgültig, was schiefläuft, sie sorgen dafür, dass es weitergeht. Dies ist in der Schule und im späteren Berufsleben von Vorteil. Und es hilft ihnen, wenn sie selbst eine Familie gründen. Die Organisation des Familienlebens fällt ihnen leicht. Und weil sie damit keineswegs ausgelastet sind, halten sie gerne Hunde oder Pferde. Die Katzen und Probleme der Nachbarn werden nebenbei mitversorgt und Nachbarschaftsfeste organisiert. Ehrenamtliches Engagement ist üblich. Und wenn z. B. die Eltern des Partners altersbedingt pflegebedürftig werden oder Enkelkinder kommen, sie kümmern sich auch darum.

KAPITEL 4

Traumafolgestörungen

Komplexe Belastungen und Traumata in der Kindheit können zeitversetzt psychische Störungen im Erwachsenenalter bedingen (Butollo & Hagl, 2003; Witt et al., 2019). Die Betroffenen wirken in der Kindheit unauffällig, entwickeln noch keine Symptome, weil sie sich anpassen und unsichtbar machen. Dies ist ihr Überlebensschutz, doch in ihnen tickt die Zeitbombe der Folgen von Vernachlässigung und Übergriffigkeit. Sie gehen mit funktionalen Störungen in der Regulation von Erleben und Verhalten ins Leben. Auf dieser Grundlage kann es später im Leben, ausgelöst durch Stress oder Retraumatisierung, zum Ausbruch von psychischen Störungen kommen. Nicht selten ist der Auslöser für die Dekompensation, dass die Betroffenen erstmalig in ihrem Leben Entlastung erfahren, das Blatt sich wendet und es ihnen gut geht, wodurch sie ihr vorheriges Unglück in der ganzen Tragweite beginnen zu realisieren.

Die stillen Kinder aus Suchtfamilien entwickeln typischerweise internalisierende Ausprägungen an Traumafolgestörungen (Miller & Resick, 2007; Sack, Schellong & Sachsse, 2013). Diese sind unter anderem durch depressive Reaktionen, ängstliches Vermeidungsverhalten, Rückzugsverhalten und dissoziative Auffälligkeiten gekennzeichnet. Externalisierende Symptome hingegen, wie z. B. entsprechen Impulsivität, Substanzmissbrauch und Delinquenz, treten bei verhaltensauffälligen Jungen aus Suchtfamilien auf. Die internalisierenden Störungen des Suchttraumas können nach unseren klinischen Erfahrungen im Erwachsenenalter diagnostisch zwei Gestalten annehmen. Die eine typische Störung des Suchttraumas ist die komplexe PTBS und wird in 4.1 skizziert. Die andere Kategorie wird in 4.2 erläutert, ist aber schwieriger zu fassen. Diese Form besteht aus einer Mischsymptomatik verschiedener Störungen. Hinzu kommt, dass die Betroffenen gewöhnlich unter einer ausgeprägten Co-Abhängigkeit leiden (Flassbeck, 2013a, 2016a). Wir subsummieren diese unter abhängige Probleme (4.2.4).

Die diagnostische Abgrenzung zwischen den verschiedenen Traumafolgestörungen ist bei psychisch kranken erwachsenen Kindern aus Suchtfamilien nicht immer einfach und kann mit der Störungsentwicklung und auch dem Behandlungsverlauf einem Wandel unterliegen. Ein Beispiel: Ein suchttraumatisierter Betroffener kommt mit einer eher depressiven, hilflosen und hoffnungslosen Symptomatik in die Therapie. In einer Heilungskrise, ausgelöst dadurch, dass der Klient beginnt, sich zu fühlen und Zusammen-

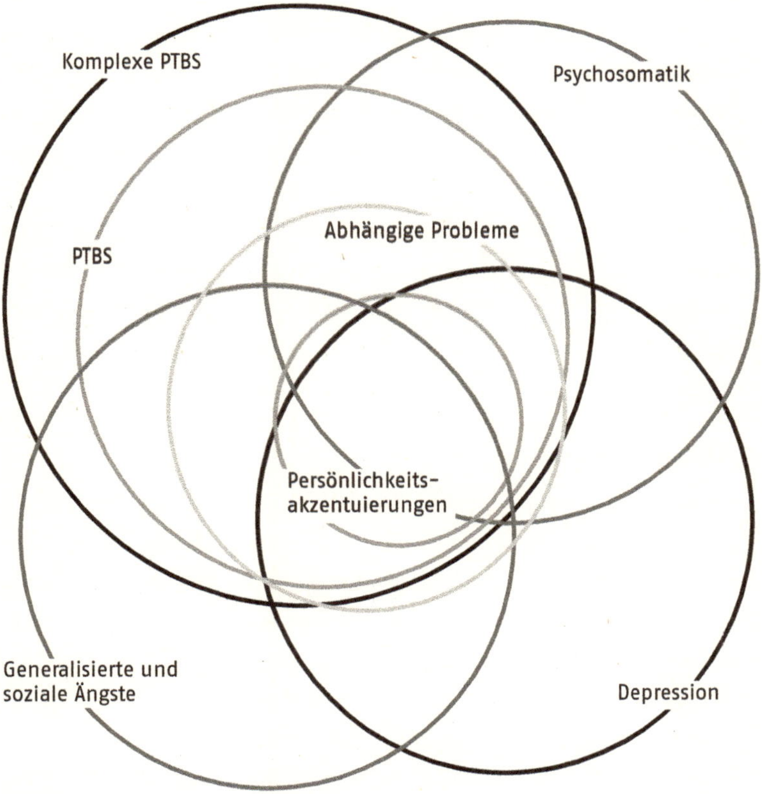

Abbildung 4: Mögliche Traumafolgestörungen

hänge seines unglücklichen Lebens zu erkennen, könnten Albträume, Affektregulationsstörungen und Dissoziationen entsprechend einer komplexen PTBS in den Vordergrund rücken. Nachdem sich der Klient stabilisiert hat, könnten im weiteren Verlauf soziale und andere Lebensängste auftreten, weil er sich dem Leben zuwendet und für sich aktiv wird. In Abbildung 4 haben wir die Überschneidungen der möglichen Traumafolgestörungen veranschaulicht.

4.1 Komplexe PTBS

Nach Hecker und Maercker (2015, S. 549) ist die komplexe PTBS durch Typ-II-Traumata bedingt. Dies sind katastrophale Ereignisse von Vernachlässigung und Übergriffigkeit, die vielfach und lang andauernd stattfinden. Die klassische PTBS ist nach ICD-10 durch drei Symptomkategorien gekennzeichnet (Dilling et al., 2018): 1. Wiedererleben von aufdrängenden und überflutenden Erinnerungen, 2. Vermeidung und emotionale Abstumpfung und 3. Übererregbarkeit und Schreckhaftigkeit. Nach Hecker und Maercker beinhaltet die komplexe PTBS ebenfalls diese drei Kategorien, doch kommen vier weitere hinzu: 4. Affektregulationsstörungen, 5. Selbstwahrnehmungsstörungen, 6. Beziehungsstörungen und 7. dissoziative Störungen.

4.1.1 Wiedererleben

Intrusionen sind typisch für klassische Traumatisierungen des Typ I, z. B. in Form von Flashbacks oder Albträumen, in denen die Betroffenen so von Erinnerungen, Empfindungen und Gefühlen in Bezug auf das Trauma überflutet werden, wie wenn es augenblicklich stattfinden würde. Sack, Schellong und Sachsse (2013, S. 3) stellen dazu fest: »Bemerkenswerter, aber klinisch richtig, gehört zu den Kriterien der Komplexen Posttraumatischen Belastungsstörung nicht die für die Posttraumatische Belastungsstörung typische intrusive Symptomatik, da sie hier durchaus nicht immer festzustellen ist. Vielmehr sind viele Symptome der Komplexen Posttraumatischen Belastungsstörung geeignet, Intrusionen und Übererregung suffizient zu verhindern.« Sie weisen obendrein darauf hin, dass intrusive Symptome im Verlauf einer erfolgreichen Psychotherapie mit dem Aufdecken des Traumas auftreten können und dann zweifelsohne behandlungsbedürftig sind.

Flashbacks kommen bei Kindern aus Suchtfamilien gewöhnlich nicht vor, außer sie haben schlimme Gewalt oder sexuellen Missbrauch erfahren. Albträume können auftreten. Häufig ist den Betroffenen der Zusammenhang zur erfahrenen Traumatisierung nicht bewusst. Nicht selten tauchen sie vorübergehend im Therapieverlauf auf, wenn Betroffene Zugang zum eigenen Erleben entwickeln, und können therapeutisch zur Vertiefung des Selbstbezugs genutzt werden.

> Frau K. träumt wiederkehrend, dass ein Monster in ihr Zimmer eindringt. Stets wenn es ins Zimmer kommt, schreckt sie hoch. Sie hat das Monster noch nie im Traum gesehen und versteht den Traum nicht. In der näheren Betrachtung erinnert sie sich an die Kindheit, wie der Vater sich manchmal nachts betrunken in der Tür irrte und in das Kinderzimmer kam. Sie habe sich vor ihm geängstigt und geekelt.

Was bei den stillen Kindern allerdings häufig vorkommt, ist Wiedererleben in Form von diffusen Zuständen »durch innere Bedrängnis in Situationen, die der Belastung ähneln oder mit ihr in Zusammenhang stehen« (Dilling & Freyberger, 2018, S. 174). Vor allem wenn die Traumata schon in der frühen Kindheit auftraten, bestehen die Erinnerungen ausschließlich aus aversiven Gefühlszuständen, die die Betroffenen nur schwer einordnen können.

> Die 35-jährige Frau L. wurde vom Vater bei der alkoholkranken und gewalttätigen Mutter zurückgelassen, als sie sieben Jahre alt war. Sie schildert im Erstgespräch, unter beklemmenden Zuständen zu leiden. Sie müsse dann grundlos weinen, habe panische

Ängste und fühle sich ausgeschlossen: »Phasenweise geht es mir gut, aber dann kommt alles auf einmal.« Später in der Probatorik frage ich sie, wie es eigentlich um ihre Ehe stehe. Sie reagiert mit heftiger Verzweiflung. Erst in der Folgesitzung gibt sie an, dass die Ehe nicht perfekt, doch zufriedenstellend sei. Nun kann sie auch ihre katastrophisierenden Gedanken benennen: »Ich dachte sofort, wenn wir etwas Negatives finden, dann muss ich mich trennen. Ich weiß, dass Sie es so nicht meinten, aber ich konnte nicht anders denken. Da war nur Panik.« Bei der Traumabewältigung taucht der Schrecken der Kindheit auf, wie sie nach der Schule nach Hause kommt, die Wohnung beinah vollständig geräumt und der Vater weg ist.

4.1.2 Vermeidung und Gleichgültigkeit

»Ferner finden sich Gleichgültigkeit gegenüber anderen Menschen, Teilnahmslosigkeit der Umgebung gegenüber, Freudlosigkeit sowie Vermeidung von Aktivitäten und Situationen, die Erinnerungen an das Trauma wachrufen könnten.« (Dilling & Freyberger, 2018, S. 173–174) Die in der Operationalisierung des Symptoms beschriebene Gleichgültigkeit bezieht sich im Fall der stillen Kinder weniger auf die Umgebung als vielmehr auf die eigene Person. Diese Selbstlosigkeit ist wesentlicher Bestandteil der Schemata Sprachlosigkeit, Unsichtbarkeit, Genügsamkeit, Selbstverleugnung, Unterwerfung und Selbstaufopferung. Das Vermeidungsverhalten kann unterschiedlich ausfallen:

- Die Betroffenen reden grundsätzlich nicht mit anderen über die Kindheit.
- Sie brechen den Kontakt zur Familie ab.
- Sie können und wollen die Kindheit nicht erinnern.
- Sie vermeiden alle Gefühle, die mit der traumatischen Kindheit assoziiert sind: Verletzung, Trauer, Ohnmacht, Wut, Angst, Scham oder Ekel.
- Sie vermeiden positive Kontakte und Aktivitäten, durch die sie

den Kontrast zum Unglück der Kindheit und der inneren Verletzung erfahren würden.

Frau U. erinnert sich in der Anamnese genau an die Situation, wie der Vater das Haus mit Koffern verließ und sie mit fünf Jahren bei der alkoholkranken Mutter zurückließ. Ich frage sie, was die Erinnerung in ihr auslöse. Sie reagiert teilnahmslos: »Nichts, da ist nichts. Soll ich etwas fühlen?« – Frau K. ist noch jung und hat drei große Wünsche: eine Partnerschaft, die Welt bereisen und studieren. Tatsächlich hat sie ausschließlich Kontakt zu suchtkranken und psychisch labilen Menschen, sie fährt nie in den Urlaub und erlaubt sich nicht sich einzuschreiben. Ich frage sie, warum sie nicht tätig wird. Sie antwortet: »Dann könnte ich herausfinden, wie schlimm es um meine Familie steht.« – Frau B. ist seit zwei Jahren in Einzeltherapie. Auf mein Anraten besucht sie eine Angehörigengruppe, um ihre Isolation zu überwinden und sich mit Gleichgesinnten auszutauschen. Nach zwei Terminen bleibt sie der Gruppe fern mit der Begründung: »Das halte ich nicht aus, den anderen zuzuhören.«

4.1.3 Übererregbarkeit und Schreckhaftigkeit

»Gewöhnlich tritt ein Zustand vegetativer Übererregtheit mit Vigilanzsteigerung, einer übermäßigen Schreckhaftigkeit und Schlaflosigkeit auf.« (Dilling et al., 2018, S. 207) Die Betroffenen sind im dauerhaften Ausnahme- und Alarmzustand. Die fortwährende Anspannung und Erregung ist vergleichbar damit, jeden Tag einen Marathon zu laufen, ermüdend und leidvoll, zusätzlich wird schon auf alltägliche Probleme und Belastungen mit großer Angst und hohem Stresspegel reagiert.

Frau A. kann den drogenabhängigen Bruder telefonisch nicht erreichen. Sie denkt, er habe sich vielleicht etwas angetan. Sie reagiert mit Schwindel, Übelkeit, kalten Händen und kaltem Schweiß, Erbrechen und Durchfall. Obgleich sie abends erfährt, dass es dem Bruder gut geht – er hat sein Handy bloß leise geschaltet, um Ruhe zu haben –, kann sie in der Nacht kaum schlafen, die Gedanken rasen weiter, und sie wälzt sich hin und her. Am nächsten Tag erzählt sie in der Therapiesitzung, sich »erschlagen« zu fühlen: »Ich habe überall Muskelkater. Mein ganzer Körper fühlt sich wie geprellt an.« Sie ist immer noch aufgeregt und redet ohne Punkt und Komma.

4.1.4 Affektregulationsstörungen

Suchttraumatisierte erwachsene Kinder sind oftmals emotional überkontrolliert, manche hingegen sind emotional labilisiert und weitere oszillieren fortwährend zwischen Teilnahmslosigkeit und Erregung hin und her. Den Betroffenen mangelt es an einer angemessenen Modulation der affektiven Zwischentöne, und es kann zu verzweifelten, selbstschädigenden und selten auch aggressiven Verhaltensweisen kommen. Hinzu kommen depressive Verstimmungen, Hoffnungslosigkeit und Verzweiflung, die mit latenter Suizidalität einhergehen kann. Für eventuelle Affektdurchbrüche schämen sich die Betroffenen übermäßig und bestrafen sich durch Selbstbeschimpfung oder noch mehr Arbeit, was indes bei 4.1.5 einzuordnen ist.

Die 30-jährige Frau D. hat bis vor Kurzem gekämpft. Sie hat wie immer alles gegeben, um den drogenabhängigen Vater zu retten. Nun sitzt er im Vollzug, verurteilt zu einer langjährigen Haftstrafe. Sie kann nichts mehr für ihn tun und bricht zusammen. Sie ist nicht mehr arbeitsfähig und schildert, fast täglich Zustände zu haben, in denen sie von ihren Gefühlen überwältigt wird. Sie heule dann und wüte herum. Mitunter wiederum sitze sie stundenlang stumpf herum, unfähig, einen sinnvollen Gedanken zu fassen oder irgendetwas zu tun. Sie habe Angst, vor Gefühlen wahnsinnig zu werden.

4.1.5 Selbstwahrnehmungsstörungen

Hecker und Maercker (2015, S. 552) fassen die Selbstwahrnehmungsstörungen der Komplexen PTBS wie folgt zusammen: »Gefühle der Hilflosigkeit, massive Antriebsarmut, Scham, Schuld und Selbstanschuldigungen, ausgeprägter Ekel vor dem eigenen Körper (Gefühle der Beschmutztheit) und Selbsthass. Dies geht mit mangelnder Selbstfürsorge einher, indem eigene Bedürfnisse nicht beachtet oder gar nicht wahrgenommen werden.« Auch wenn die Autoren in der Beschreibung eher Opfer langjähriger Missbrauchserfahrungen im Blick haben, stimmt sie mit dem negativen Selbsterleben von suchttraumatisierten erwachsenen Kindern überein, selbst wenn diese keine körperlichen Übergriffigkeiten erfahren haben. Die Betroffenen haben gewöhnlich wenig Wahrnehmung und keine Sprache für ihre rigorose Selbstablehnung.

Die 25-jährige Frau L. wurde von der suchtkranken Mutter parentifiziert und erfuhr Beschämung und Gewalt durch den überforderten Vater. Sie schämt sich für ihr Äußeres, für ihre Rechtschreibschwäche, für ihre Dummheit und für alles, was sie nicht hinbekommt, weil sie sich nicht traut. Sie ist Punkerin, hängt nur mit anderen kaputten Personen ab und missbraucht Suchtmittel. Sie sucht sich nur kaputte Männer für schnellen Sex, weil sie sich nicht für liebenswert und beziehungsfähig hält. Sie vernachlässigt ihr Studium, versagt sich schöne Dinge, um sich wehzutun und zieht sich manchmal tagelang ins Bett zurück, um sich selbst zu beschimpfen. Sie findet immer etwas an sich auszusetzen.

4.1.6 Beziehungsstörungen

Die Beziehungsstörungen von suchttraumatisierten erwachsenen Kindern können sich vielfältig und gegensätzlich äußern. Sowohl klammernde und harmoniesüchtige als auch beziehungsunfähige und -vermeidende Erlebens- und Verhaltensweisen kommen vor.

Nicht selten sind die Betroffenen im Beziehungsverhalten ausgesprochen ambivalent, was den Kontakt zu ihnen zu einer Gratwanderung werden lässt. Nachstehend folgt eine unvollständige Aufzählung möglicher Beziehungsdefizite:

- ständig die Nähe einer anderen Person suchen und vermeiden, allein zu sein
- es anderen recht machen und sich den Wünschen anderer unterordnen
- die Unfähigkeit, Wünsche mitteilen zu können und zu bitten
- harmoniefixierte Verhaltensweisen und Vermeidung jeglicher Konflikte
- stark streitbares Verhalten und vorwurfsvolle Kommunikation
- Verantwortlichkeit an sich reißen
- eine generell misstrauische Haltung gegenüber anderen
- Nähe und Intimität als bedrohlich erleben
- Rückzugsverhalten, Vermeidung von Partnerschaft und Freundschaft
- Unfähigkeit, Partnerschaften stabil zu gestalten, Beziehungsabbrüche

Eine typische co-abhängige Auffälligkeit der Helferkinder ist die Neigung, sich suchtkranke oder psychisch labile Partner und Freunde sowie einen helfenden Beruf zu suchen. Die Betroffenen trauen sich nicht, gesunde Kontakte zu pflegen. Aufgrund der Beziehungsstörungen ist insbesondere in der Anfangsphase beim Aufbau des Arbeitsbündnisses ein behutsamer, empathischer und komplementärer Umgang wichtig, um einem Therapieabbruch vorzubeugen.

4.1.7 Dissoziative Störungen

»Störungen der Wahrnehmung oder des Bewusstseins können in schweren dissoziativen Zuständen wie Amnesien, dissoziativen Episoden, Depersonalisation bis hin zu Abspaltungen umfassender Persönlichkeitsanteile im Sinn der dissoziativen Identitätsstörung hinzukommen« (Hecker & Maercker, 2015, S. 553) Bei Kindern aus Suchtfamilien, die überwiegend traumatische Vernachlässigung erfahren haben, sind solch schwere dissoziative Beschwerden eher nicht zu finden. Typisch sind indes dissoziative Erinnerungslücken und Depersonalisations- und Derealisationserleben. Nicht selten berichten Betroffene, sich fremd, abgetrennt oder weit weg vom Geschehen um sie herum zu fühlen oder ihr Leben wie einen falschen Film zu erleben und sich selbst zu beobachten (vgl. 3.3.1). Auch können mit traumatischen Erlebnissen verbundene Gefühle abgespalten sein, was als Gefühlsregulationsstörung sowie als dissoziative Störung eingeordnet werden kann.

Frau H. lächelt immer und fühlt ihre Trauer nicht. Für die alkoholkranke Mutter war sie als älteste Tochter der Blitzableiter für alles, was schieflief. Endlose Beschämungen und Beschuldigungen waren ihr Alltag. Der Vater war meistens arbeiten und ersetzte Liebe mit Leistungsansprüchen. Frau H. problematisiert, dass sie die perfekte Fassade als Ehefrau, Mutter, Freundin und Arbeitstätige lebe. Fast niemand wisse, wie es ihr gehe. Sie fühle sich innerlich fremd und isoliert. Nach und nach pirschen wir uns an ihre unterdrückte Trauer heran, und eines Tages beginnt sie zu weinen. Ich spiegele ihr: »Sie sind traurig.« Sie fragt erstaunt: »Wie kommen Sie darauf?« Ich: »Sie weinen und ihre Unterlippe zittert verdächtig.« Sie: »Echt! Dann sehen Sie mehr, als ich fühle.« Das trifft sie, und sie weint noch mehr: »Ja, jetzt spüre ich es auch.«

4.2 Weitere Traumafolgestörungen

Erwachsene Kinder aus Suchtfamilien können nach unseren klinischen Erfahrungen andere psychische Auffälligkeiten, Beschwerden und Störungen als Traumafolge entwickeln. Typisch sind multiple Beschwerden über folgende Störungskategorien:

- Anpassungsstörungen
- depressive Episoden, rezidivierende Depressionen, Dysthymia, Burnout
- generalisierte Angststörung, soziale Phobie, Panikstörung
- abhängige und unsicher-vermeidende Persönlichkeitszüge
- somatoforme und psychosomatische Störungen
- co-abhängige Verhaltensmuster, Probleme mit Suchtmitteln, Beziehungssucht, Arbeitssucht, Essstörungen

Manchmal erfüllen die Klienten diagnostisch ein oder mehrere Störungsbilder, welche dann im Vordergrund stehen. Es kann indes auch sein, dass die Symptome über alle Diagnosen streuen, ohne dass die Kriterien einer spezifischen Störung nach ICD-10 erfüllt sind. Flassbeck (2016b) hat einen solchen Fall dargestellt, dem er folgende Diagnose zuwies: »Anpassungsstörungen mit Depressionen und Angst (F43.22) vor dem Hintergrund belastender Kindheitserlebnisse (Z61, Z62) und Alkoholmissbrauch in der Herkunftsfamilie (Z81) sowie abhängigen und ängstlich-vermeidenden Persönlichkeitszügen (Z73).« In diesem Fall traten ferner posttraumatische Beschwerden, körperliche Beschwerden sowie co-abhängige Auffälligkeiten auf.

4.2.1 Anpassungsstörung

Kinder aus Suchtfamilien gehen mit einer besonderen Vulnerabilität ins Leben. Sie können durch belastende Lebens- oder auch Umbruchssituationen schnell überfordert werden, vor allem, wenn der augenblickliche Stress sie an die Kindheitsbelastungen erinnert. Es können sich Anpassungsstörungen entwickeln. In solchen Fällen ist zu eruieren, ob sich hinter den Anpassungsproblemen anamnestisch mehr versteckt, damit die biografische Verletzbarkeit und die dysfunktionalen Schemata adäquat behandelt werden können.

Die ungefähr 45-jährige Frau G. hat eine Kindheit in einer Suchtfamilie und eine 20-jährige Ehe mit einem alkoholkranken Ehemann hinter sich. Auslöser für ihre Anpassungsstörung ist, dass die Kinder mittlerweile aus dem Gröbsten raus sind, sie eine erfüllende Affäre hat und darüber erkennt, dass sie ihrer unglücklichen Lebenssituation nicht ausgeliefert ist. Ihre Trennungsabsichten lösen Unsicherheit, Anspannung und Sorgen aus. Sie ist gefangen in ihrer Ambivalenz aus Wünschen und Ängsten. Außerdem leidet sie unter einer deprimiert grübelnden Stimmung, Schuldgefühlen und einer abhängigen Akzentuierung, es anderen recht machen zu müssen.

4.2.2 Depressionen, Burnout, Ängste und Psychosomatik

Bei aktuellem Lebensstress können erwachsene Kinder aus Suchtfamilien aufgrund ihrer mangelnden Anpassungsfähigkeit desgleichen eine depressive Episode oder Burnout entwickeln. Depressive Erkrankungen aufgrund eines Suchttraumas sind gewöhnlich durch eine hohe Erschöpfung sowie ausgeprägte Schuldgefühle und Selbstzweifel geprägt. Des Weiteren sind chronische Formen, rezidivierende Depressionen, Dysthymia oder auch Double Depression, nicht selten. Generalisierte oder soziale Ängste finden sich beinahe immer bei traumatisierten Kindern aus Suchtfamilien, entweder als eigenständiges Störungsbild oder als zusätzliche Auffälligkeit einer anderen psychischen Störung. Auch wenn es eher selten ist, können Panikattacken als zusätzliche Beschwerde oder als Beschwerde einer Heilungskrise während der Therapie auftreten.

Psychosozialer Dauerstress schlägt sich auf den Körper nieder. Kinder aus Suchtfamilien werden in der Kindheit eher psychosomatisch auffällig als nicht betroffene Kinder (Zobel, 2006, S.49). Allgemein ist der Zusammenhang zwischen Traumatisierungen und somatoformen Beschwerden empirisch gut belegt und soll bei komplexen Traumafolgestörungen noch ausgeprägter sein (Sack & Mattheß, 2013). Wenn erwachsene Kinder aus Suchtfamilien ihre psychischen Leiden nicht verbalisieren können, kein Gegenüber haben, um sich zu entlasten, und wenn dieser Zustand dauerhaft ist, kann dies auf den Körper schlagen und sich symptomatisch in chronischen Kopfschmerzen, Rückenbeschwerden, Verspannungszuständen, Schmerzleiden oder Funktionsstörungen von Magen und Darm äußern. Eine ausgeprägte somatoforme Störung ist bei den Helferkindern nach unserer Erfahrung allerdings selten zu finden. Eine solche entspricht nicht dem aufopfernden und schonungslosen Selbstbild der Betroffenen und ihrem hohen Funktionsniveau.

4.2.3 Persönlichkeitsakzentuierungen

Teil des Gesamtstörungsbildes sind üblicherweise abhängige und ängstlich-vermeidende Persönlichkeitsakzentuierungen. Die Betroffenen ordnen ihre Bedürfnisse und Interessen anderen unter, und sie sind übermäßig nachgiebig, z. B. gegenüber den suchtkranken Eltern, einem (suchtkranken) Partner, den Kindern, dem Vorgesetzten und den Arbeitskollegen. Sie sind häufig wenig entscheidungsfreudig und suchen viel Bestätigung bei anderen, z. B. auch dem Therapeuten. Sie sind davon überzeugt, unbeholfen, unattraktiv und minderwertig zu sein, und haben Probleme, in erfüllenden Kontakt zu anderen zu treten. Ebenfalls können zwanghafte und emotional instabile Züge gelegentlich auftreten. Nach unseren Erfahrungen sind hingegen Persönlichkeitsstörungen selten, da sich die Betroffenen stark an Normen orientieren und Auffälligkeiten meiden (Schema Unsichtbarkeit).

4.2.4 (Co-)Abhängige Probleme

Die hier beschriebene Gruppe der Helferkinder entwickelt eher keine Abhängigkeitsstörungen. Welchen Weg, ob süchtig oder coabhängig, Kinder aus Suchtfamilien gehen, diese unbewusste Entscheidung treffen sie zumeist in der Kindheit und Jugend und sind dann im Erwachsenenalter in ihrem gewählten Weg eher stabil. Die Abhängigkeitsprobleme der Helferkinder sind eher verhaltensbezogen und heißen Co-Abhängigkeit, Beziehungssucht, Bulimie und Workaholismus. Durch die abhängigen Verhaltensweisen werden verschiedene Funktionen verfolgt: Probleme zu vermeiden, sich zu betäuben, die innere Leere zu füllen, Kontrolle auszuüben, Schuldgefühle und Ängste zu beruhigen oder Selbstbestätigung zu erlangen. Eine co-abhängige Frau reflektierte am Ende der Therapie: »Ich habe es gebraucht, dass er süchtig ist. So konnte ich ihn klein und hilfebedürftig und mich stark und wichtig fühlen. Ich habe auf ihn herabgesehen und musste nicht über mein Leben nachdenken, über das, was bei mir schiefIief.« Bei Suchtmitteln sind die suchttraumatisiert Betroffenen eher übervorsichtig und zurückhaltend. Aufgrund ihrer Kindheit haben sie bezüglich der elterlichen Suchtformen ein gutes Problembewusstsein. Nichtsdestotrotz kann es auch bei ihnen vorkommen, dass sie in den Missbrauch von Suchtmitteln, Schmerzmitteln oder Schlaftabletten abrutschen. Der Zweck dabei ist zumeist, abzuschalten und zu entspannen, um die Kontrolle sowie Leistungs- und Funktionsfähigkeit aufrechtzuerhalten.

Die 40-jährige Frau F. sucht die Behandlung auf, weil sie vor zwei Jahren angefangen hat, abends zunehmend Alkohol zu missbrauchen, um zur Ruhe zu kommen und schlafen zu können. Eine Woche vor Therapiebeginn stellt sie den Konsum in Absprache mit ihrem Ehemann ein, was ihr kein Problem bereitet. Sie erlebt es als Befreiung. In der Probatorik hat sie abends Ess-Brech-Attacken. Sie ist darüber erschrocken, schildert, in der Jugend bulimisch gewesen zu sein, doch dies mit dem Erwachsenwerden eingestellt zu haben. In der Analyse wird deutlich, dass die Essstörung dieselbe Funktion hat wie der Alkoholkonsum. Auch wenn sie aufhört, zu erbrechen, bleiben die Essattacken ein wiederkehrendes Problem, welches immer dann auftritt, wenn sie mal wieder in der co-abhängigen Aufopferung für andere die Selbstfürsorge vernachlässigt.

Es ist auffällig, dass die Helferkinder wie Frau F., wenn sie Suchtprobleme entwickeln, zumeist wenig Probleme haben, diese einzustellen. Sie nutzen ihre Ressourcen von Disziplin, Ausdauer, Frustrationstoleranz und Eigenverantwortlichkeit, dem süchtigen Verlangen Nein zu sagen. Es sind genau die Fähigkeiten, die »echten« Suchtkranken oftmals fehlen, weshalb diese häufig rückfällig werden, selbst wenn sie motiviert sind aufzuhören. Die Problematik der Helferkinder ist indes gegensätzlich, zu hart zu sich zu sein und auch einen selbstbestrafenden Umgang mit Rückfällen zu pflegen.

Co-Abhängigkeit

Wir wollen hier nicht die in unseren Augen müßige Diskussion führen, ob es Co-Abhängigkeit gibt oder nicht gibt und ob der Begriff hilfreich ist oder Angehörige stigmatisiert (vgl. Klein & Bischoff, 2013; Rennert, 2013; Flassbeck, 2013c; Veltrup, 2013; Schneider, 2013; Puhm & Uhl, 2007). Es gibt eine Mitbetroffenheit der Angehörigen, und gerade Kinder aus Suchtfamilien sind besonders leidvoll betroffen, darüber gibt es keine Zweifel. Es gibt eine co-abhängige Transmission, dass sich Mädchen aus Suchtfamilien überdurchschnittlich häufig suchtkranke Partner suchen, ohne selbst suchtkrank zu werden. Die Helferkinder sind folglich häufig mehrfach durch suchtkranke Eltern, suchtkranke Partner und dann wiederum co-abhängig und suchtgefährdete Kinder mitbetroffen. Nicht selten kommen noch suchtkranke Freunde hinzu, oder die Betroffenen arbeiten obendrein in helfenden Berufen und gegebenenfalls ist ihre berufliche Klientel ebenfalls suchtkrank. Flassbeck (2016a) hat Co-Abhängigkeit als ein vielschichtiges individuelles, soziales und institutionelles Phänomen der Mitbetroffenheit von Angehörigen Suchtkranker konzeptualisiert. Ein Aspekt seines Modells ist die co-abhängige Störung, die er, in Anlehnung an Schaef (1999), als verhaltensbezogene Abhängigkeitsstörung mit einem typischen Symptombild versteht (Flassbeck, 2016a, S. 48–58; auch Flassbeck, 2013a). Er unterscheidet drei Symptomcluster, welche in Kasten 1 mit den typischen Auffälligkeiten aufgelistet sind.

Kasten 1: Co-abhängige Störung (nach Flassbeck, 2013a, 2016a)

1. Abhängigkeitsspezifische Symptome:
- Eingenommenheit vom Suchtkranken und zwanghafter Wunsch, ihm zu helfen, ihn retten und die Sucht kontrollieren zu wollen
- Vernachlässigung eigener Aktivitäten und Interessen bis hin zur vollständigen Selbstaufgabe
- Verleugnung, Bagatellisierung, Rechtfertigung und Entschuldigung des süchtigen Verhaltens

2. Emotionale Störungen:
- Scham- und Schuldkomplex: die Sucht wird als persönliches Versagen betrachtet; aus Scham wird nach außen der Schein der »heilen Welt« und der »glücklichen Familie« aufrecht gehalten
- starke Stimmungsschwankungen abhängig vom süchtigen Verhalten: Hoffnung und Enttäuschung, Angst, Trauer, Wut usw.
- Selbstzweifel, Insuffizienzgefühle, Selbstunsicherheit

3. Zusätzliche Beschwerden:
- Erschöpfung, Burnout
- depressive Beschwerden, Hoffnungslosigkeit
- Ängste
- psychosomatische Beschwerden
- Gleichgültigkeit, Misstrauen

Die 45-jährige Frau P. schafft es mit Hilfe einer Psychotherapie, den alkoholkranken Ehemann herauszuwerfen, und nimmt sich vor, nie wieder auf einen süchtigen Kerl hereinzufallen. Sie findet schnell einen neuen Freund. Als Therapeut ahne ich, dass etwas schiefläuft. Sie benötigt drei Monate, bis sie registriert, dass der Neue ebenfalls ein Suchtproblem hat. Die Trauer über die gescheiterte Ehe bricht erst jetzt aus ihr heraus. Beim nächsten Mann, den sie sich angelt, benötigt sie nur noch einen Monat, bis sie es herausfindet. Nun beginnt sie zu erkennen, dass es etwas mit ihr selbst zu tun hat, dass sie ständig auf alkoholkranke Männer hereinfällt. Beim dritten Mann, an dem sie Gefallen findet, begreift sie es schon nach dem ersten Treffen. Jetzt ist sie bereit, darüber nachzudenken, was sie unbewusst dazu beiträgt, sich suchtkranke Männer zu suchen.

KAPITEL 5

Methoden – Reden, trauen, fühlen!

> *»Unter allgemeiner Psychotherapie verstehe ich den Versuch, die Gesamtheit der in der Psychotherapie entwickelten Möglichkeiten zum Wohle der einzelnen Patienten zu nutzen. Allgemeine Psychotherapie ist also eine nicht mehr von Grenzen durchzogene Psychotherapie.« (Grawe, 2000, S. 720)*

Eine alte psychotherapeutische Binse lautet, dass nur fünf Prozent der Effekte in der Sitzung und 95 Prozent beim Rausgehen erfolgen. In einer guten Psychotherapie geben wir Klienten keine fertigen Antworten, sondern ausschließlich Anregungen, die sie in ihrem Lebensalltag weiterverfolgen können. Unser Behandlungsprogramm zielt darauf ab, den Klienten einen individuellen und prozessorientierten Entwicklungsraum zu bieten, um aus den langen Schatten des Suchttraumas zu treten, zu reden, zu fühlen und insbesondere sich zu trauen, das eigene Leben in die Hand zu nehmen. Dieselbe Faustregel trifft auch auf das Schreiben eines psychotherapeutischen Buches zu: Wir können Ihnen hier nur einen – sagen wir mal – fünfprozentigen Ausschnitt bieten, wie mit der komplex suchttraumatisierten Klientel gearbeitet werden kann. Wir wollen keine fertigen Antworten bieten, sondern nur ermutigen und Anstöße geben. Wir möchten Sie als Kollege befähigen, zum Sprachrohr der stillen Leiden der Betroffenen zu werden, sich in ihre insgeheimen Hoffnungen und unerfüllten Sehnsüchte einzufühlen und sich zu trauen, sich als Mitmensch einzubringen, Beziehung zu wagen und engagierte und flexible Hilfestellung zu geben.

Die beiden ersten Unterkapitel behandeln allgemeine Aspekte der therapeutischen Beziehungsgestaltung (5.1) sowie der Problem- und Zielanalyse und der Behandlungsplanung (5.2). Die Darstellungen in den weiteren Unterkapiteln sind mit einer Ausnahme methodenspezifisch nach Störungsbildern gegliedert: Bewältigung von Depressionen (5.3), von Ängsten (5.4), von Traumatisierungen (5.6) und von (co-)abhängigen Problemen (5.7). Alle Interventionsformen sind wichtig, doch die im Unterkapitel 5.5 dargestellten Methoden der Flexibilisierung von Erlebens- und Verhaltensmustern sind nach unserem Dafürhalten in der Behandlung des Suchttraumas essenziell.

5.1 Therapeutische Beziehungsgestaltung

Die therapeutische Beziehung gilt als wichtigster, unspezifischer Wirkfaktor von Psychotherapie (Grawe, 2001). Die Qualität der Beziehung trägt signifikant zum Therapieergebnis bei und ist die Basis dafür, dass die Effekte anderer Methoden optimiert werden können. Doch aufgrund der in der Persönlichkeit tief verankerten Bindungsstörungen der suchttraumatisierten erwachsenen Kinder haben Strategien der Beziehungsgestaltung offensichtlich auch spezifische Wirkung. Sie dienen dazu, gezielt den Selbstkontakt und die Beziehungsfähigkeit zu verbessern. Insbesondere zu Beginn der Behandlung, aber auch im weiteren Verlauf empfehlen wir, lieber den einen oder anderen interaktionellen Umweg zu gehen und Veränderungsziele oder problemlösezentrierte Techniken hintanzustellen. Es zahlt sich langfristig aus. Sachse (2016, S. 35–37) unterscheidet in der Beziehungsgestaltung drei Ebenen, die in den folgenden Abschnitten in Bezug auf den Bedarf von suchttraumatisierten Klienten behandelt werden:

- Allgemeine Beziehungsgestaltung (5.1.1)
- Komplementäre Beziehungsgestaltung (5.1.2)
- Störungsspezifische Beziehungsgestaltung (5.1.3 und 5.1.4)

5.1.1 Die Grundhaltung von Motivational Interviewing (MI)

Das grundlegende Buch über Motivational Interviewing wurde 1992 von Miller und Rollnick herausgegeben und reformierte zunächst die Suchttherapie. Später fand die Methode auch Eingang in die sonstige Psychotherapie. Heute liegt das Buch in der dritten überarbeiteten Auflage (2015) vor und gilt als Standard in der Verhaltenstherapie, um ein Arbeitsbündnis zu etablieren und motivationale Prozesse zu evozieren. In der neuesten Auflage wurde vor allem die »mentale und emotionale Grundhaltung« breiter angelegt, verbunden mit einer signifikanten Rückbesinnung auf die personzentrierte Psychotherapie nach Carl Rogers (2016, S. 29–41). Wir halten den MI-Spirit in der Behandlung von komplex traumatisierten Klienten für eine notwendige Bedingung, um Entwicklungsprozesse anzustoßen. Die stillen Kinder haben eine ausgeprägte Neigung, sich Normen und ebenso vermeintlichen therapeutischen Erwartungen anzupassen, und Helferkinder haben starke Tendenzen, Probleme ab- bzw. wegzuarbeiten. Sie übertragen ihre übermäßigen Schemata auf die Psychotherapie. Eine partnerschaftliche, empathische und akzeptierende Kooperation schützt vor vorschnellen Lösungen und bestandsloser Anpassung und sorgt dafür, dass die Klienten sich auf einen echten, nachhaltigen persönlichen Prozess einlassen.

Schließlich ist die Grundhaltung des Motivational Interviewing eine sichere Basis. Psychotherapie ist ein komplexer Prozess, in dem Therapeut und Klient eine Menge ausprobieren und in ihrem Bemühen nicht selten auch mal problembezogen und zwischenmenschlich in einer Sackgasse enden können. Immer wenn Therapeut, Klient oder beide nicht weiterwissen, bietet die Grundhaltung eine sichere Basis, auf die man sich gemeinsam zurückziehen, sich ordnen und miteinander neu ansetzen kann. Es verhindert, dass die Klienten die Therapie vorzeitig abbrechen, weil sie sich nicht verstanden und angenommen fühlen. Dies sorgt zudem dafür, dass Therapeuten nicht in die Retter-Rolle, eine typische Übertragung und ein Risiko in der Arbeit mit traumatisierten Klienten, hineinrutschen und darüber ausbrennen.

Partnerschaftlich auf Augenhöhe

Im Deutschen wird Motivational Interviewing als motivierende Gesprächsführung übersetzt (Miller & Rollnick, 2015). Die Übersetzung unterschlägt bedauerlicherweise die wesentliche Qualität des Verfahrens. Ein Inter-View – sich gegenseitig sehen – bedeutet, auf Augenhöhe mit dem Gesprächspartner zu sein. Das Present Progressiv (»-ing«, Verlaufsform) betont das Prozesshafte des augenblicklichen Geschehens. Den Begriff »Interviewing« kann man folglich als den zwischenmenschlichen Prozess, auf Augenhöhe zu sein, verstehen. In der Fotografie von Menschen oder Tieren ist es ein Standard, auf Augenhöhe abzulichten. Bei Kinderfotos geht man möglichst in die Hocke, bei einem Yorkshire-Terrier fotografiert man im Liegen und bei einer Schnecke legt man die Kamera auf den Boden, um einen guten Blick vis-à-vis mit dem Motiv herzustellen. Probieren Sie gerne den Unterschied aus! Schießen Sie drei Fotos von einem Kind oder einem Hund, eins von oben herab, eins auf Augenhöhe und eins von unten. Und beobachten Sie die unterschiedlichen Reaktionen, wenn Sie die Fotos schießen. Sie können den Unterschied auf den Bildern unmittelbar erkennen.

Kinder aus Suchtfamilien kennen Beziehungen vor allem als ein Gefälle. Entweder wurden sie durch Parentifizierung überhöht oder durch Abwertungen und Übergriffigkeiten erniedrigt. Der Therapeut sollte in der Lage sein, sich emotional einzufühlen und dem Klienten auf Augenhöhe zu begegnen. Er sollte flexibel darin sein, sich groß- und kleinzumachen und zwischen den Sichtweisen wechseln zu können. Ebenso sollte er zwei Perspektiven gleichzeitig einnehmen können, um Ambivalenzen nachvollziehen zu können. Die Helferkinder machen sich im Helfen und der Kontrolle groß, obgleich sie sich innerlich klein und hilflos fühlen, und die stillen Kinder stellen ihr Licht unter den Scheffel, sind indes zäh und groß darin, auch in schwierigen Situationen zu überleben.

Die Grundhaltung der Partnerschaftlichkeit kann als die Begegnung bzw. Zusammenarbeit zweier Experten auf Augenhöhe verstanden werden (Miller & Rollnick, 2015, S. 30–32). Der Klient ist Experte für seine Lebenssituation, sein Erleben und Handeln. Der

Therapeut ist Experte dafür, einen Raum mit einer förderlichen zwischenmenschlichen Atmosphäre zu schaffen, in dem der Klient angeregt wird, über sich und sein Leben zu reflektieren und sich auszuprobieren. Miller und Rollnick (S. 30) bringen es wie folgt auf den Punkt: »MI ist etwas, das ›mit‹ einem und ›für‹ einen Menschen geschieht.«

Kl.: *»Wieso verhalte ich mich immer so? Warum verrenne ich mich immer wieder? Weshalb helfe ich immer anderen und komme selbst im Leben zu kurz? Können Sie mir das erklären?«*

Th.: *»Sie stellen gute, doch schwierige Fragen, die nicht so einfach und auf die Schnelle zu beantworten sind. Sie sind augenblicklich noch ratlos, und ich bin es genauso. Gerne würde ich Sie begleiten, Ihnen einen Raum geben, damit wir gemeinsam diesen wichtigen Fragen nachgehen und Sie nach und nach für sich Antworten entwickeln können.«*

Empathie

Einfühlendes Verstehen ist kein statischer Zustand. Es bedeutet, sich immer und immer wieder zu bemühen, dem Gegenüber aktiv Rückmeldung über das, was man verstanden hat, zu geben (Miller & Rollnick, 2015, S. 69–84). Dies erfolgt z. B. durch nonverbales Spiegeln, emotionales Verständnis, paraphrasieren, zusammenfassen, über- und untertreibende Reflexionen oder offene Fragen. Aktives Zuhören heißt auch, sich vom anderen in unserem Verstehen korrigieren zu lassen. Das Bemühen um Verständnis ist nicht nur ein Mittel zum Zweck, z. B. Beziehungskredit aufzubauen, um Veränderungsprozesse zu evozieren. Eine zu abstinente und distanzierte Haltung des Therapeuten müssen die stillen Kinder entsprechend ihrer Schemata als Desinteresse fehlinterpretieren. Um Verstehen bemühtes Interesse hat deswegen als Gegenmodell zur erfahrenen Invalidierung einen Selbstzweck. Liebevolles Verständnis ist für sich wirksam und heilsam, es ist Balsam auf die traumatischen Wunden.

Die Klienten machen mit dem Therapeuten eine neue Erfahrung: »Auch wenn er mich nicht immer gleich und richtig versteht, er bemüht sich um mich und hört mir geduldig zu. Ich darf ihn sogar berichtigen, wenn ich mich nicht verstanden fühle. Er nimmt es mir nicht übel. Ganz im Gegenteil. Er beurteilt mich nicht. Er will wirklich verstehen, wie ich denke, fühle und mich verhalte. Ich scheine ihm das wert zu sein. – Das fühlt sich gut an.« Zunächst sind die Klienten vielleicht noch misstrauisch, denken womöglich, dass der Therapeut früher oder später doch noch sein »wahres Gesicht« entblößen wird. Doch die Erfahrung von Zuwendung und Verständnis wiederholt sich in jeder Sitzung. Diese neue, beständige und positive Erfahrung sickert tröpfchenweise ins Selbstbild und sorgt dafür, dass sich zwischenmenschliches und Selbstvertrauen aufbauen kann.

Frau A. hat ein ausgeprägt negatives Selbstbild, z. B.: »Ich darf keine eigene Meinung haben, sonst werde ich verlassen. Allein bin ich hilflos und ausgeliefert.« Die Kindheit wie auch die 45 Jahre Ehe bestanden aus einer endlosen Aneinanderreihung von Demütigungen und Erniedrigungen. Liebe hat sie nie erfahren. Wir haben ein gemeinsames Thema, wir schreiben beide Kurzgeschichten. Ich bitte sie noch in der Probatorik, eine Kurzgeschichte mitzubringen. Sie liest sie mir in der nächsten Sitzung vor. Sie handelt von einer Frau, die sich über Männer definiert und hörig ist. Im Gegenzug schreibe ich ihr eine Geschichte über eine Frau, die die Erniedrigung abstreift und einen zärtlichen Selbstkontakt gewinnt. Frau A. versteht meine Botschaft zu diesem Zeitpunkt noch nicht in Gänze, doch sie ist aus dem Häuschen: »Sie haben mir wirklich eine Geschichte geschrieben. Ich glaube es nicht. Mir hat noch nie jemand eine Geschichte geschrieben.« Und wir haben eine grobe Richtung, wohin es in der Therapie und auch ihrem Leben gehen kann.

Unbedingte positive Wertschätzung und Würdigung

Nach Finke (1994, S. 32–42) umfasst die bedeutsame humanistische Variable unbedingte positive Wertschätzung verschiedene zwischenmenschliche Qualitäten:

- die Wahrnehmung des anderen als ein eigenständiges Gegenüber
- den Respekt vor der Einzigartigkeit des anderen
- die Würdigung des Werts des anderen als Person
- die Überzeugung in die Vertrauenswürdigkeit des anderen
- die Zuversicht in Bezug auf die Entwicklungsfähigkeit des anderen

Unbedingte Wertschätzung wird verbal und nonverbal kommuniziert und ist ein Ideal. Sie kann nicht absolut realisiert werden, es genügt, dass der Therapeut fortwährend darum bemüht ist. Dazu gehört auch die authentische Würdigung des Überlebenswillens, der Ressourcen und der Anstrengungen der Klienten. Das bedingungslose Bemühen um Verständnis schafft unmittelbare Begegnung, baut Beziehungskredit und gegenseitiges Vertrauen auf, befriedigt die verletzten Bedürfnisse nach Liebe und Annahme und stärkt Selbstwertgefühl und Selbstwirksamkeitsüberzeugungen. Eine akzeptierende Haltung schützt Therapeuten zudem davor, sich in defizitorientierten und fachmännischen Allüren zu verlieren.

Die Würdigung der Symptome und der Schemata hat eine besondere Bedeutung in der Behandlung von komplex traumatisierten Klienten auf Augenhöhe. Die symptomatischen und schematischen Erlebens- und Verhaltensweisen waren in der Kindheit ein Überlebensschutz. Gefühle zu verstecken, Konflikten auszuweichen oder sich anzupassen waren Strategien, die dazu dienten, Übergriffigkeiten abzuwenden, bedingte Anerkennung zu erlangen und aus einer schlimmen Situation das Beste zu machen. Daher greift es zu kurz, sie ausschließlich als maladaptiv zu problematisieren. Der Überlebensschutz will therapeutisch ernst genommen werden. Und auch das Risiko, welches für die Klienten mit dem Abbau der Symptome und der Flexibilisierung der Muster verbunden ist, und der notwendige Mut, sich den eigenen Ängsten und Verletzungen zu stellen, sollten immer wieder würdigend hervorgehoben werden.

Respekt von Autonomie

Die suchttraumatisierten erwachsenen Kinder sind in ihrer Autonomieentwicklung geschädigt worden. Als Ergebnis davon haben sie hilflos abhängige Überzeugungen verinnerlicht und wenig Selbstvertrauen entwickelt, eigene Entscheidungen zu treffen und aktiv ein selbstbestimmtes Leben aufzubauen. Psychotherapie ist Hilfe zur Selbsthilfe. Die Autonomie der Klienten ist sowohl ein übergeordnetes Therapieziel als auch eine notwendige Voraussetzung für Lernen und Entwicklung. Die Klienten werden zum einen ihre abhängigen Muster auf die Therapie übertragen, was den Therapeuten in seinem Angebot zur Selbsthilfe herausfordert. Zum anderen sind sie aufgrund ihrer Traumata in den ungelebten Autonomiebedürfnissen sehr leicht zu verletzen. Der Therapeut hat nur eine Chance, von Beginn an klar und konsequent in der Anerkennung der Selbstbestimmung zu sein und sich von abhängigen Übertragungen der Klienten respektvoll abzugrenzen. Diese Gratwanderung berührt das Thema der komplementären und der störungsspezifischen Beziehungsgestaltung in den Folgeabschnitten.

Der 20-jährige Herr R. sucht die Therapie auf, weil er aufgrund einer gescheiterten Beziehung verzweifelt und depressiv ist. Von der Exfreundin hat er erstmalig Annahme und Zärtlichkeit erfahren. Er ist zur Freundin gezogen und hat seine gesamte Freizeit mit ihr verbracht. Jetzt wohnt er wieder beim Vater, hat sich krankschreiben lassen und grübelt den ganzen Tag zurückgezogen auf seinem Zimmer. Schon die Kindheit hat er überwiegend allein in seinem Zimmer verbracht, weil die Eltern suchtbedingt ständig Streit hatten.

Herr R. reflektiert, seine Freiheit für die Beziehung geopfert zu haben. Ich schildere ihm würdigend meine Beobachtung, dass er seinen Rückzug auch in der Therapie benötige. Bei jeder Frage von mir nehme er sich eine Auszeit und denke gründlich nach. Auf diese Weise sorge er gut für sein inneres Gleichgewicht und bewahre seine Eigenständigkeit. Und immer, wenn ich bemerke, dass er emotional überfordert ist, interveniere ich wie folgt: »Nehmen Sie es mit nach Hause und denken Sie darüber nach. Ich bin gespannt, was Sie für sich daraus machen.« Stets kommt er in der nächsten Sitzung auf das Thema zurück und hat es für sich geklärt. Mit der Zeit lernt er zu unterscheiden, dass es einen günstigen, Autonomie wahrenden und einen ungünstigen, sich selbst aufgebenden Rückzug gibt.

Mitgefühl

Miller und Rollnick (2015, S. 35–36) haben in der dritten Auflage ihres Werks über Motivational Interviewing den Spirit um das Element des Mitgefühls ergänzt: »Mitgefühl zeigt sich darin, dass wir das Wohlbefinden des anderen aktiv fördern und seinen Bedürfnissen Priorität einräumen.« Die Autoren wollen mit dem Element hervorheben, dass wir Therapeuten durch unser helfendes Handeln keine Eigeninteressen verfolgen und »das Vertrauen, das wir im anderen erwecken, auch tatsächlich verdienen«. In der Arbeit mit Helferkindern halten wir therapeutisches Mitgefühl zusätzlich für bedeutsam, weil es ein schemabedingtes Defizit der Betroffenen anspricht: Es fehlt an Mitgefühl für sich selbst. Das therapeutisch absichtslose Mitgefühl tröstet und entlastet, stellt die Gleichgültigkeit sich selbst gegenüber infrage und ist Modell für eine angemessene Selbstfürsorge.

Th.: *»Wie geht es Ihnen damit, wie Sie wieder pausenlos am Machen sind, immer angetrieben von Ihren Ängsten, dass die Welt untergeht?«*

Kl.: *»Meinen Sie, dass ich nichts tun soll? Irgendjemand muss sich doch kümmern. Und am Ende muss ich es wieder ausbaden.«*

Th.: *»Ja, Sie haben recht, irgendjemand muss es tun. Doch meine Frage ist eine andere: Wenn Sie bitte ein wenig Abstand nehmen und betrachten, dass Sie es wieder sind, die sich kümmert. Wie geht es Ihnen damit?«*

Kl.: *»Ihre Frage bringt doch nichts. Jammern und Klagen führt doch zu nichts.«*

Th.: *»Ehrlich gesagt, Sie tun mir ein bisschen leid.«*

Kl.: *»Ich will Ihr Mitleid nicht.«*

Th.: *»Jetzt haben Sie mich, glaube ich, falsch verstanden. Mitleid habe ich nicht mit Ihnen. Sie sind selbst verantwortlich für Ihre*

Situation, und kleinmachen will ich Sie keineswegs. Sie sind groß in Ihrem Tun. Ich spüre eher Mitgefühl mit Ihnen, wie Sie sich anstrengen und niemand dankt Ihnen den selbstlosen Einsatz.«

Kl.: [beginnt zu weinen] »Jetzt haben Sie mich wieder. Aber was bringt mir das, zu weinen?«

Th.: »Nun, mit ein wenig Mitgefühl könnten wir fragen: Was können wir hier und jetzt für Sie tun, damit Sie ein wenig Entlastung erfahren?«

Experten-Fehler

Miller und Rollnick (S. 60–66) warnen vor möglichen Fallen im Beziehungsaufbau, z. B. zu viel in die Anamnese, klinische Diagnostik und Analyse zu investieren und sich zu sehr als Experte aufzuspielen. Dadurch entsteht ein Gefälle in der therapeutischen Beziehung, und es werden falsche Erwartungen ausgelöst. Ebenso halten sie es für ungünstig, wenn Therapeuten vorschnell auf die Lösung von Problemen fokussieren, obgleich die Klienten emotional und beziehungsmäßig noch gar nicht bereit sind. Suchttraumatisierte erwachsene Kinder haben abhängige Denkstrukturen verinnerlicht, die sie empfänglich dafür machen, sich dem angeblichen Expertentum des Psychotherapeuten zu unterwerfen. Als Helferkinder glauben sie, dass es zu jedem Problem die richtige Lösung gibt und der Therapeut sie ihnen schon sagen und dann alles gut werden wird. Solchen abhängigen Tendenzen ist von Beginn der Therapie an entgegenzuwirken, indem die Hilfe zur Selbsthilfe und das Expertentum des Klienten für sein Leben und auch für die Suche nach Auswegen aus seiner Misere hervorgehoben werden (S. 38–39). Der Therapeut ist dabei verlässlicher Partner und Begleiter, der dem Prozess des Klienten Raum gibt. Nicht mehr und nicht weniger!

Die 40-jährige Frau L. wird gezielt von einer Fachstelle an mich als Fachmann für das Suchttrauma vermittelt. Sie ist Krankenpflegerin, kompetent darin, für andere da zu sein. Zu sich selbst hat sie indes keinen emotionalen Zugang, sie kann sich nicht an die Kindheit erinnern und es fällt ihr, bedingt durch Scham und Misstrauen, schwer, über sich zu reden. In ungefähr der zehnten Stunde versteckt sie sich mal wieder hinter dem Satz: »Ich weiß nicht.« Ich frage sie, aus welchem Anliegen sie eigentlich die Therapie aufgesucht habe. Die nächste Sitzung eröffnet sie ärgerlich: »Ich habe Sie absichtlich aufgesucht, weil ich dachte, Sie seien ein Experte für das, was ich habe, und Sie können mir helfen. Und dann fragen Sie, was ich habe. Dass ich Ihnen das erklären muss, macht mich irgendwie sauer.« Wir sprechen über ihr und mein Expertentum, und ich vermittle ihr den Grundgedanken der Hilfe zur Selbsthilfe: »Psychotherapie ist anders als Krankenpflege. Nicht ich versorge Ihre Wunden, sondern ich begleite Sie zu lernen, Ihre Wunden selbst zu versorgen.« Auch zeige ich ihr auf, dass wir uns in der Therapie nicht um ihre Anliegen kümmern können, wenn sie sie nicht anspricht: »Bitte helfen Sie mir, damit ich Ihnen helfen kann!«

5.1.2 Komplementäre Beziehungsgestaltung

Die genaue Analyse der individuellen Planstruktur der Klienten (3.2.5) ist die Grundlage für die komplementäre Beziehungsgestaltung. Sie hilft dem Therapeuten, durch die Orientierung an den Oberplänen dafür zu sorgen, »dass der Patient Erfahrungen im Sinne wichtiger motivationaler Schemata macht, die er in seinem realen Leben gegenwärtig sonst nicht erfolgreich realisieren kann« (Grawe, 2000, S. 538). Sachse (2016, S. 68–92) führt dafür eine wichtige Unterscheidung zwischen Motiv- und Spielebene ein. Die Spielebene ist vonseiten des Klienten durch intransparentes, manipulatives Handeln gekennzeichnet. Daher sollte sich der Therapeut auf der Spielebene behutsam abgrenzen, um dysfunktionales Verhalten nicht zu verstärken, und sich ausschließlich auf der Motivebene »bedürfnisbefriedigend« verhalten. Dadurch werden die Wünsche und Erwartungen des Klienten durch den Therapeuten »gesättigt«, und die Pläne werden für den Klienten weniger relevant. Dieser baut in Folge dysfunktionales Verhalten ab und wird offen dafür, neue Erlebens- und Verhaltensweisen zu entwickeln und auszuprobieren.

Als Beispiel sei hier die typische Gewohnheit der Helferkinder genannt, stets zu lächeln und sich gut gelaunt zu geben. Die Kinder haben in der Suchtfamilie gelernt, dass sie nur Aufmerksamkeit erhalten, wenn sie fröhlich sind. Auch in der Therapie werden die Klienten sich nach dem Gute-Laune-Muster verhalten, um die Aufmerksamkeit des Therapeuten zu verdienen. Bekommen sie hingegen Zuwendung vom Therapeuten, die dauerhaft, also nicht kontingent, zum aufgesetzten Lächeln gegeben wird, lernen sie, dass dieses nicht notwendig ist, um gesehen zu werden, und sie reduzieren im besten Fall ihr unechtes Verhalten. So machen sie erstens eine neue Beziehungserfahrung, in ihrem Sosein angenommen zu werden, und gewinnen zweitens Freiräume, um z. B. zu lernen, sich mit der Trauer und Unzufriedenheit zu beschäftigen, die sie durch die aufgesetzte Fröhlichkeit verbergen.

Frau A. ist 30 Jahre alt und verhält sich in der Therapie histrionisch kokettierend. Sie war die Prinzessin ihres alkoholkranken Vaters. Die Anfangsphase der Therapie ist therapeutisch eine Gratwanderung zwischen gleichermaßen Anerkennung und Abgrenzung. Hilfreich dabei ist, dass Frau A. gut reflektieren kann und Humor hat. Nachdem wir ein sicheres Arbeitsbündnis und ausreichend Beziehungskredit aufgebaut haben, spiegele ich ihr das große Bedürfnis nach Anerkennung und frage sie, wie es wäre, wenn das Bedürfnis gesättigt sei. Sie ist zunächst sprachlos, dann sackt sie in sich zusammen und findet folgende Worte: »Ich will nicht mehr kämpfen.« Der Satz befremdet sie. Sie versteht, dass sie ihr ganzes Leben immer um Anerkennung gekämpft hat, doch sie hat noch keinen Gegenentwurf, kann das Nicht-Kämpfen nicht positiv definieren. Nichtsdestotrotz haben wir eine neue Ebene der Zusammenarbeit gewonnen.

Ein weiteres wichtiges Konzept ist das des Beziehungstests (Caspar, 2007, S. 192–193; Sachse, 2009, S. 38–40). Klienten sorgen durch

Tests für Klarheit und überprüfen, ob der Therapeut ihre interaktionellen Befürchtungen erfüllt oder entkräftet. Erwachsene Kinder aus Suchtfamilien könnten z.B. wochenlang vergessen, den Anamnesebogen auszufüllen, und darüber überprüfen, ob der Therapeut vorwurfsvoll oder beschämend reagiert, wie sie es in der Kindheit erfahren haben. Wenn der Therapeut nämlich die Tests der Klienten nicht besteht, »passt dieses Ergebnis zum Plan, sich zu bestätigen, dass die Welt nicht verlässlich ist, und alles zu tun, um sich nicht auf eine Beziehung einzulassen, die in dieser Hinsicht enttäuschend sein könnte« (Caspar, 2007, S. 193). Ein Beziehungstest ist keine einfache Situation für den Therapeuten, der ihn erkennen und sich ihm stellen sollte. Wenn der Therapeut den Test besteht, indem er sich angemessen behauptet, ohne indes die Befürchtungen des Klienten zu bestätigen, und dabei noch die Motive des Klienten validiert, dann »kommt es zu einer korrektiven Erfahrung« (Grawe, 2000, S. 564).

Frau G. ist 35 Jahre alt. Sie wächst in einer Alkoholikerfamilie auf, in der nur Leistung und Geld zählen. Sie überträgt diese Anspruchshaltung auf die Therapie, indem sie ambitionierte Veränderungsziele formuliert. Es wird allerdings deutlich, dass ihre Bereitschaft zu Konsequenz und Disziplin eher gering ist. Wir arbeiten heraus, dass ihr motivorientiert Anerkennung, Solidarität und Lebensgenuss wichtig sind. Therapeutisch unterstütze ich sie, ihren Oberplänen entsprechende Therapieziele zu formulieren, unter anderem mehr Selbstannahme zu entwickeln und mehr positive Aktivitäten zu verwirklichen. Mein Beziehungsangebot testet Frau G. im Folgenden immer wieder, indem sie mir Versprechungen macht, was sie verändern will: »Das werde ich tun, ganz bestimmt, versprochen! Sie werden sehen.« In solchen Fällen interveniere ich gleichermaßen provokativ wie wertschätzend: »Gerade klingen Sie wie eine Trinkerin, die das Blaue vom Himmel verspricht. Ich finde Sie so, wie Sie sind, ganz sympathisch. Meinetwegen dürfen Sie gerne so bleiben.« Als Reaktion lacht sie stets erleichtert. Wir würdigen ihre erstaunliche Leistung, dass sie in einer süchtig »verseuchten« Familie als Einzige nicht säuft. Danach können wir stets an den sie interessierenden Themen weiterarbeiten.

5.1.3 Störungsspezifische Strategien der Beziehungsgestaltung

Zwar haben Verhaltenstherapeuten in der Praxis die Relevanz des Beziehungsaspekts durchaus beachtet, doch in der Konzeptentwicklung wurde dem lange Zeit nicht angemessen Raum gegeben (Lammers, 2017). In den letzten zwei Jahrzehnten wurde hier nachgebessert. Durch den amerikanischen Psychologen James P. McCullough (2011) wurden störungsspezifische Strategien der Beziehungsgestaltung in den verhaltenstherapeutischen Ansatz eingeführt und etabliert. In seinem Ansatz Cognitive Behavioral Analysis System of Psychotherapy (CBASP) verbindet er schulenübergreifend tiefenpsychologische, personzentrierte und verhaltenstherapeutische Methodik. Die von McCullough beschriebenen interpersonellen Strategien sind nicht neu, sondern seit Langem ein grundlegender Bestandteil der personzentrierten Methodik (Finke, 1994, S.78–103).

Cognitive Behavioral Analysis System of Psychotherapy (CBASP)

Durch die traumatischen Erfahrungen kommen suchttraumatisierte Betroffene oft zunächst mit einer misstrauisch distanzierten oder unsicher vermeidenden Haltung in die Psychotherapie. Je stärker die Erkrankung chronifiziert und depressiv eingetönt ist, desto negativer ist der Blick der Klienten auf andere verzerrt (Schemata Entfremdung, Misstrauen, Negativität). Sie sind isoliert in ihrer pessimistischen Sicht auf die Welt und können sich schlecht in andere hineinversetzen. Dementsprechend ist ihnen oftmals die Fähigkeit abhandengekommen, zwischenmenschliches Feedback angemessen einzuordnen. Die Folge ist, dass die Entwicklungsfähigkeit beeinträchtigt ist. Im Schutzraum der therapeutischen Beziehung können die Klienten korrigierende Erfahrungen sammeln.

Aufgrund ihres traumatischen Misstrauens, durch den Therapeuten ebenfalls ausgenutzt, beschämt oder abgelehnt zu werden, ist die Beziehungsgestaltung besonders zu Beginn der Therapie eine Gratwanderung. Um die Klienten aus der Isolation zu befreien, einen Kontakt herzustellen und so überhaupt erst heilsame therapeutische Begegnung zu ermöglichen, kann es daher – über die Strategien des Motivational Interviewing und der komplementären Beziehungsgestaltung hinausgehend – hilfreich sein, zwei Vorgehensweisen des CBASP zu nutzen, die als Interpersonelle Diskriminationsübung (IDÜ) und Diszipliniertes Persönliches Einlassen (DPE) benannt werden. In beiden Fällen gibt der Therapeut eine direkte und kongruente Rückmeldung in Bezug auf Aussagen oder Verhalten des Klienten.

1. **Interpersonelle Diskriminationsübung**: Die Klienten lernen zu unterscheiden, dass sie zwar als Kinder hilflos schlimmen Situationen ausgeliefert waren, doch ihnen im *Hier und Jetzt* der therapeutischen Begegnung keine Gefahr droht (McCullough, 2011, S. 48–53). Z. B. könnte man intervenieren: »Wie hätte Ihre Mutter darauf reagiert? Wie hat es sich damals angefühlt? Was bedeutet es Ihnen, dass ich heute anders darauf reagiere?« oder »Damals waren Sie klein und angewiesen. Heute sind Sie groß und sitzen mir gleichberechtigt gegenüber. Macht dies einen Unterschied für Sie?« Sie lernen Vergangenheit und Gegenwart bzw. Erinnerung und aktuelles Erleben zu differenzieren, was in der Arbeit mit Klienten mit Traumafolgestörungen eine wesentliche heilsame Erfahrung darstellt (siehe 5.6.4).

2. **Diszipliniertes Persönliches Einlassen**: Bei dieser Strategie verbalisiert der Therapeut sein unmittelbares, emotionales Erleben in Bezug auf die Klienten (S. 81–117). So könnte er ansprechen: »Wenn Sie andeuten, dass Sie die Therapie abbrechen, wenn wir nicht schneller vorankommen, fühle ich mich unter Druck gesetzt.« oder »Ich fühle mich verunsichert, wenn Sie mich bei unseren Gesprächen nicht dazwischenkommen lassen.« Dies soll den Klienten vor Augen führen, was ihr Verhalten im Gegenüber bewirkt. Sich als Therapeut selbst mit eigenen Impulsen einzubringen ist förderlich, um 1. ein Arbeitsbündnis aufzubauen, 2. die Wirksamkeit anderer Interventionen zu steigern und 3. neue Beziehungsfähigkeiten zu entwickeln, die die Klienten in ihr Leben transferieren können.

Interpersonell ein Arbeitsbündnis aufbauen

Die stillen Kinder bringen gewöhnlich abhängige Auffälligkeiten und Schemata mit. Diese äußern sich vor allem in der Anfangsphase der Psychotherapie auch in der impliziten Tendenz, den Therapeuten als Fachmenschen auf einen Sockel zu stellen, ihm die Verantwortung zuzuschieben und von ihm Lösungen der eigenen Leiden und Probleme einzufordern. Hier ist es von Beginn an bedeutsam, sich als Therapeut abzugrenzen und die gegenseitigen Verantwortlichkeiten zu klären. Da die Muster eine hohe Löschungsresistenz haben, bedeutet es aufseiten des Therapeuten auch, beharrlich zu sein.

Kl.: Was würden Sie an meiner Stelle tun?
Th.: Sie lasten mir gerade die Verantwortung für Ihr Handeln auf. Es reicht mir, für mich selbst verantwortlich zu sein.
Kl.: Aber ich weiß nicht, was ich tun soll.
Th.: Es ist mir eine Freude, Sie zu begleiten, Ihre Hilflosigkeit zu überwinden und selbst herauszufinden, was Sie tun wollen.

Das Misstrauen der stillen Kinder ist ein weiterer schwieriger Aspekt. Sie lassen niemanden an sich heran. Nicht selten verschweigen sie infolgedessen ihre suchttraumatisierte Betroffenheit in der Therapie. Auch diesbezüglich sind interpersonelle Strategien hilfreich und wirksam, um behutsam und geduldig zwischenmenschliche Mauern ab- und einen vertrauensvollen, helfenden Kontakt aufzubauen. Mit dem wachsenden zwischenmenschlichen Vertrauen werden die Klienten sich öffnen und ihre belastenden Erfahrungen erinnern und erzählen.

Die 20-jährige Frau B. ist sehr ängstlich und verschlossen. Eine Arbeitsmaßnahme schwänzt sie, weil sie sich von anderen Teilnehmern abgelehnt fühlt. Der Mutter verheimlicht sie dies. Ich bin der Einzige, mit dem sie spricht. Wiederholt spreche ich ihre Zukunftsaussichten an, doch sie blockt es ab. Ich teile ihr mit, dass ich mir wie ein Vater Sorgen mache, weil sie sich nur zurückzieht und untätig bleibt. Fast ein halbes Jahr später, sie hat sich erfolgreich eine Arbeitsstelle gesucht, fragt sie mich, ob ich mir immer noch Sorgen mache. Ich antworte, dass die Sorgen noch da, aber viel kleiner geworden seien. Dann spiegele ich ihr: »Eigentlich gefällt es Ihnen, dass ich mir wie ein Vater Sorgen mache, oder?« Sie antwortet mit einem Grinsen: »Kann sein.« Erst jetzt, als sie sich zunehmend sicher fühlt, offenbart sie, dass ihr Vater Alkoholiker ist.

Wirksamkeit anderer Interventionen steigern

Wenn die Klienten im inneren Gefängnis von Unsicherheit oder Misstrauen festsitzen und kein gegenseitiger Kontakt entsteht, erreichen sie therapeutische Interventionen kaum und können wenig Wirkung entfalten. Interpersonelle Strategien können in solchen Fällen wie ein Triebmittel wirken. Im folgenden exemplarischen Fall schaffen die persönlichen Einlassungen des Therapeuten die Grundlage dafür, dass sich der Klient anderen Interventionen öffnet.

Herr R. geht auf die 50 zu. Die Kindheit war unglücklich, und in der Schule hat er versagt. Erst auf dem zweiten Bildungsweg kämpft er sich frei, holt das Abitur nach und studiert. Er baut ein erfolgreiches Unternehmen auf. Sein Leben besteht fast nur aus Arbeit. Die Frau, die Kinder und vor allem die eigenen Wünsche spielen eine untergeordnete Rolle. Die ersten eineinhalb Jahre Psychotherapie vergehen, ohne dass er irgendetwas in seinem Leben verändert. Doch er kommt gerne in die Therapie, und wir disputieren den hohen Preis seiner beruflichen Einengung.
Dann liegt er für zwei Wochen mit schmerzhaften Magen-Darm-Problemen im Krankenhaus. Es sei keine somatische Ursache gefunden worden. Herr R. hält es für naheliegend, dass es eine Stressfolge seiner Arbeitssucht ist. Ich interveniere: »Seit einem Jahr schaue ich Ihnen nun zu, wie Sie sich schädigen und zugrunde richten. Ich fühle mich ganz ohnmächtig in meiner Sorge um Sie. Gleichgültig, was ich sage, Sie hören mir nicht zu. Genauso wie Sie auch Ihrer Frau, Ihrer Schwiegermutter und

Ihren Freunden nicht zuhören.« Das trifft ihn, und er weint erstmalig. In der Restzeit der Sitzung atmen wir achtsamkeitsbasiert in den Bauch und explorieren erlebensaktivierend die vermiedenen Gefühle, die sich in der Verhärtung somatisiert haben: Schmerz, Trauer und Verletzung. Langsam wird der Bauch weicher, beim Rausgehen meint er: »Das Krankenhaus hätte ich mir sparen können.« Im Folgenden beginnt er, über die traumatischen Erfahrungen der Kindheit zu sprechen, und erst als wir diese durchgearbeitet haben, entwickelt er das nötige Selbstmitgefühl, das Arbeitspensum zu reduzieren.

Neue Beziehungsfähigkeiten entwickeln

Kindern aus Suchtfamilien mangelt es gewöhnlich an positiven Beziehungserfahrungen. Durch empathische, wertschätzende und komplementäre Methoden erfahren die Klienten ausgleichende liebevolle Annahme und Nachbeelterung. Persönliches Sich-Einlassen des Therapeuten geht indes darüber hinaus. Der Therapeut wechselt die Rolle vom emotionalen Versorger und wird zum Kooperationspartner mit eigenen Gefühlen, Bedürfnissen, Gedanken und Bewertungen. Die Klienten erfahren positiv, dass unterschiedliches Erleben nebeneinander Geltung haben und sich sogar gegenseitig befruchten kann. Am Modell des Therapeuten verinnerlichen die Klienten, wie man Gefühle oder Bedürfnisse ausdrückt oder Meinungen und Interessen verhandelt, ohne zu invalidieren oder vorwurfsvoll zu werden.

Die 55-jährige Frau N. hat mehr als ein halbes Jahrhundert Sucht und Unglück durch suchtkranke Eltern und einen spielsüchtigen Ehemann hinter sich. Sie ist motiviert und nutzt die ambulante Behandlung. Sie befreit sich von ihrem Mann und den Fesseln ihrer traumatischen Lebensgeschichte und baut sich mit Hilfe der Psychotherapie ein eigenständiges Leben auf. In einer fortgeschrittenen Sitzung wiederholt sich ein Muster, welches in der gesamten Therapie wiederkehrend auftritt. Wir arbeiten gut an einem Thema, doch nach und nach wird Frau N. immer stiller und zögerlicher, verstummt und geht aus dem Kontakt. Ich bemühe mich, aber wie Sand zwischen den Fingern verliere ich den Kontakt zu ihr. In der nächsten Sitzung erzähle ich ihr von meinen authentischen Gefühlen der Ohnmacht, Unsicherheit und Leere, wenn sie mal wieder aus unserem Kontakt wegtaucht. Frau N. kennt diese Gefühle alle gut. Achtsam explorieren wir ihr leeres Bauchgefühl, und es wandelt sich zu einem Gefühl der tiefen Zufriedenheit, Wärme und Ruhe.

Frau N. erinnert sich daran, dieses Gefühl schon einmal im Leben ähnlich stark erfahren zu haben, als sie an einem sonnigen Frühlingstag mit dem Fahrrad zu ihrer ersten, gerade bezogenen Wohnung fuhr. Sie habe die gewonnene Freiheit hemmungslos genossen. Ab da etabliert sich ein neues Miteinander in der Therapie: Wir diskutieren Themen zunehmend kontrovers, arbeiten Gemeinsamkeiten und Unterschiede in unserem Erleben und Verhalten heraus. Sie traut sich nun, mir in meinen Versuchen, sie zu verstehen, zu widersprechen oder mich zu korrigieren. Ihr neues, selbstbewusstes Verhalten führt schließlich dazu, dass wir die Psychotherapie nach zweieinhalb Jahren beenden können.

5.1.4 Der Therapeut als erfahrbares Gegenüber

»Die Beziehung zum Du ist unmittelbar. Zwischen Ich und Du steht keine Begrifflichkeit, kein Vorwissen und keine Phantasie; und das Gedächtnis selber verwandelt sich, da es aus der Einzelung in die Ganzheit stürzt. Zwischen Ich und Du steht kein Zweck, keine Gier und keine Vorwegnahme; und die Sehnsucht selber verwandelt sich, da sie aus dem Traum in die Erscheinung stürzt. Alles Mittel ist Hindernis. Nur wo alles Mittel zerfallen ist, geschieht die Begegnung.« (Buber, 1994, S.15–16)

Die folgenden Ausführungen basieren auf dem personzentrierten Therapieprinzip der Kongruenz bzw. den Techniken der Selbsteinbringung und des Beziehungsklärens (z.B. Finke, 1994, S.95–103). Schmid (2007, S.42–46) bezeichnet dies trefflich als »Begegnung: in un-mittel-barer Präsenz miteinander und einander gegenüber«. Suchttraumatisierte erwachsene Kinder kompensieren ihren Mangel an Selbst- und Beziehungserfahrungen durch Sicherheits- und Kontrollstrategien bzw. durch eine internalisierende Anpassung an Normen von Richtig und Falsch. Deswegen brauchen sie einen einfühlsamen und verständnisvollen Therapeuten, der ihre ausgeblendeten Beziehungsbedürfnisse wahrnimmt und ihnen im therapeutischen Setting in ihrer sprachlosen Sehnsucht entgegenkommt. Überdies benötigen sie ein engagiertes Gegenüber. Einen Mitmenschen, der selbst mit beiden Beinen mehr oder weniger sicher bzw. unsicher im Leben steht und der seine mit-erlebbaren Stärken und Schwächen hat. Eine Person, an der sie sich auch mal reiben, zu der sie hochschauen und über deren menschliche Schwächen sie genauso herzlich lachen dürfen. Als Modell sollte der Therapeut möglichst offen mit seinen Empfindlichkeiten, Überforderungen, Ängsten und Macken umgehen können.

Viele Probleme der suchttraumatisiert Betroffenen sind nicht lösbar, z.B. die elterliche Sucht und die damit verbundene Verletzbarkeit. Es ist genau das Problem, dass sie unlösbare Probleme versuchen zu lösen (Hayes et al., 2014, S. 97–115). Dafür brauchen sie einen Solidarpartner auf Augenhöhe, der ihre Leiden ungeschminkt beim Namen nennt und der auch mal das ausspricht, was sie sich nicht erlauben zu denken und zu fühlen. Und sie brauchen einen »Mitspieler«, der ihnen einen Spielraum bietet, in dem sie sich angstfrei selbst erkunden und ausprobieren können, in dem sie (Selbst-)Erfahrungen nachholen können, die sie in der Kindheit vermisst haben: sich fallen lassen, entspannen, spielen und toben, weinen, seufzen und fluchen, streiten, wüten, lachen, tanzen oder singen. Wenn es manchmal ans Eingemachte geht oder sie Krisen haben, benötigen sie schließlich ein anpackendes Gegenüber, welches ihnen Halt gibt, für Klarheit sorgt und ihnen manchmal auch einen gangbaren Weg weist.

Als therapeutisches Gegenüber begehen wir in der Begegnung und Arbeit mit »schwierigen« Klienten Fehler. Vor allem zu Beginn der Behandlung, wenn wir die Komplexität und Widersprüchlichkeit des Falles noch nicht verstehen, treten wir unabwendbar in Fettnäpfchen. Typische therapeutische Fehlleistungen in der Arbeit mit komplex traumatisierten Klienten sind:

- die Stärke des Leidens und der Störung geringschätzen
- auf die abhängigen Schemata hereinfallen und für die Klienten arbeiten
- die Ambivalenzen übersehen und die Veränderungsmotivation überschätzen
- zu viel Mitgefühl haben und sich überengagieren
- fortwährend zu viel mitmenschliche Nähe oder zu viel objektiven Abstand einnehmen und nicht flexibel mit Nähe und Abstand arbeiten
- an den falschen und unlösbaren Problemen herumdoktern und dabei simplifizierende und unbrauchbare Ratschläge geben
- die eigene Hilflosigkeit nicht wahrnehmen und durch unnötigen Technikeinsatz übertünchen

Wir können in der Beziehungsarbeit mit suchttraumatisierten erwachsenen Kindern besonders aber einen großen Fehler begehen, nämlich nichts oder zu wenig zu machen, also zu abstinent zu bleiben. Diesen Mangel kennen die Betroffenen aus der Kindheit. Sie verhungern emotional am ausgestreckten Arm. Als Therapeuten werden wir uns in die Problematik der Klienten verstricken, wenn wir uns solidarisieren und engagieren, und wir werden uns irren und Falsches sagen. Nach unserer Meinung geht es nicht darum, dies gänzlich zu verhindern. Wir sind als Mit-Mensch nicht perfekt. Unachtsamkeiten, Fehleinschätzungen und Schnitzer werden uns unterlaufen, und es geht nur darum, dass wir offen, achtsam und akzeptierend damit umgehen. Fehler kann man korrigieren, Nichtstun ist unwiderruflich. Der Therapeut ist in seinem suchenden und selbstkorrigierenden Bemühen ein Vorbild für die Klienten.

Frau G. ist noch jung, sehr depressiv und schon länger in Therapie. Sie profitiert gut von der Behandlung, findet z. B. einen

Freund und bezieht eine eigene Wohnung. In eine Sitzung kommt sie mit negativer und hoffnungsloser Stimmung: »Das bringt doch alles nichts«. Als Therapeut bin ich über ihre Abwertung gekränkt und versuche mit ihr die Folgen ihrer Negativität zu disputieren. Sie kommt noch schlechter drauf, und ich beharre auf meinen sokratischen Fragen. Im Nachhinein tut es mir leid, sie hilflos mit Disputationstechniken gepiesackt, statt ihren Weltschmerz solidarisch geteilt zu haben. Dies teile ich ihr zu Beginn der Folgesitzung mit: »Ich habe mich Ihnen gegenüber unsensibel wie ein Rindviech verhalten.« Meine Worte rühren sie, und sie betont, wie wichtig die Therapie für sie sei. Dann reflektiert sie, dass sie ebenso unsensibel sei. Wir haben ein neues, gemeinsames Thema. Im Folgenden lernen wir, Disputationen, die zu nichts führen, zu erkennen und abzubrechen und zurückzukehren zu einem wertschätzenden Dialog, und Frau G. lernt, ihren depressiven Grübelzwang abzumildern.

Dass eine solche therapeutische Selbsteinbringung als erfahrbares Gegenüber als eine akzeptanzbasierte Interventionsform verstanden werden kann und als Modell für die Klienten dient, nicht unnötig gegen störende Symptome, Gedanken oder Gefühle anzukämpfen, sondern sie als Teil ihrer inneren und sozialen Realität anzunehmen, wird in 5.5.3 zur Akzeptanz- und Commitment-Therapie näher ausgeführt.

5.2 Störungsmodell, Motivation und Ziele

Das Kapitel behandelt den psychotherapeutischen Themenkomplex aus Funktionsanalyse, Störungsmodell, Problemaktualisierung, Motivation, Ressourcen, Lebenswerten und Therapiezielen. Die von uns gewählte Reihenfolge ist willkürlich, und je nach Klienten kann sich das Vorgehen stark unterscheiden. Auch werden diese Therapieaspekte gewöhnlich an den Anfang der Behandlung verortet. Im Entwicklungsprozess von komplex traumatisierten Klienten tauchen sie allerdings ebenso im fortgeschrittenen Verlauf und auch am Ende der Therapie immer wieder in veränderter Form auf, sind dann stets neu zu verhandeln und gewinnen so an Tiefe. Klienten mit Traumafolgestörungen, die misstrauisch sind und unter Ängsten und Unsicherheiten leiden, brauchen gewöhnlich viel Sicherheit und Kontrolle, auch in der Therapie. Hier kann man die Stärken eines transparenten Verfahrens wie der Verhaltenstherapie ausspielen, indem man die Analyse, Ziel- und Therapieplanung für die Klienten nachvollziehbar gestaltet, gemeinsam Modelle erarbeitet, die Klienten immer wieder über therapeutische Möglichkeiten aufklärt, ihnen möglichst die Initiative überlässt und sie entscheiden lässt. Sie sollen ihre Entwicklung im Sinne des Selbstmanagements möglichst eigenmotiviert, -ständig und -verantwortlich voranbringen (Kanfer et al., 2012).

Nach unseren Erfahrungen gibt es suchttraumatisierte Klienten, die aktiv die Therapiesteuerung in die Hand nehmen. Therapeuten, die selbst gerne strukturieren, erleben diese Klienten vielleicht zunächst als anstrengender, doch ihre aktive Verantwortungsübernahme und die Strategie, sich als Therapeut zurückzulehnen, ist langfristig von Vorteil. Andere Betroffene verhalten sich in der Therapie hingegen eher passiv, geben vor, dem Therapeuten zu vertrauen, und schieben ihm die Verantwortung zu. Dies ist als eine Problemaktualisierung zu werten, diese Klienten übertragen ihr abhängiges Denken auf die Therapie. Hier ist anfangs mehr kompensierender Einsatz durch den Therapeuten gefordert. Später in der Therapie sollte die Schieflage mit Hilfe von interpersonellen Strategien angegangen werden, damit die Klienten mehr Eigeninitiative entwickeln.

5.2.1 Mikroanalyse und Störungsmodell

Es gibt unzählige Formen, Verhaltens-, Bedingungs-, Problem-, Funktions- oder Kontextanalysen durchzuführen. Die Mikroanalyse ist Arbeitsroutine für Verhaltenstherapeuten, und wir möchten Ihnen nur eine exemplarische Analyse vorstellen, die interessant ist, weil der Versuch, eine Analyse nach dem SORKC-Modell zu erstellen, zunächst an der typischen ängstlichen Gefühlsabwehr der suchttraumatisierten Klientin scheiterte. Sobald der Therapeut das emotionale Erleben ansprach, wechselte die Klientin das Thema. Die nachstehende Analyse wurde auf der Grundlage dieses vermeidenden Verhaltens vorgenommen.

Verhaltensanalyse

Situation: *Psychotherapiesitzung, Verhaltensanalyse, empathisches Bemühen des Therapeuten; Frau T. berichtet wechselnde konkrete Problemsituationen, in denen sie mit Trauer, Wut, Schuldgefühlen, Angst und Hoffnung reagiert hat.*

Organismus: *schuldhafte Bindung an die Mutter und Parentifizierung durch diese; Schemata des Kämpfens, der Selbstverleugnung und -aufopferung*

Körper: *Anspannung am ganzen Körper, hohe Erregung mit Herzklopfen*

Denken: *»Ich muss immer stark sein. Mitgefühl darf ich nicht zulassen, es macht mich klein. Ich darf nicht klein und schwach sein. Dann bricht alles zusammen.«*

Fühlen: *Angst (9)*

Verhalten: *Frau T. wechselt immer wieder das Thema und spricht eine andere Situation mit einem anderen Erleben an.*

¢–: *kurzfristig Reduktion der unangenehmen ängstlichen Anspannung*

C^-: *langfristig Erschöpfung, Leere, Kopfschmerzen, Ängste*

C^+: *kurzfristig äußere Kontrolle; langfristig Sicherheit und Orientierung durch Beibehalten des co-abhängigen Lebenskonzepts*

¢+: *kurzfristig keine Zuwendung und kein Mitgefühl; langfristig keine Selbstannahme, kein Selbstvertrauen und keine Bindungssicherheit*

Bei komplex traumatisierten Klienten braucht man nicht nur ein einziges Störungsmodell. Je nachdem, welche Beschwerden und Defizite vorliegen, benötigt man Modelle zu verschiedenen Störungen, die zu integrieren sind. Die Erarbeitung eines komplexen, individuellen Störungsverständnisses ist ein fortwährender Prozess der Anreicherung, Erweiterung und Vertiefung des Selbstverständnisses. Es gibt viele gute Störungsmodelle zu Depressionen, Ängsten, Persönlichkeitsstörungen, Psychosomatik oder Traumatisierungen. Jeder hat diesbezüglich seine Favoriten und seine bevorzugten Vorgehensweisen. Auch das Autorenpaar ist diesbezüglich nicht übereinstimmend. Der eine von uns liebt es, mit den Klienten kreativ und individualisiert ein Störungsverständnis anzuregen. Die andere greift gerne auf elaborierte Modelle aus der Literatur zurück. Beides hat Vor- und Nachteile. Anregungen für die Makroanalyse des Suchttraumas haben wir in den Kapiteln 2 und 3 ausreichend gegeben. Die folgende Fallvignette ist ein Beispiel dafür, wie eine Klientin begleitet wird, nach und nach ein Problemverständnis zu entwickeln. Der Fall ist exemplarisch, weil die Klientin starke selbstverleugnende, fremdorientierte und genussfeindliche Schemata aufwies und sie motivational sehr ambivalent war.

Die beinahe 50-jährige Frau R. kommt sehr aufgeregt zur 15. Sitzung. Bis dahin hat sie sich nicht an emotionale Inhalte herangetraut. Sie berichtet, dass man ihr in der Selbsthilfegruppe für Angehörige zurückgemeldet habe, dass sie sich hinter ihrem Lächeln verstecke. Frau R. ist ein wenig empört, dass man ihr angeblich unterstellt hat, unehrlich zu sein, und sie versteht die Rückmeldung nicht. Doch sie hat mitbekommen, dass die anderen Teilnehmer es freundlich meinten. Ich biete ihr an, zu explorieren, was sich hinter ihrem Lächeln versteckt. In dieser und den nächsten Sitzungen traut sie sich, genauer hinzuschauen.
Frau R. lächelt immerzu, weil …
… sie vergessen will, sich für ihre kaputte Herkunftsfamilie und ihren alkoholkranken Vater zu schämen.

… sie die Ängste und Schamgefühle ihrer Vergangenheit loswerden will.
… sie ihre Wut ausblendet, zu kurz zu kommen.
… sie den Schmerz über ihr unglückliches Leben nicht spüren will.
… sie Unzufriedenheit mit dem Familienleben ausblendet.
… sie sich nicht zugesteht, erschöpft zu sein und Erholung zu brauchen.
… sie sich es nicht wert ist, ihre Wünsche zu leben.
… sie sich hässlich findet.
… sie Angst hat, dass niemand sie mag, wenn sie zeigt, was sie wirklich denkt und fühlt.

5.2.2 Problemaktualisierung

Klienten übertragen ihre Probleme auf das therapeutische Setting. Vor allem zu Beginn der Behandlung geschieht dies ununterbrochen. Schon der erste Kontakt, wie der Klient in die Praxis tritt, uns begrüßt oder ansetzt zu sprechen, birgt reichlich Informationen über die Problemstellung. Das Auftauchen und die Bewusstmachung der Probleme im Hier und Jetzt der therapeutischen Sitzung ist Voraussetzung für eine effektive Bearbeitung der Probleme. Es ist eine Chance, gemeinsam herauszufinden, was die Klienten im Rahmen der Therapie an Unterstützung brauchen, um ihre Probleme wahrzunehmen und anzugehen. Dies ist wiederum die Blaupause dafür, dass die Klienten Problemlösungen für ihren Lebensalltag entwickeln können.

Beispielsweise ist es symptomatisch für suchttraumatisierte Klienten, dass sie zu Beginn der Sitzung aufgeregt über das Verhalten anderer berichten, ohne Auskunft über sich zu geben. Mit der Zeit kann dies zu einem gemeinsamen, liebevollen Ritual werden: »Sie haben mir ganz viel erzählt, und ich höre heraus, dass die Erlebnisse Sie aufregen. Mögen Sie mal in Ihre ganze Aufregung hineinatmen und in Ruhe schauen und sortieren, was Sie selbst empfinden, fühlen und denken?« oder »Sie haben mich ausführlich darüber informiert, was Ihre Eltern/Ihr Partner/Ihr Kind/Ihre Freunde/Ihr Vorgesetzter etc. für Probleme hat/haben. Was halten Sie davon, wenn wir nun gemeinsam schauen, was Ihr eigenes Problem in der Sache ist und was wir hier und heute für Sie tun können.« Erst nachdem die eigentliche Problematik gründlich in allen Qualitäten geklärt ist, kann sie mit geeigneter, weiterführender Methodik bearbeitet werden. Es ist nicht unwahrscheinlich, dass sich die Problematik der Klienten auch in Diskrepanzen oder Konflikten mit dem Therapeu-

Tabelle 4: Beispielhafte Problemaktualisierungen

Problem	Aktualisierung im Verhalten
Selbstverleugnung, Fremdorientierung	Frau G. ist stark geschminkt, sitzt kerzengerade und berichtet ausschließlich über die Eskapaden ihrer alkoholkranken Eltern und ihres spielsüchtigen Sohnes.
Vermeidung von Angst und Scham	Frau T. springt von Thema zu Thema. Herr M. schließt die Augen, atmet betont langsam: »Ich spüre nichts.« Frau B. weint immer, wenn es um Herausforderungen und Prüfungen geht: »Ich kann nicht.«
Mangel an Wohlfühlen, Spontaneität, Entspannung und Genuss	Frau S. denkt, dass Therapie harte Arbeit ist und sie immerzu Probleme aufbieten soll, für die Lösungen zu finden sind. Herr B. schreibt in der Therapie mit, um sich alles zu merken.
Mangel an Selbstwertgefühl, negatives Selbstbild	Frau S. äußert: »Ich habe nichts Interessantes zu berichten.« Frau L. trägt ausschließlich schwarze Klamotten.
Mangel an Selbstfürsorge	Frau W. ist müde und friert. Sie lehnt einen heißen Tee, eine Decke und das Angebot, die Beine hochzulegen, ab.
Vermeidung von Unzufriedenheit und Wut	Frau D. atmet flach, legt die Hände in den Schoß und sitzt regungslos da. Frau S. gibt nur wohlüberlegte Antworten. Sie lächelt immerzu und ist formvollendet höflich.
Vermeidung von Trauer und Verletzung	Frau I. diskutiert Aussagen des Therapeuten. Frau J. regt sich endlos über ihren Chef und sein unverantwortliches Verhalten auf.
Abhängigkeit	Frau D. idealisiert den Therapeuten, dass er ein toller Vater sei, fragt ihn wiederholt, was sie tun soll.

ten aktualisiert. Solche zwischenmenschlichen Störungen haben unbedingt Vorrang und sind möglichst so zu klären, dass die Kooperation an Tiefe und Vertrauen gewinnt (5.1.3, 5.1.4 und 5.2.3). In Tabelle 4 sind typische Problemaktualisierungen von suchttraumatisierten Klienten im therapeutischen Setting aufgeführt.

Im geschützten Rahmen der Therapie können die Klienten möglichst angstfrei ein Bewusstsein ihrer problematischen Erlebens- und Verhaltensmuster entwickeln. Z.B. können sie spüren lernen, dass sie durch flaches Atmen ihre Gefühle wegmachen oder ihre Bedürfnisse nach Fürsorge und Trost abwehren. Sie sollen das Problemverhalten nicht abstellen, vielmehr einen Zugang dazu finden und es analysieren: Wie erfahre ich das Problem körperlich, emotional und gedanklich? Welche Vorteile habe ich unmittelbar durch das Verhalten? Was vermeide ich dadurch? Welche nachteiligen Folgen hat es für mich selbst, aber auch für die Interaktion mit anderen? usw. Die Problemaktualisierung ist erlebensaktivierend (5.5.1). Ein erarbeitetes Störungsmodell gewinnt ausschließlich über eine gelungene Problemaktualisierung erfahrbaren Wert für die Klienten und schafft so die Basis für eine nachhaltige, intrinsische Veränderungsmotivation.

5.2.3 Klärung von Motivation

Bei Miller und Rollnick (2015, S.185–249) wird die therapeutische Maßnahme als Evokation von Veränderungsmotivation bezeichnet. Wir halten diese Begriffswahl für unglücklich, weil sie assoziieren lässt, dass Motivation durch den Therapeuten herbeigerufen oder beschworen wird, was keinesfalls im Sinne der Autoren ist. Wir sprechen daher lieber von Klärung der Motivation. Es ist ein wichtiger Aspekt der Prozessdiagnostik, fortwährend die aktuelle Motivationslage einzuschätzen. Das transaktionale Stufenmodell (DiClemente et al., 1991) bietet sich dafür auch in der Psychotherapie des Suchttraumas an. Die motivationale Einordnung hilft, gemeinsam mit den Klienten passgenaue Vorgehensweisen abzustimmen. Beispielsweise macht es wenig Sinn, im Stadium der Absichtsbildung

Methoden der Kognitiven Umstrukturierung oder der Exposition einzusetzen. Dadurch würde das zarte Pflänzchen der sich noch in Entwicklung befindlichen Motivation platt getreten. In Tabelle 5 sind Verbalisierungen einer 40-jährigen Klientin mit ausgeprägter selbstaufopfernder Neigung aufgeführt, die für die verschiedenen Stadien stehen.

Tabelle 5: Ein Fallbeispiel für die motivationalen Stadien

Stadien	Beispiele Verbalisierungen
Absichtslosigkeit	»Sie glauben es nicht, meine Mutter ist wieder rückfällig geworden. Was soll ich bloß tun, damit sie aufhört?«
Absichtsbildung	»Mein ganzes Leben habe ich für andere gelebt, für meine Mutter, für meinen Mann, für die Kinder, für die Schwiegermutter. Manchmal frage ich mich schon, wo komme ich vor.«
Vorbereitung	»Das Leben ist viel zu kurz, um nur für andere da zu sein. Ich bin so wütend. Ich will für mich leben.«
Handlung	»Ich will nicht, dass meine Schwiegermutter in unsere Wohnung eindringt. Ich werde ihr morgen den Schlüssel abnehmen.«
Aufrechterhaltung	»Mein Mann hat kritisiert, dass ich in letzter Zeit unfreundlich zu seiner Mutter bin. Ich bin nur konsequent. Wenn er keine Grenzen setzt, ist es sein Problem. Sie soll aufhören, sich einzumischen. Ich brauche Abstand.«
Abschluss	»Wenn Sie erzählen, wie nachgiebig ich früher war, dann kommt mir das heute komisch vor. Sie haben recht, damals hatte ich Angst davor, wütend zu werden. Das ist heute echt anders. Man muss es nicht übertreiben, aber es fühlt sich irgendwie fast gut an.«

Die Veränderungsmotivation der suchttraumatisierten erwachsenen Kinder ist gewöhnlich zu Beginn der Therapie ambivalent. In der Rolle der Helferkinder sind sie tendenziell als übermotiviert einzustufen. Die Helferkinder wünschen sich einfache und schnelle Lösungen und sind geübt darin, anzupacken, Kompromisse zu schließen und zurückzustecken. Doch eine vereinfachende und vorschnelle Problemlösung würde der komplexen und verletzten Problematik nicht gerecht werden. Die Verletztheit ist eher mit der Rolle der stillen Kinder assoziiert. Doch in diesem Anteil sind die Betroffenen ängstlich, schweigsam und zurückgezogen und aufgrund der starken Gefühls- und Bedürfnisvermeidung zunächst eher weniger motiviert, etwas zu verändern. Beide Rollen sind in der Person desintegriert und labil, die Betroffenen wechseln zwischen den motivationalen Zuständen hin und her.

Suchttraumatisierte Kinder lernen, ihre Bedürfnisse und Interessen hintanzustellen. Die Klärung der Motivation ist daher ein bedeutsamer und langwieriger Prozess. Motivationsbezogen steht bei den Betroffenen zunächst im Vordergrund loszulassen, innezuhalten und in Ruhe die Lebenssituation und die eigenen Empfindungen, Gefühle, Gedanken und Motive wahrzunehmen und (neu) zu bewerten. Erst aus der gründlichen Besinnung bilden sich intrinsische Motive, etwas zu verändern (siehe auch 5.2.6 und 5.5.3). Im Folgenden möchten wir Ihnen vier Interventionsformen des Motivational Interviewing vorstellen, wie die Absichtsbildung angeregt werden kann (Miller & Rollnick, 2015, S.185–249): 1. Sustain Talk beantworten, 2. Change Talk aufgreifen, 3. persönliche Ambivalenzen verstehen und 4. Dissonanz zwischen Klienten und Therapeut nutzen. Eine fünfte motivierende Technik, nämlich Diskrepanzen fördern, wird erst in 5.7.1 zur Bewältigung (co-)abhängiger Probleme behandelt.

Sustain Talk beantworten

> *»Es ist eine sehr paradoxe Sache – in dem Maße, wie jeder von uns gewillt ist, er selbst zu sein, entdeckt er, daß er sich verändert, und nicht nur das: Er findet auch, daß sich andere ändern, zu denen er Beziehung hat.«* (Rogers, 1994, S.37)

In der ersten Auflage über Motivational Interviewing von Miller und Rollnick (1999, S.113–125) war noch die Rede vom Umgang mit Widerständen. In verhaltenstherapeutischen und tiefenpsychologischen Therapien war es seinerzeit gängig, die Vermeidung bzw. Abwehr des Patienten konfrontativ zu problematisieren. Hiervon grenzten sich Miller und Rollnick vehement ab und erklärten Abwehr als »ein Problem des Therapeuten« und als einen Hinweis darauf, dass die eingesetzten Methoden »in Hinblick auf das gegenwärtige Veränderungsstadium des Klienten unangemessen« seien. Die Autoren empfahlen, abwehrenden Verhaltensweisen geschmeidig durch einen Methodenwechsel zu begegnen, auch um unnötigen Therapieabbrüchen vorzubeugen. Akzeptierende, pointierte und paradoxe Interventionen und Ambivalenz aufdeckende und die Selbstbestimmung des Klienten betonende Strategien seien dahingegen geeignet, um den Klienten darin zu stärken, den eigenen Weg der Veränderung zu finden und zu verfolgen.

In der dritten Auflage des Werks wurde das pathologisierende Konzept der Abwehr von Miller und Rollnick (2015) konsequenterweise gänzlich fallengelassen. Unprätentiös wurde nun postuliert, dass Personen stets in einem Entscheidungsprozess motivational zwischen Beibehalten des Verhaltens und Veränderungswünschen hin und her oszillieren und Vor- und Nachteile abwägen. Äußerungen, die für den Status quo und gegen eine Veränderung sprechen, werden als Sustain Talk bezeichnet (S. 231–240), was »einfach eine Seite der Ambivalenz« und als ein »natürlicher Vorgang« zu bewerten sei (S. 232). Der Therapeut hat somit die Möglichkeit, sowohl die Beweggründe für die Veränderung als auch für die Beibehaltung des Status quo zu verstehen und dieses Bemühen um Verständnis den Klienten spiegelnd zur Verfügung zu stellen. So kann er sie in den motivationalen Klärungsprozessen unterstützen, ohne ihnen die Verantwortung für die Entscheidung abzunehmen.

Veränderungen sind bei suchttraumatisierten Klienten stark mit Angst und Schuld besetzt. Gerade in der Anfangszeit der Therapie ist daher Sustain Talk durch die Klienten ausgeprägt. Das solidarische, würdigende und auch paradoxe Eingehen auf Sustain Talk hat eine eigenständige Wirkung und es ebnet den Weg für andere Interventionen.

1. **Solidarisieren mit den stillen Kindern**: Die stillen Kinder sind sprachlos und zurückgezogen, und schon der Gedanke an Veränderungen schreckt sie ab. Das Eingehen auf Sustain Talk holt sie in

ihrem sprachlosen Schrecken ab und befähigt sie, sich im geschützten Rahmen der Therapie zu öffnen und auszudrücken und so den Totstellreflex zu überwinden.

2. **Anstoßen von Unabhängigkeit**: Die Helferkinder ordnen ihre Interessen denen anderer unter. Als Folge davon könnten sie, nur um den Therapeuten zufriedenzustellen, die der Veränderung entgegenstehenden Motive verschweigen. Die Folge sind oberflächliche und wenig nachhaltige Verhaltensanpassungen. Hinter dem Sustain Talk verbergen sich nicht selten verletzte Autonomiebedürfnisse. Indem der Therapeut die Wahlfreiheit betont, auch die mögliche Entscheidung für eine Beibehaltung des Status quo respektiert, werden Lernprozesse hin zu mehr persönlicher Selbstbestimmung gefördert.
3. **Vorbereitung von Change Talk**: Die wertschätzende Aufnahme von Sustain Talk nutzt das Paradoxon von Carl Rogers, welches wir dem Abschnitt als Zitat vorangestellt haben. Das akzeptierende Reframing der Überlebensstrategien hat einen beträchtlichen Wert beim Aufbau einer partnerschaftlichen Therapiebeziehung. Die Klienten in ihrem Sosein anzunehmen, schafft eine sichere Basis für das Abenteuer Veränderung.
4. **Zuversicht aufbauen**: Es hilft den Klienten, in der Therapie »aufzutauen«, wenn der Therapeut auf Sustain Talk mit einem humorvollen, liebevollen Rapport reagiert. Dieser holt die Klienten in ihrem mangelnden Zutrauen ab und sorgt für Entlastung und Zuversicht, dass der Therapeut sie in ihrer leidvollen Realität verstehen kann und sie durch alle Krisen begleiten wird.
5. **Evokation von Veränderung**: Das provokative Eingehen auf Sustain Talk kann als paradoxe Intervention eingesetzt werden (Höfner & Schachtner, 1997), um verborgene Themen und Ressourcen aufzudecken und eben doch eine Veränderung anzubahnen, wie im folgenden Fallbeispiel aufgezeigt wird.

Obgleich die 40-jährige Frau B. aggressionsgehemmt und von Schuldgefühlen gegenüber den Kindern gepeinigt ist, hat sie schon früh in der Behandlung die Entscheidung getroffen, sich vom spielsüchtigen und übergriffigen Ehemann zu trennen, und diese resolut umgesetzt. Die Therapie nutzt sie, um sich in ihrem neuen, unabhängigen Leben einzurichten. Nach ungefähr einem halben Jahr verhält sie sich in einer Sitzung ganz entgegen ihres sonstigen, überaus freundlichen und konstruktiven Verhaltens völlig verquer. Sie redet kaum, vermeidet Blickkontakt und geht nicht auf therapeutische Interventionen ein. Auch stellt sie den Sinn von Veränderungen, der Therapie und unseres Gesprächs infrage: »Was soll das alles bringen?«

Als ich interventionsleer bin, spiegele ich ihr meinen Eindruck: »Sie haben heute echt keine Lust auf nichts.« Auch dies negiert sie unwirsch, bestätigt aber in ihrer nonverbalen Reaktion den Eindruck. Schließlich beende ich die Stunde vorzeitig, indem ich ihre miese Stimmung und auch die berechtigte Infragestellung meiner hilflosen therapeutischen Bemühungen validiere. Beim Gehen versucht sie, sich für ihr Verhalten zu entschuldigen. Ich halte dagegen, dass sie ein Recht habe, sich zu verweigern. In der nächsten Stunde erzählt Frau B., dass sie noch am Abend erstmals ihren Exmann am Telefon angeschrien und aufgelegt habe. Einige Tage später sei sie dann auch noch gegenüber dem trotzigen Sohn geplatzt. Sie sei schon verwundert über sich, doch auch sehr zufrieden mit den Effekten. Der Sohn behandele sie seitdem respektvoll, und der Exmann habe nicht mehr gewagt, sie zu belästigen. Die beste Freundin habe sie dafür gelobt, dass sie endlich laut geworden sei.

Change Talk aufgreifen

Um die Klienten vor allem in der Anfangsphase für die Therapie zu gewinnen, ist das Eingehen auf Sustain Talk wichtig. Mit dem Ankommen in der Therapie und dem wachsenden Selbstkontakt wird jedoch die gegensätzliche therapeutische Strategie, Change Talk der Klienten zu verstärken, zunehmend wichtiger. Im Aufgreifen des Change Talks werden die Klienten unterstützt, Veränderungsabsichten wahrzunehmen, sie zu erkunden und in einer geeigneten Handlungsplanung zu konkretisieren (Miller & Rollnick, 2015,

S. 217–229). Suchttraumatisierte erwachsene Kinder sind tief greifend im Selbstbild und Selbstwert beschädigt. Negative Grundannahmen, wie z.B. »Ich kann nicht«, »Ich genüge nicht«, »Ich bin es nicht wert« oder »Ich schaffe es nicht«, sind tief in der Persönlichkeit verankert, weshalb bei der Motivationsarbeit vonseiten des Therapeuten eine Menge Standhaftigkeit benötigt wird. Auch von zwischenzeitlichen Rückschlägen sollte man sich als Behandler nicht entmutigen lassen.

Change Talk kann genutzt werden, um die Selbstwahrnehmung und -bewertung in der selbstbestätigenden Rigidität aufzulockern und zu erweitern: »Bislang habe ich immer so gedacht/gefühlt/gehandelt. Mein Denken/Fühlen/Handeln hatte bestimmte Folgen für mich und mein Leben. Aber ich könnte auch anders denken/fühlen/handeln. Mein Leben könnte sich darüber positiv verändern und ich könnte mehr Zufriedenheit entwickeln.« Der bewusst machende Dialog über Change Talk zielt darauf ab, Zuversicht und Lebensmut zu stärken. Miller und Rollnick (S. 204–206) beschreiben vier evokative Fragekategorien:

1. **Wunsch**: »Welche Wünsche haben Sie in Bezug auf die Partnerschaft/Ihre Arbeit/die Beziehung zu Ihren Eltern/Sie selbst/usw.?«
2. **Fähigkeit:** »Welche Fähigkeiten haben Sie, um es zu verändern, welche Fähigkeiten sollten Sie sich noch aneignen?«, »Welche Veränderung würden Sie sich in der Sache zutrauen, um einen guten Anfang zu machen?«
3. **Motive**: »Wozu könnte es sich lohnen, es mal anders zu machen?«, »Was würden Sie gewinnen, wenn Sie es wagen?«
4. **Notwendigkeit**: »Wie dringlich erscheint es Ihnen, die Veränderung vorzunehmen?«, »Was muss noch passieren, damit Sie zur Tat schreiten?«, »Wann denken Sie, werden Sie Ihre Absichten umsetzen?«

Die 45-jährige Frau S. sucht die Psychotherapie auch auf, weil sie hin und her gerissen ist, ob sie sich vom kiffenden und spielsüchtigen Ehemann trennen soll oder nicht. Die Heirat ist nicht lange her, und erst danach fand sie heraus, dass er suchtkrank ist und zudem fremdgeht. In der Anfangsphase der Therapie beschäftigt sie sich mit möglichen Motiven, mit ihm zusammenbleiben zu können (Sustain Talk). Ich frage sie nach ihren Wünschen in Bezug auf die Partnerschaft. Sie wünscht sich Ehrlichkeit und Vertrauen. Doch der Ehemann belügt und betrügt sie, und sie beginnt zu verstehen, dass ihre Vorstellungen nicht realisierbar sind. Ich frage sie, wie sehr sie unter der Situation leidet und was sie gewinnen würde, wenn sie sich trennt. Zunächst streitet sie ab zu leiden. Es braucht ein wenig, bis sie ihr Unglück fühlt und meine Frage beantwortet: Unabhängigkeit, Selbstachtung und die Möglichkeit, einen anderen, geeigneteren Partner zu finden.

Die Frage, was noch passieren muss, damit sie einen Entschluss fassen wird, stellt sich an diesem Punkt nicht mehr, sie ist schon entschieden. Die Erkundung der Frage, welche Fähigkeiten sie zum Vollzug der Trennung benötigt, ist für sie schwieriger. Sie hat diffuse Ängste vor dem Alleinsein. Sie erkennt nach und nach, dass sie mehr Zutrauen braucht, für sich emotional sorgen und Unterstützung und Trost von anderen in Anspruch nehmen zu können. Schließlich frage ich sie, was ihr Gefühl sagt, wann sie zur Tat schreiten werde. In einem halben Jahr werde sie es tun, sagt sie, diesbezüglich ist sie sich sicher. Nun entwickelt Frau S. einen Plan, den sie im Folgenden engagiert und zuversichtlich umsetzt. Die Trennung selbst fällt ihr nicht schwer, doch für die Aufrechterhaltung benötigt sie wieder Beistand. Wiederholt besprechen wir die Vorteile, Unabhängigkeit zu lernen, um nicht in der nächsten abhängigen Beziehung zu landen.

Ambivalenzbezogenes Verstehen

Leidensdruck und Problemwahrnehmung sind Voraussetzungen für Veränderung und Entwicklung. Heute spricht man auch von Ambivalenz, welche durch Motivkonflikte entsteht. Nach Miller und Rollnick (2015, S. 187–189) gibt es vier Arten von Ambivalenzen: Annäherungs-Annäherungs- und Vermeidungs-Vermeidungs-Konflikte sind durch zwei sich gegenseitig ausschließende Alternativen gekennzeichnet, die entweder beide attraktiv oder beide unangenehm sind. Beim Annäherungs-Vermeidungs-Konflikt liegt nur eine Möglichkeit vor, die indes positiv wie auch negativ besetzt ist. Der doppelte Annäherungs-Vermeidungs-Konflikt ist am verzwicktesten. Es existieren zwei Handlungsoptionen mit jeweils ausgeprägten Vor- und Nachteilen. Typische Ambivalenzen der suchttraumatisierten erwachsenen Kinder sind:

- Angst vor versus Sehnsucht nach Nähe und Annahme
- Kontrolle haben und stark sein wollen versus Unterstützung brauchen, sich schwach fühlen und Wünsche nach Anlehnen oder Gehaltenwerden
- Sicherheit und Angstfreiheit versus Lebenslust und Unabhängigkeit
- den Schmerz betäuben und glücklich sein wollen versus die aufgestaute Trauer beweinen und Trost wünschen
- Kontrolle versus Gelassenheit, festhalten versus loslassen
- Harmonie versus Autonomie

Change und Sustain Talk sind Äußerungsformen der gegensätzlichen Seiten der inneren Ambivalenz. Durch die Einseitigkeit der Sprache wird die andere Seite in dem Moment der Äußerung ausgeblendet und so kurzfristig innere Spannung abgebaut. Die Klienten lavieren hin und her, oder umgangssprachlich vollführen sie einen »Eiertanz«. Ambivalenzbezogenes Verstehen unterbricht diese Zerrissenheit und bedeutet, Change und Sustain Talk sprachpsychologisch zu integrieren. Die Klienten werden therapeutisch gewonnen, die beiden gegensätzlichen Absichten gleichzeitig zu erleben. Dies ist auch als ein Aspekt der Problemaktualisierung einzuordnen.

Helferkinder sind harmoniesüchtig und halten Konflikte – innere wie auch zwischenmenschliche – nicht aus und bereinigen diese schnellstmöglich, auch wenn sie dadurch gravierende Nachteile in Kauf nehmen müssen. Und die stillen Kinder blenden ihre Gefühle aus und ziehen sich bei Konflikten zurück. Ambivalenzbezogenes

Verstehen lädt die Klienten hingegen ein, sich auf ihre innere Ambivalenz einzulassen. Es ist insofern auch eine erlebensaktivierende, exponierende und akzeptanzbasierte Maßnahme, weil die Klienten lernen, die innere Spannung zu tolerieren und als eine Chance zu verstehen, persönliche Klärung zu erreichen. Ambivalenz aufdeckende Interventionen benötigen aufseiten der Klienten Selbstvertrauen oder, falls dies noch nicht ausreichend vorhanden ist, Sicherheit und Vertrauen in die therapeutische Beziehung.

Das Hin und Her kann beispielsweise in Bezug auf den oben aufgeführten Nähe-Abstand-Konflikt wie folgt vom Therapeuten gespiegelt werden: »Wenn ich Sie richtig verstehe, wünschen Sie sich auf der einen Seite Nähe und Verständnis, und auf der anderen Seite haben Sie genau davor Angst, weil Sie Ablehnung befürchten. Und sowohl die Sehnsucht als auch die Angst erleben Sie gegenüber Ihrem Partner und auch hier in der Therapie mir gegenüber. Wie wäre es für Sie, wenn Sie beides mal für einen Moment zulassen, also beides sein darf? Sie also sagen: Ich möchte mehr Nähe und ich habe Angst davor. Und wir müssten diese Widersprüchlichkeit nicht als ein Problem betrachten, welches wir ganz schnell lösen müssen. Vielmehr würden wir für einen Moment mal das Gleichgewicht aus Wunsch und Angst ausbalancieren. Wie wäre es für Sie? Wie fühlt es sich an und welche Gedanken löst es aus?«

Sobald die Klienten gelernt haben, sich auf die innere Ambivalenz in dem geschützten Rahmen der Therapie einzulassen, geht es darum, sie anzuleiten, das Bewusstsein der persönlichen Konfliktlage mit in das Alltagsleben zu nehmen und sowohl mit sich selbst als auch mit Bezugspersonen in einen Klärungs- und Entscheidungsprozess zu treten. Ein Klärungsprozess ist eine langfristig angelegte und komplexe Handlungsstrategie im Gegensatz zu den kurzfristigen und einseitigen Problemlösungen der dysfunktionalen Schemata. Es ist eine neue Erfahrung für die Klienten, dass solche Prozesse Unabhängigkeit und Wahlfreiheit schaffen.

Frau G. zögert jahrelang, eine Psychotherapie zu beginnen. Sie ist selbst Psychologin, und die Notwendigkeit einer Behandlung ist ihr bewusst, doch ihr persönlicher Zwiespalt, nicht schwach und hilfebedürftig wie ihre Klienten sein zu wollen, hemmt sie in der Umsetzung. Zunehmende psychosomatische Ausfälle und die drohende Gefahr, ihre Arbeitsfähigkeit zu verlieren, überzeugen sie davon, das Vorhaben endlich anzugehen. In den Sprechstunden zeigt sie sich problembewusst und motiviert, doch hintergründig wirkt sie unsicher. Sie nutzt ihre Therapiekenntnisse und redet ohne Punkt und Komma. Obwohl sie meine Fragen angemessen beantwortet, habe ich den Eindruck, keinen echten emotionalen Kontakt zu ihr zu entwickeln.

Aus einem inneren Impuls heraus teile ich ihr schon im Verlauf der dritten Sitzung meine Zweifel mit, der von ihr an den Tag gelegten Motivation nicht zu trauen. Sie klinge wie eine Trinkerin, die falsche Versprechungen mache, die sie nicht halten könne, und die dann die Therapie deswegen abbreche (Diskrepanz ansprechen, vgl. 5.7.1). Das trifft sie, sie hält inne und schweigt das erste Mal für einen Moment. Dann lacht sie laut, weil ich sie mit ihrem Schreckgespenst, dem Geist aus der Flasche, verglichen habe und sie sich erwischt fühlt. Sie reflektiert, tief verinnerlicht zu haben, immer stark sein zu müssen und ihre Schwächen zu verstecken. In der nächsten Sitzung würdigen wir ausgiebig die überlebenssichernden Funktionen ihrer helfenden, kontrollierenden und perfektionistischen Verhaltensmuster (Sustain Talk). Dann erkunden wir eine Stunde lang ihre Unsicherheit und Verletzbarkeit und die Möglichkeiten, ihre Wünsche nach Halt und Trost zu leben (Change Talk).

In der darauffolgenden Sitzung erzählt sie, dass sie nach der letzten Stunde noch drei Tage aufgewühlt war. Heute habe sie sich vorgenommen, nicht wieder zu weinen. Ich spiegele ihr die Ambivalenz: »Wenn ich Sie richtig verstehe, ist Ihnen eigentlich zum Weinen zumute. Aber es verunsichert Sie auch und Sie wissen nicht, wie Sie es verpacken können, wenn Sie nach unserer Stunde in die eigene Praxis und später nach Hause gehen.« Sie fühlt sich verstanden und berichtet, wie sie gekämpft hat, wieder Kontrolle in ihren Rollen als Psychologin und Mutter zu finden.

Daraufhin biete ich ihr an: »Wie wäre es, heute auszuprobieren, eine Balance zu finden und zu halten. Also, wir passen gemeinsam auf, dass Sie nicht in Ihre Verletzbarkeit und Trauer abrutschen, und dennoch umkreisen wir das Thema behutsam. Was halten Sie davon?« Wir üben viele Sitzungen lang die Gratwanderung der zwiespältigen Motivlage, und nach und nach lernt sie, schwach sein zu dürfen und weinen zu können, ohne dass ihr die Kontrolle entgleitet.

Dissonanz nutzen

Dissonanz sind zwischenmenschliche Disharmonien oder Störungen zwischen Klienten und Therapeuten (Miller & Rollnick, 2015, S. 240–246), die sich z. B. durch Sätze der Klienten anzeigen wie: »Sie verstehen mich nicht«, »Das sagen Sie so einfach«, »Sie waren nie in meiner Situation« oder »Das bringt doch nichts«. Es gilt dasselbe, was schon unter Ambivalenz beleuchtet wurde, Dissonanz ist als Konflikt für suchttraumatisierte Klienten angst- und schuldbesetzt. Sie entsteht vor allem durch kommunikative Missverständnisse, oder die Klienten übertragen ihre Widersprüchlichkeit auf die Therapie. Obendrein sind wir Therapeuten nicht immer sensibel, z. B. weil wir unkonzentriert oder schlechter Stimmung sind. Auch kann bei uns durch einen Klienten etwas Unverarbeitetes angetriggert werden. Dann können wir unsere Widersprüchlichkeit auf die therapeutische Situation übertragen. Mit Hilfe des Therapeuten besteht für die Klienten die Chance, Dissonanzen neu zu bewerten und umzulernen. Störungen haben Vorrang, weshalb sie zeitnah und unaufgeregt benannt werden sollten. Der Therapeut sollte den Druck herausnehmen, Konflikthaftes sofort aus der Welt schaffen zu müssen. Manchmal tut es gut, darüber zu schlafen und die Besprechung auf die nächste Sitzung zu verschieben. Gerade auch bei harmoniefixierten Helferkindern kann dies eine neue, positive Lernerfahrung bedeuten.

Kl.: »Ich weiß auch nicht genau warum, doch Ihre Frage setzt mich gerade unter Druck.«

Th.: *»Das will ich keineswegs, Sie unter Druck setzen. Es tut mir leid.«*

Kl.: *»Ich weiß, dass Sie das nicht wollen, und dennoch ist es so. Ich kenne diesen Druck gut, ich mache ihn mir immer selbst.«*

Th.: *»Können wir etwas tun, damit Sie keinen Druck haben müssen? Was könnte Ihnen helfen?«*

Kl.: *»Ich glaube, ich brauche Zeit.«*

Th.: *»Sich zu verändern geht nicht so schnell, quasi auf Fingerschnippen.«*

Kl.: *»Ich bin immer so ungeduldig mit mir.«*

Th.: *»Und dann stelle ich Ihnen auch noch ungeduldige Fragen.«*

Kl.: *»Sie sind das nicht. Ich bin es, die sich Druck macht.«*

Th.: *»Das wirkt aus Ihrer Sicht so, doch sehe ich es anders. In der Therapie sind wir gemeinsam verantwortlich, wie wir miteinander umgehen. An dem Druck sind wir beide beteiligt. Sie machen sich Druck, Ihre Situation zu verändern, und ich mache mir Druck, Ihnen dabei zu helfen, das Leiden hinter sich zu lassen. Doppelter Druck ist ungut. – Was meinen Sie denn, wie lange es dauern wird, bis Sie Ihre Lebenssituation so verändern können, dass es Ihnen besser geht?«*

Kl.: *»Na, so wie ich in der Scheiße sitze, braucht es bestimmt länger, ein halbes bis ein Jahr.«*

Th.: *»Danke! Das ist ein ganz wichtiger Hinweis für mich, um Sie nicht unnötig unter Druck zu setzen. Wie fühlt es sich für Sie an, wenn wir gemeinsam verantwortlich dafür sind, uns Zeit zu lassen?«*

Kl.: *»Das ist gut. Es ist irgendwie leichter, hier auf der Brust.«*

Die Helferkinder benötigen selten Grenzsetzung oder Orientierung, sie haben ausreichend Selbstdisziplin, oftmals haben sie zu viel davon. Doch ihre angst- und schuldbedingte Rücksichtnahme gegenüber anderen ist ausgeprägt, worunter die Teilnahme und Mitarbeit in der Therapie leiden können. Dann brauchen sie therapeutische Strenge. Jeder Therapeut hat seine eigenen Grenzen, der eine ist strenger, der andere nachsichtiger. Es ist sowohl eine Frage der Therapeutenpersönlichkeit als auch eine Frage der Bedürftigkeit der Klienten, wo die Grenzen im konkreten Fall gezogen werden.

Die 30-jährige Frau B. gibt in der zweiten Sitzung auf meine Frage, welche Diagnose sie sich gebe, an, dass sie unter einer »Schuldstörung« leide. Hintergrund sind langjährige Feindseligkeiten und Beschämungen durch die alkohol- und medikamentenabhängige Mutter. In der Anfangsphase sagt sie mir zweimal kurzfristig per Mail die Sitzung ab, weil Termine der Kinder dazwischenkommen. Beim zweiten Mal antworte ich ihr, dass ich sie am nächsten Tag in der Therapie erwarte und wir über ihre Motivation sprechen sollten. Sie kommt am nächsten Tag und entschuldigt sich. Sie habe wegen Schuldgefühlen gegenüber den Kindern, dass diese aufgrund ihrer psychischen Probleme zu kurz kommen, abgesagt. Ich weise ihre Entschuldigung zurück, sie sei mir nichts schuldig, und erkläre ihr, dass innerhalb der Therapie alles besprechbar und verhandelbar sei. Doch sie könne mit ihren Symptomen nicht die äußeren Rahmenbedingungen unserer Zusammenarbeit außer Kraft setzen. Das versteht sie.

5.2.4 Ressourcenaktivierende Methoden

Psychotherapie ist symptom-, störungs- und problemorientiert. Doch eine zu hohe Defizitorientierung steht dem Aufbau von Selbstwirksamkeit und Selbstwertgefühl entgegen. Der Spirit des Motivational Interviewing schafft ein ressourcenaktivierendes Arbeitsklima. Darüber hinaus lohnt es sich, von Beginn an und in allen Phasen der Behandlung ressourcenfokussiert vorzugehen (von Wachter & Hendrischke, 2017). Ressourcenaktivierung hat auch gerade bei komplexen Traumafolgestörungen eine wichtige stabilisierende Funktion (Kalameros & Sack, 2013, S. 207–224). Suchttraumatisierte Kinder entwickeln in einer negativen, deprivierten und feindseligen Umgebung notgedrungen besondere Fähigkeiten, um zu überleben. Diese Ressourcen bringen sie in die Behandlung mit, und sie können und sollten unbedingt von Beginn an berücksichtigt werden.

Aufgrund der Störungen in der Selbstwahrnehmung und im Selbstbild sind sich die suchttraumatisierten Betroffenen häufig ihrer Stärken und Fähigkeiten nicht gewahr. Ressourcenorientierte Strategien haben deshalb dreierlei Zielrichtungen: Sie unterstützen erstens die Klienten, ihre Stärken besser zu erkennen und anzuwenden, sie sorgen zweitens für mehr Selbstwertgefühl, und sie bauen drittens Selbstwirksamkeitserwartungen und Veränderungsmotivation auf. Zweierlei Ressourcenkategorien kann man grob unterscheiden: 1. die Unterstützung durch das soziale Umfeld und 2. die persönlichen Stärken und Fähigkeiten.

1. **Soziale Ressourcen**: Suchttraumatisierte erwachsene Kinder haben oftmals das Gefühl, allein dazustehen. Nach unseren Erfahrungen liegt dies vor allem daran, dass die Helferkinder Hilfeangebote anderer ablehnen und die stillen Kinder sich ins Alleinsein zurückziehen. Die Frage »Gibt es jemanden, der Ihnen helfen könnte oder Ihnen sogar schon Unterstützung angeboten hat?« deckt dies gewöhnlich auf.

Die 35-jährige Frau S. möchte sich von ihrem spielsüchtigen Ehemann trennen. Doch sie hat Angst vor dem Alleinsein. Ich frage sie, bei wem sie Unterstützung finden kann. Sie klagt, es gebe niemanden. Ich bitte sie, noch mal in Ruhe hinzuschauen, ob es niemanden gebe oder ob sie überhaupt noch nicht darüber nachgedacht habe, sich in ihrer Not Hilfe zu suchen. Sie ist überrumpelt. Zu ihrer Verwunderung kommen insgesamt sechs Personen zusammen, bei denen sie sicher ist, Unterstützung zu erhalten, falls sie sich traut zu fragen. Dann lächelt sie: »Meine Freundin hat es mir schon angeboten. Ich könne bei ihr gerne unterkommen, auch für längere Zeit.« Ich wage anzumerken, wie freundlich und hilfsbereit ich Frau S. erlebe: »Familie und Freunde warten nur darauf, Ihnen etwas von dem zurückzugeben, was Sie anderen von Herzen geben.«

Auch die Rückbesinnung auf die Kindheit kann hilfreich sein. Selbst wenn beide Eltern als Bezugspersonen ausfielen, lassen sich gewöhnlich im näheren familiären Umfeld Ersatzeltern finden, z. B. die große Schwester, der große Bruder, die Großeltern oder Tanten und Onkel. Die Erinnerung an die erfahrene Zuwendung mildert das traumatische Gefühl von Alleinsein ab und ermutigt die Klienten, sich Unterstützung zu suchen. Im Folgenden eine Auflistung an extremen Fällen, in denen die Kinder in der Familie tatsächlich keinerlei positive Aufmerksamkeit erhielten und dennoch im weiteren sozialen Umfeld kleine positive Bezüge da waren, die die Betroffenen tief prägten.

Frau G. berichtet von einer Nachbarin, die sie tröstete und bei der sie als kleines Kind eine Nacht verbrachte, als die Eltern sie allein zu Hause zurückließen, um feiern zu gehen, und sie auf der Suche nach den Eltern weinend durch die Nacht irrte. Bis heute symbolisiert die Nachbarin die Sehnsüchte von Frau G. nach Geborgenheit. – Herr R. gibt an, sich durch die Mutter eines Jugendfreundes angenommen gefühlt zu haben. Er habe es besonders genossen, am gemeinsamen Familienessen teilzuhaben. – Frau F. benennt die Leitung einer Jugendgruppe, bei der sie sich aufgehoben gefühlt habe und die für sie bis heute Vorbild sei. – Herr N. erinnert sich, dass sich eine Lehrerin herzlich um ihn gekümmert habe. – Frau E. erzählt, dass sie sich im Heim wohlgefühlt habe, wo sie einige Jahre der Kindheit zugebracht hatte. Einige Erzieherinnen seien liebevoll gewesen.

2. **Persönliche Ressourcen**: Diese wurden in 3.4 dargestellt. Darüber hinaus haben viele Betroffene in der Not, dem Leiden und Unglück der Kindheit erstaunliche kreative oder andere Begabungen entwickelt. Mit der ganzen Leidenschaft ihres Überlebenswillens bildhauen, malen, schreiben, singen oder tanzen sie, oder sie lieben wie im folgenden Fallbeispiel die Natur.

Herr T. wächst mit einem alkoholkranken Vater, einem ebenfalls alkoholkranken älteren Bruder und viel Gewalt auf. Als Kind flüchtet er in den Wald, ernährt sich aus der Natur, übernachtet dort unter freiem Himmel oder schläft im Winter in Scheunen. Sein erwachsenes Leben ist positiv durch die Arbeit und seine Naturliebe gekennzeichnet. Er verbringt immer noch jedes Wochenende im Wald. Seine Ehe scheitert allerdings daran, dass er nie zu Hause ist und sich nicht um Beziehungen kümmert. Frau und Kinder verlassen ihn. Die Trennung trifft zusammen mit einem Arbeitsunfall, bei dem er sich den Fuß bricht. Er hockt zwei Jahre depressiv zu Hause, geht nicht mehr nach draußen, grübelt und beginnt, Alkohol zu missbrauchen. In der Therapie fällt mir in der zweiten Stunde auf, dass er erstklassige Wanderschuhe trägt, und ich frage ihn, ob er in den Wald wolle. Er ist bestürzt, weil er selbst nicht auf den Gedanken gekommen ist. In der nächsten Woche ist er wie ausgewechselt. Er ist das gesamte Wochenende draußen gewesen und darüber glücklich.

Therapeutisch kann man die Ressourcen im Sinne des Aufbaus von Selbstwertgefühl und Selbstvertrauen explizit zum Thema machen, indem man danach fragt: »Was zeichnet Sie positiv aus? Welche Eigenschaften und Vorlieben prägen Sie? Und welche Kompetenzen und Begabungen haben Sie?« Zunächst löst die Frage Abwehr aus, doch sobald die Klienten einen Anfang gefunden haben, fassen sie Mut und finden immer mehr Positives. Die Fragestellung darf ruhig mehrere Sitzungen einnehmen. Wir animieren die Klienten, ihre Antworten auf dem Flipchart festzuhalten, weil mit dem Füllen des Flipchart-Blattes die Fülle erfahrbar wird und der Vorgang des Schreibens, also des Sichtbarmachens und Festhaltens, viel nachdrücklicher ist, als nur darüber zu sprechen. Am Ende ist das Blatt gewöhnlich vollgeschrieben, und die Klienten nehmen es stolz mit.

5.2.5 Wertebasierte Methoden

Wertebasierte Methoden werden sowohl im Motivational Interviewing (Miller & Rollnick, 2015, S. 99–111) als auch in der Akzeptanz- und Commitment-Therapie (ACT, Hayes et al., 2014, S. 351–384) genutzt. Als Vater der Sinntherapie darf indes Viktor Frankl (1996) erwähnt werden, der Logotherapie und Existenzanalyse als dritte Wiener Psychotherapieschule begründete und dessen Techniken der Paradoxen Intention, der Dereflexion oder der Differenzierung von Person und Symptom überraschende Ähnlichkeiten mit ACT-Vorgehen haben. Sinnhaftigkeit oder verinnerlichte Werte geben dem Leben Richtung und Orientierung, gerade auch dann, wenn das Leben unklar und unübersichtlich ist. Handeln, welches mit den persönlichen Werten im Einklang steht, ist intrinsisch motiviert. Hayes et al. (2014, S. 125–130) sprechen von engagiertem Handeln: »Es erzeugt ein Gefühl der Vitalität, der Verbundenheit mit dem Leben, der Gesundheit und des Wohlbefindens.« Das Bewusstsein für die Lebenswerte ist eine notwendige Voraussetzung dafür, dass Klienten in einer Therapie eigenmotivierte Ziele konkretisieren und verfolgen. Wir möchten Ihnen zwei Übungen vorstellen, die wir gerne nutzen, um die Klienten zu unterstützen, der Therapie eine Richtung zu geben.

Übung »Grabsteinspruch«

Die kleine Übung ist nützlich, wenn Klienten noch sehr in ihren entfremdeten und genussfeindlichen Schemata feststecken und unsicher und verwirrt sind, wohin sie in ihrem Leben wollen und wie sie die Therapie für sich nutzen können. Die Übung deckt zentrale Ambivalenzen auf. Die Klienten werden auf der einen Seite damit konfrontiert, dass sie immer wieder in dieselbe Sackgasse hineinrennen und sich selbst so in eine unzufriedenstellende Ausweglosigkeit manövrieren. Auf der anderen Seite zeigt die Übung den Klienten eine Alternative auf, sich der unerfüllten Wünsche gewahr zu werden und ihre Chance zu erkennen, aufzubrechen und einen neuen und eigenen Lebensweg zu finden. Die beiden folgenden Fragen sind dabei Grundlage, um über Lebenswerte ins Gespräch zu gelangen.

1. »Wenn Sie bis zu Ihrem Tod so weiterleben würden, wie sie bislang gelebt haben, was würde dann wohl auf Ihrem Grabstein stehen?«
2. »Wenn Sie so leben würden, wie Sie eigentlich leben wollen, sodass Sie irgendwann Ihr Leben in der Gewissheit beenden könnten, es hat sich gelohnt, was würde dann auf dem Grabstein stehen?«

Übung »Gelebte und ungelebte Werte«

Miller et al. (2020; auch Miller & Rollnick, 2015, S. 105–109) haben einen Kartensatz mit 100 Lebenswerten erstellt. Wir haben den Satz sprachlich und kulturell angepasst und auf 70 Werte gekürzt, ihn ausgedruckt und laminieren lassen, um ihn wie folgt für die suchttraumatisierte Klientel zu nutzen:

1. **Auswählen**: »Die Karten beinhalten Werte, die im Leben wichtig sind. Bitte wählen Sie aus dem Stapel ungefähr zehn Wertekarten aus, die für Sie von ganz besonderer Bedeutung sind! Denken Sie nicht nach, sondern entscheiden Sie aus dem Gefühl!« Falls die Klienten zu viele Wertekarten auf der Hand behalten, werden sie aufgefordert, nochmals auszusortieren.
2. **Ordnen**: »Bitte legen Sie die Werte, die Sie in Ihrem Leben eher gut verwirklichen, rechts vor sich auf den Boden und die, die eher zu kurz kommen, nach links!«
3. **Reaktion**: »Was löst es bei Ihnen aus, was Sie vor sich sehen?« Die Verteilung der Wertekarten auf dem Boden wird gemeinsam in Bezug auf die Lebenserfahrungen, die Lebenssituation und die individuellen Erlebens- und Verhaltensmuster der Person analysiert. Wie ist die Verteilung, werden mehr Werte gelebt oder überwiegt die Anzahl ungelebter Werte? Welche Werte werden gelebt, welche nicht?
4. **Fokussieren**: »Gibt es einen ungelebten Wert, der Ihnen besonders ins Auge fällt, auf den Sie sich vielleicht in der Therapie und

Ihrem Leben in der nächsten Zeit besonders kümmern wollen? Sie dürfen diese Frage gerne mit nach Hause nehmen und darüber schlafen.«

Bei psychisch kranken Klienten ist es typisch, dass die Anzahl der ungelebten Werte die der gelebten übersteigt. Die Therapie soll dazu dienen, alle zu kurz gekommenen Werte mehr zu leben, doch es geht zunächst nur darum, eine neue Richtung zu gewinnen. Häufig gibt es einen hervorgehobenen Wert, dessen Vermeidung die Person besonders hemmt und auf den es sich lohnt, sich therapeutisch zu konzentrieren. Die Verteilung kann fotografiert werden, um später wieder darauf zurückzukommen. In 5.5.3 zur Akzeptanz- und Commitment-Therapie wird der Einsatz wertebasierter Strategien vertieft.

5.2.6 Therapieziele

Die Klärung der Ziele ist für eine Psychotherapie von hervorgehobener Bedeutung, denn dadurch erhält der Psychotherapeut einen Auftrag, der ihm einen Rahmen für therapeutisches Handeln gibt und mit dem er sich solidarisieren kann. Einige suchttraumatisierte Betroffene suchen die Therapie mit einer mehr oder weniger klaren Motivation und Zielvorstellung auf. Diese haben, unterstützt von Familie und Freunden, schon einen klärenden Prozess durchlaufen, was den Start in die Therapie vereinfacht. Doch aufgrund der ausgeprägten Selbstverleugnung, der Beeinträchtigung von Autonomie und der Negativität ist für andere Betroffene die Frage nach den Therapiezielen eine verzwickte Herausforderung. Diese zu formulieren bedeutet, Ich zu sagen sowie selbstbestimmte und lebenszugewandte Wünsche zu äußern, was störungsbedingt vermieden wird. So weichen die Klienten bei der Frage nach den Zielen aus, indem sie Vermeidungsziele, abstrakte Ziele oder Wünsche in Bezug auf andere Personen benennen, z. B.: »Meine Mutter soll mich in Ruhe lassen.« Es ist für die Helferkinder nicht ungewöhnlich, dass das einzige anfängliche Therapieziel lautet, überhaupt eigene Lebensziele zu entwickeln. Dies ist zu Beginn der Behandlung hinzunehmen. Die Klienten werden früher oder später im Verlauf, sobald sie Vertrauen in die therapeutische Situation gewinnen, ihre versteckten Bedürfnisse und Wünsche ansprechen. Darauf können und dürfen wir als Therapeuten vertrauen.

Vermeidungs- versus Annäherungsziele

In Tabelle 6 sind typische Vermeidungsziele aufgelistet, wie sie von suchttraumatisierten Klienten formuliert wurden. Sie sind dadurch

Tabelle 6: Symptome, manifeste Vermeidungs- und versteckte Annäherungsziele

Symptome	Manifeste Vermeidungsziele	Versteckte Annäherungsziele
Angstbedingte Vermeidung	»Ich will keine Angst mehr haben.«	»Ich möchte einen guten Umgang mit meinen Ängsten lernen und vermiedene Dinge angehen.«
Abhängiges Unterordnen und Rechtmachen	»Ich will selbstbewusst sein.« (Anm.: Die Person versteht unter Selbstbewusstsein, keine Unsicherheit zu haben.)	»Ich will zu meiner Unsicherheit stehen. Ich will mich ausprobieren, lernen und Zutrauen gewinnen.«
Selbstverleugnung	»Ich möchte eine glückliche Partnerschaft.« (Anm.: Der Partner soll die Kastanien aus dem Feuer holen.)	»Ich will mich selbst sehen und respektieren lernen.«
Depressive Befindlichkeit	»Ich will glücklich sein.« (Anm.: Die Person meint mit Glück, nie mehr unglücklich zu sein.)	»Ich möchte mehr Lebenszufriedenheit und besser für mich sorgen, wenn es mir schlecht geht.«
Psychosomatische Erschöpfung	»Ich will mehr Energie haben.« (Anm.: Die Person möchte die Energie nutzen, um dem suchtkranken Partner besser zu helfen.)	»Ich möchte lernen, loszulassen und zu entspannen.«
Co-abhängige Schuld	»Ich will die Sucht verstehen lernen, um meinen Eltern besser helfen zu können.«	»Ich will Eigenverantwortung erkennen und umsetzen: Nur für mich.«
Posttraumatische Labilität	»Ich will stark sein.« (Anm.: Es bedeutet, keine Schwäche zu haben.)	»Ich möchte meine Trauer als Freundin gewinnen und lernen, mich zu trösten.«

gekennzeichnet, etwas nicht mehr haben, etwas abschütteln oder von etwas wegzuwollen. Es ist wichtig, Ziele gut zu hinterfragen, weil die Helferkinder Ziele scheinbar positiv formulieren, die sich jedoch beim näheren Hinschauen als Vermeidungsziele entpuppen. Hinter jedem Vermeidungsziel verstecken sich unerfüllte Bedürfnisse und damit ein oder mehrere potenzielle Annäherungsziele, was die Betroffenen jedoch nicht oder nur verzerrt wahrnehmen. Dann ist ein explikativer sokratischer Dialog hilfreich, um sowohl die Vermeidung aufzudecken als auch die Ziele positiv umzuwandeln. In Tabelle 6 sind auch, abhängig von den Vermeidungszielen, die therapeutisch herausgearbeiteten Annäherungsziele aufgeführt.

In Fällen allerdings, in denen abhängige oder unsicher vermeidende Persönlichkeitsakzentuierungen erlebens- und verhaltensprägend und Klienten infolgedessen mit einer Explikation der Ziele anfangs überfordert sind, ist es besser, die negativen Ziele zunächst stehen zu lassen. Die positive Umformulierung von Zielen kann dann später im Therapieverlauf erfolgen wie in dem folgenden Fallbeispiel.

Die 45-jährige Frau N. trennt sich mit Therapiebeginn von ihrem alkoholkranken Ehemann. Sie formuliert zwei Therapieziele: »Ich will nicht mehr auf einen solchen Kerl hereinfallen« und »Ich will lernen, gegen den Strom zu schwimmen«. Auf meine Fragen, was für einen Kerl sie sich wünsche und wofür es gut sei, gegen den Strom schwimmen zu können, zuckt sie nur mit den Schultern: »Das weiß ich auch nicht.« Sie erzählt, eine Freundin zu haben, die sie bewundere, weil sie so meinungsfreudig sei und sich durchsetzen könne. Erst im fortgeschrittenen Verlauf der Langzeittherapie klärt sich, was sich hinter den beiden Vermeidungszielen an persönlichen Wünschen verbirgt:

- »Für mich!« (Selbstwert, Lebensgenuss)
- »Ich mache, was ich will, und bin so, wie ich bin.« (Autonomie, Selbstwert)

- »Ich kümmere mich um alles selbst.« (Unabhängigkeit)
- »Ich mach mein Ding und fühle mich dabei sauwohl.« (Autonomie, Lebenslust)
- »Ich bin frech und fröhlich.« (Selbstwert, Lebensgenuss)
- »In der Partnerschaft brauche ich nur Liebe und Respekt.« (Bindung)

Veränderungs- und Akzeptanzziele

Psychotherapie bewegt sich stets im Spannungsfeld von Veränderung und Akzeptanz. Die Verhaltenstherapie vertritt traditionell eine eher veränderungsorientierte Haltung. Doch bei Klienten mit Suchttrauma besteht die Veränderung häufig aus einer inneren Bewegung, eine unangenehm wahrgenommene innere oder äußere Realität zu akzeptieren – Symptome, elterliche Sucht, Gefühle, eigene Wünsche und Sehnsüchte – und auch die eigenen Grenzen anzunehmen, auf diese Realität nicht wie gewünscht Einfluss nehmen zu können. In diesem Fall steht im Vordergrund, die eigene innere und äußere Realität neu zu kontextualisieren. Z. B. könnte die Überzeugung: »Es ist schlimm, dass meine Eltern süchtig sind. Ich muss dafür sorgen, dass sie aufhören«, wie folgt neu bewertet werden: »Es ist traurig, dass meine Eltern süchtig sind, doch ich kann es nicht ändern. Verantwortlich bin ich für mich und dafür, aus meinem Leben etwas zu machen.«

Ziele haben vermutlich immer eine akzeptierende und eine verändernde Facette. Die beiden Aspekte sollten nicht als Gegensätze, sondern als zwei Seiten einer Medaille verstanden werden. Das Paradoxon von Rogers (1994), dass Akzeptanz Veränderung bedeutet, haben wir schon oben erwähnt. Ausgeprägter und wechselhafter Change und Sustain Talk, starke Ambivalenzen oder unrealistische hohe Zielsetzungen durch Klienten können ein Hinweis darauf sein, dass bei ihnen die Therapie auf Selbstannahme und Akzeptanz einer Lebenswirklichkeit abzielt. Akzeptanzziele können sich auf folgende Qualitäten beziehen:

- Autonomie und Eigenverantwortung
- persönliche Eigenschaften, Vorlieben und Abneigungen
- Gefühle, Verletzlichkeit
- Körpererleben, Empfinden
- Wahrnehmungen, Sichtweisen, Gedanken, Überzeugungen, Bewertungen
- Bedürfnisse, Interessen, Sehnsüchte, Träume
- Schwächen und Stärken
- Vergangenheit, Biografie, Erfahrungen
- keine Verantwortung für die Sucht der Eltern haben

In der Frage nach Veränderung und Akzeptanz kann zwischen den beiden Rollenzuweisungen, den Helferkindern und den stillen Kindern, tendenziell unterschieden werden. Die Helferkinder haben große Ressourcen (3.4). Flassbeck (2013b, S. 208) hat unter der Überschrift »ICH statt ER« aufgezeigt, dass es in der Arbeit mit co-abhängig verstrickten Angehörigen ein vorrangiges Ziel ist, vorhandene Stärken umzuwidmen:

> *»Die übermäßige co-abhängige Freundlichkeit, Feinfühligkeit und Fürsorge für andere Menschen soll die Klientin erstens auf die eigene Person im Sinne einer besseren Selbstwahrnehmung und -akzeptanz anzuwenden lernen. Sie soll zweitens angeleitet werden, die übermäßigen Selbstzweifel und die starke Selbstablehnung im Sinne einer höheren Klarheit, einer gesunden Aggressivität und einer besseren Selbstbehauptung in Beziehungen einzubringen.«*

Soweit das Suchttrauma durch Schemata der Helferrolle geprägt ist, werden tendenziell Akzeptanzziele in der Therapie verfolgt. Wenn die Helferkinder loslassen und aufhören, überflüssig zu helfen, beginnen zu genießen, sich fallen zu lassen und für sich zu sorgen, gewinnen sie Freiräume. Diese können zum Spielraum für die stillen Kinder werden. Diese Rolle beinhaltet Schemata, die durch Rückzug, Passivität, Sprachlosigkeit und Defizite in der Performanz und Kompetenz geprägt sind. Die gewonnenen Freiräume können dafür genutzt werden, dass die stillen Kinder aus dem Schatten treten und lernen, auf andere zuzutreten und sich mitzuteilen, neue zwischenmenschliche Erfahrungen sammeln und sich in ihren Wünschen und Interessen verwirklichen. In diesem Fall wird sich die Psychotherapie eher auf die Aktivierung und den Aufbau von Erlebens- und Verhaltensweisen konzentrieren, was mit Veränderungszielen verbunden ist.

Frau S. ist Anfang 30 und hat sich trotz einer schrecklichen Kindheit ein eigenes Leben mit Familie, Freunden, Beruf und vielen Interessen aufgebaut. Viele Jahre zögert sie den Schritt hinaus, eine Psychotherapie zu beginnen. Von den suchtkranken Eltern hat sie sich zwar räumlich distanziert, doch trotz des normalen Lebens ist sie innerlich unglücklich, gepeinigt von Schuldgefühlen gegenüber den Eltern, ihnen helfen zu müssen. Sie arbeitet in einem helfenden Beruf und problematisiert, übermäßig freundlich zu sein, sich stets zurückzunehmen und nicht über sich reden zu können. Als Helferkind formuliert sie eher Akzeptanzziele: »klein sein dürfen; mich fallen lassen können; für mich sorgen«. Das stille Kind in ihr, welches sich vor anderen versteckt und nicht sagt, wie es ihm geht, wählt folgende eher Veränderungsziele: »mich schützen lernen; Zuversicht haben dürfen; mich anderen mitteilen; mich ausprobieren und lernen; herausfinden, was ich wirklich will«. Das Ziel »Tiefe und selbstausgesuchtes Selbstkonzept entwickeln« ist sowohl akzeptanz- als auch veränderungsbezogen.

5.3 Depressionsbewältigung

Gewöhnlich funktionieren Helferkinder äußerlich, und ihre Depressivität versteckt sich hinter der freundlichen und hilfsbereiten Fassade. Innerlich fühlen sie sich wie eine leere Hülle. Sie leben an sich selbst vorbei, opfern sich für andere auf – Eltern, Partner, Kinder,

Großeltern, Beruf –, und nicht selten sind sie von ihrem endlosen Lebenskampf abgrundtief erschöpft. Dahinter verbergen sich Bedürfnisse, sich zu erholen, etwas für sich zu tun, ein eigenes Leben zu wagen und darüber mehr Lebensfreude und -zufriedenheit zu erlangen. Bei der Anwendung der Methoden, die wir hier unter Depressionsbewältigung fassen, sind in Bezug auf die komplex suchttraumatisierten Klienten besondere Aspekte zu berücksichtigen:

1. **Aufbau positiver Aktivitäten**: Ein schwieriger Schritt für Helferkinder, weil es bedeutet, es sich wert zu sein. Mit Genuss zu pausieren, ist für die Betroffenen der erste Schritt, um Energie zu sammeln und Lust auf mehr zu gewinnen.
2. **Entspannung**: Die stillen Kinder können sich beruhigen, indem sie ihre Empfindungen, Gefühle und Gedanken wegatmen und abspalten. In der Therapie können sie lernen, in die eigene Erlebensvielfalt zu atmen und sich in sich zu entspannen und wohlzufühlen.
3. **Genusstraining**: Dies ist ein bedrohliches Thema. Im geschützten Rahmen der Therapie können die Helferkinder üben, aktiv für ihr Wohlergehen zu sorgen und den Lebensgenuss zu entdecken.
4. **Kognitive Umstrukturierung**: Neue selbstannehmende und lebensbejahende Sichtweisen zu entwickeln, ist eine Gratwanderung aus Beziehungskredit, Würdigung von Überlebensstrategien sowie Herausfordern von alten Zöpfen.
5. **Stressbewältigung und Problemlösen**: Diesbezüglich bringen die Helferkinder gewöhnlich gute Ressourcen mit. Es geht vor allem darum, sie zu stärken und ermutigen, diese für sich selbst zu nutzen.

5.3.1 Aufbau positiver Aktivitäten

Die verhaltenstherapeutische Methode, bei Depressionen gezielt positive Aktivitäten aufzubauen, ist ein Standard (Hautzinger, 2013). Das Leben vieler Helferkinder erscheint als eine nicht endende Aneinanderreihung von Aufgaben, Arbeiten, Pflichten, Verantwortlichkeiten und Sachzwängen. Es ist völlig genuss- und lustfeindlich gestaltet. Flassbeck (2019, S. 83–85 und 88–90) hat den Aufbau positiver Aktivitäten bei Angehörigen Suchtkranker in zwei Schritte aufgeteilt. In einem ersten Schritt, eher zu Beginn der Behandlung, werden die Klienten ermutigt, Abstand vom mühseligen Alltag zu nehmen, Pausen zu machen und »im Kleinen wieder für sich aktiv« zu werden, um den depressiven Teufelskreis von Pflichterfüllung, Unzufriedenheit und Hoffnungslosigkeit zu unterbrechen. In einem zweiten Schritt, eher im fortgeschrittenen Therapieverlauf, wenn die Klienten ihr Leben in die Hand genommen haben, werden sie angeleitet, sich ihren Lebensträumen zuzuwenden und sich an die »großen Themen der Selbstverwirklichung« heranzuwagen (S. 125–127).

Nachstehende Aspekte scheinen uns in der Arbeit mit depressiven erwachsenen Kindern aus Suchtfamilien beachtenswert und verdeutlichen, weshalb der Aufbau positiver Aktivitäten mit Entspannungs- und Genusstraining, Stressmanagement sowie Kognitiver Umstrukturierung eng zu kombinieren ist:

1. **Zeitmangel:** Sehr häufig ist der Lebensalltag übervoll mit Aufgaben und Pflichten verplant. Hier geht es zunächst darum, dass die Helferkinder Stress reduzieren, um Freiräume zu gewinnen.
2. **Mangel an Energie**: Manche Betroffene sind so erschöpft, dass sie das Thema, positive Aktivitäten aufzubauen, als zusätzlichen Stress erleben. In diesem Fall sind zunächst entspannende Wohlfühl-Aktivitäten angesagt.
3. **Angst- und schuldbedingte Hemmung**: Nicht selten blockieren die Betroffenen beim Gedanken, sich zu vergnügen, vor allem dann, wenn sie noch posttraumatisch labil sind oder Persönlichkeitsakzentuierungen vorliegen. In diesem Fall können kleine Aktivitäten wie Small Talk oder Spiele im geschützten Rahmen der Therapie ausprobiert werden, möglichst in Kombination mit Disputationstechniken, um die Klienten genussbezogen aufzulockern.
4. **Keine Ideen**: Wenn sie in deprivierten Umständen aufgewachsen sind, sind sie oftmals ideenlos, wie sie die Freizeit gestalten kön-

nen. Auch in diesem Fall kann die Therapie als Spielwiese genutzt werden. Auch der Einsatz von Listen mit positiven Aktivitäten kann sinnvoll sein (Hautzinger, 2013, S. 269). Kleine, leicht umsetzbare Aktivitäten sind zunächst vorzuziehen.

Der alkoholabhängige Vater von Frau T. ist bereits verstorben, als sie die Therapie aufsucht. Sie selbst hat eine drogenabhängige Tochter, für die sie jahrelang von Amt zu Amt läuft, Hilfen in Kliniken organisiert und für die sie jede Menge Geld ausgibt. Dann wird auch noch die Mutter pflegebedürftig, und sie lässt sich von den Geschwistern auch diese Aufgabe aufdrücken. Sie kündigt ihre Arbeit, um besser für Tochter und Mutter da sein zu können. Jede Minute ihres Tages ist verplant, und sie erkrankt schließlich selbst depressiv. In einer Drogenberatungsstelle hört sie zum ersten Mal, dass sie sich um sich selbst kümmern solle, und man vermittelt sie in Psychotherapie.
Mit Hilfe der Therapie lernt sie, dass es in Ordnung ist, sich von der Tochter abzugrenzen und die Geschwister in die Pflicht zu nehmen, ihren Anteil an der Pflege der Mutter zu leisten. So hat sie wieder freie Zeit gewonnen, die sie zunächst für erholsame Aktivitäten wie Lesen oder Backen nutzt, um Energie zu tanken. Sie entdeckt, dass zwei Dinge in ihrem Leben positiv besetzt sind: die Enkelkinder und der Garten. Sie traut sich nun immer häufiger, mit den Enkeln loszuziehen und mal wieder in der Erde zu wühlen, bis die Hände so richtig dreckig sind. In der Therapie würdigen wir die zufriedenstellenden Effekte, für sich aktiv zu werden.

5.3.2 Entspannung

Das Thema Entspannung haben wir bewusst in das Unterkapitel zur Depressionsbewältigung und nicht in das der Angstbewältigung aufgenommen. Entspannung ist mehr als nur ein mit Angst nicht vereinbarer Zustand und eine Strategie gegen Anspannung, Angst und Stress. Die Fähigkeit zur Entspannung bedeutet, sich in sich wohlzufühlen, sich selbst anzunehmen und diesen positiven inneren Zustand absichtlich herstellen zu können. Letzteres bedeutet Selbstwirksamkeit und überwindet depressive Hilflosigkeit und Hoffnungslosigkeit. In der Therapie zu vermitteln, sich in sich wohlzufühlen wie auch positive Aktivitäten aufzubauen und genießen zu lernen, kann auch unter motivorientierte und wertebasierte Strategien eingeordnet werden. Die stillen Kinder sind durch einen typischen Denkfehler gekennzeichnet. Sie meinen, Entspannung sei ein Zustand, in dem man keine Gefühle und Gedanken hat. In den Therapiestunden kann man beobachten, wie sie als unangenehm erlebte Gefühle wegatmen und gedanklich marginalisieren: »Es ist nicht schlimm« oder »Es ist nicht wichtig«. Schematherapeutisch ist dann der Bewältigungsmodus des distanzierten Selbstbeschützers aktiviert. Vor allem Gefühle der Trauer, aber auch der Wut und der Scham, sind bei ihnen negativ besetzt: »Sie wollen, dass ich heule. Das bringt doch nichts. Trauer ist schrecklich. Ich will das nicht.«

Die Kompetenz zur Entspannung bedeutet jedoch, sich in jeder Stimmungslage anzunehmen und in die vorhandenen Gefühle hineinzuatmen. Es ist deswegen bei stillen Kindern günstig, Entspannungsübungen mit akzeptanz- und achtsamkeitsbasierten Methoden zu koppeln. Wir nutzen gerne den Atem als Entspannungsmedium, weil der Unterschied eines oberflächlichen Wegatmens oder einer erlebensaktivierten, annehmenden tiefen Bauchatmung unmittelbar erfahrbar und überall einsetzbar ist. Auch verwenden wir Entspannung nicht in manualisierter Form, vielmehr lassen wir uns von den Hinweisen und Neigungen der Klienten leiten, um die innere Kreativität und das Selbstmanagement anzuregen. Wir lassen spontan und individualisiert Elemente von Autogenem Training, Progressiver Muskelentspannung, Achtsamkeit, Atemmeditation, Imagination oder Fantasiereisen einfließen (z.B. Lippert, 2007; Kraft, 1996; Müller, 1998; Müller, 2001).

Die 30-jährige Frau B. ist rezidivierend depressiv und hat Angst vor ihrer Trauer. Sie wertet sie als »klein, schwach und verletzlich« ab. Sie kämpft lieber mit anderen und mit ihren Gefühlen:

> »Ich will kein Mitgefühl. Das schwächt mich.« Sie kann nicht zur Ruhe kommen, ist immer angespannt. Manchmal zieht sie sich tagelang ins Bett zurück und grübelt. Sie leidet unter ständigem Sodbrennen und Magenschmerzen. Als wir schon länger miteinander arbeiten, bitte ich sie als ein Experiment, in den Bauch und die Trauer, die Schwäche, die Verletzlichkeit und die Bauchschmerzen liebevoll zu atmen. Ich leite sie an, sich in den Gefühlswust zu entspannen. Sie kann sich gut einlassen, weil sie schon meditiert hat und Yoga praktiziert. Am Ende stellt sie überrascht fest: »Es fühlt sich jetzt warm, weich und entspannt an.«
>
> Sie fragt mich, ob sie die Übung selbst durchführen und wo sie sie nachlesen könne. Ich danke ihr, dass sie mich vorzüglich angeleitet habe, sie anzuleiten. Sich selbst annehmend in sich hineinatmen könne sie jederzeit und überall. In der nächsten Stunde berichtet sie, dass sie einen Konflikt mit dem Freund hatte. Sie habe sich nicht ins Bett zurückgezogen. Stattdessen habe sie einen Park aufgesucht und zwei Stunden in die Verletzung geatmet, bis es leichter wurde. Sie habe anfangs ein wenig geweint, es indes stimmig empfunden. Hernach sei sie entspannt und voller Energie gewesen und habe anders als sonst keinen depressiven Einbruch erlitten und sich nicht ins Bett zurückgezogen.

So wie die stillen Kinder ihre Gefühle wegatmen, arbeiten die Helferkinder sie weg. Diese verstehen den Begriff des Entspannungstrainings im Sinne ihrer zwanghaften Schemata vor allem als Kontrollmittel: »Ich muss hart üben, damit der Therapeut mit mir zufrieden ist« oder »Dann habe ich wieder Energie. Die brauche ich, um zu funktionieren und die Last meiner Aufgaben zu stemmen.« In dem Fall einer rigiden Kontrolle sollte der Einsatz von Entspannungsübungen mit Methoden der Kognitiven Umstrukturierung und des Genusstrainings verknüpft werden. Den Klienten sollte der Selbstzweck von Entspannung nahegebracht werden, aus der Hetze der Pflichterfüllung herauszutreten, innezuhalten und die Erschöpfung und die Bedürfnisse nach Erholung und Ruhe zu spüren, sich in die eigene Bedürftigkeit fallen zu lassen und in sich das körpereigene Wohlfühl-Programm zu entdecken.

Die 40-jährige Frau A. kommt wie immer aufgeregt in die Stunde und erzählt, was ihr partnerschaftlich, familiär und beruflich in ihrem unendlichen helfenden Einsatz für andere widerfahren sei. Sie hat mal wieder alles gegeben. Ich frage sie, was sie in dem ganzen Chaos brauche. Sie lacht laut: »Eigentlich brauche ich Ruhe und Erholung. Ich weiß, worauf Sie hinauswollen. Aber wo soll ich das kriegen?« Ich biete ihr an: »Hier und Jetzt!« Nach einer kurzen Disputation lässt sie sich ein: »Ich habe Sie gewarnt, ich kann nicht entspannen.« Ich leite sie an, alle belastenden Pflichten zu vergegenwärtigen, eine nach der anderen, und sie dann imaginativ loszulassen. Als wir alle durch sind, beginnt sie die Erschöpfung zu spüren und sackt im Sessel zusammen. Ich hole einen zweiten Sessel, damit sie die Füße hochlegen kann, und eine Decke, damit sie sich gemütlich einkuscheln kann. Nun fordere ich sie auf, sich in ihre erschöpfte Bedürftigkeit wie in eine warme Badewanne hineingleiten zu lassen, mit jedem Ausatmen etwas tiefer. Sie rutscht immer tiefer in den Sessel hinein.

Bei jeder Art von Entspannungsverfahren wird regelmäßige Übung empfohlen (z.B. Lippert, 2007, S. 9), um einen dauerhaften Nutzen daraus ziehen zu können. Klienten sollten demnach möglichst eine intrinsische Motivation entwickeln, die Strategien in den Lebensalltag zu integrieren. Dies kann am nachdrücklichsten erfolgen, wenn das entspannte Wohlfühlen zu einem liebevollen Ritual in den gemeinsamen Sitzungen wird.

5.3.3 Genusstraining

Sich selbst etwas Gutes zu tun oder sich gar etwas zu gönnen, kommt in der Realität von den Helferkindern nur selten vor. Meist stellen sie ihre eigenen Bedürfnisse zurück und kümmern sich darum, dass es anderen gut geht. Die »Kleine Schule des Genießens« (Koppenhöfer,

2004) fordert dazu auf, sich wieder mehr mit den eigenen Bedürfnissen, Wünschen und vor allem Sinnen zu beschäftigen: den Duft des nassen Laubs im Wald riechen, ein kleines Stückchen Schokolade lutschen, dem Rauschen der Wellen am Meer lauschen, sich an den bunten Wandbildern im Wohnzimmer erfreuen oder den kuscheligen Lieblingspullover auf der Haut spüren. Zunächst kann es für die suchttraumatisiert Betroffenen ungewohnt, sogar unangenehm sein, sich plötzlich mit sich selbst zu befassen. Schließlich sorgt es dafür, dass sie Gedanken und Emotionen begegnen, denen sie zuvor geschickt ausgewichen sind: »Was mag ich? Was tut mir gut? Was bleibt da eigentlich, wenn ich mal nur auf mich schaue?« Typisch ist auch ein schlechtes Gewissen, zu egoistisch zu sein. Hier ist das Genusstraining mit Kognitiver Umstrukturierung zu kombinieren.

Zudem haben die Betroffenen oft Schwierigkeiten, ihre Genussmomente im Alltag unterzubringen, da ihr Tagesablauf doch viel zu sehr gefüllt mit der Erledigung von Pflichten ist. Darum darf das Vergnügen ruhig geplant werden, um genug Zeit dafür zu haben und eine Regelmäßigkeit beizubehalten. Durch Genusstraining können die Betroffenen eine Alternative zu ihrem co-abhängigen Helfenmüssen und ihrer übergroßen Leistungsorientierung erlernen. Genießen entsteht beim Probieren. Die Klienten sollten verschiedene Arten des sinnlichen Genusses entdecken, um herauszufinden, welche sie mögen. Wie bei der Entspannung gilt: Genusstraining und die Enthemmung des Themas beginnt am besten in der Therapiestunde. Als Partner und Modell kümmert sich der Therapeut aktiv um das gemeinsame Wohlfühlen. Die Lebenslust ist außerdem eine günstige Grundlage, Probleme anders wahrzunehmen und zu lösen.

Frau S., 30 Jahre alt und mit einem spielsüchtigen Mann verheiratet, besucht seit einigen Monaten die Therapiegruppe für Angehörige. Sie spricht viel über Pflichten, die nach ihrem Dafürhalten das Leben den Menschen auferlegt, bzw. die süchtigen Pflichtverletzungen ihres Mannes. Sie beteiligt sich aktiv an der Gruppe und stellt viele Fragen. Stets geht es ihr darum herauszufinden, wie man sich richtig verhält und wie sie ihren Mann überzeugen kann, vernünftig zu werden. Sie bleibt immer ernst. Wenn die Gruppe mal lacht – die anderen TeilnehmerInnen lachen gerne und viel –, stellt sie geschickt mit Hilfe einer sachlichen Frage wieder die Konzentration her. Eines Abends wage ich einen therapeutischen Vorstoß und frage sie, wozu sie neben allen Pflichten mal Lust habe. Sie läuft rot an und wirkt geschockt. Ich entschärfe die Frage, ob es etwas gäbe, was sie gerne mal täte. Auch diese Formulierung hilft ihr nicht über die Brüskierung hinweg. Sie ist sprachlos, und wir wechseln das Thema. Doch ab diesem Abend hat ihre Teilnahme einen roten Faden. Nach und nach helfen wir ihr, die Hemmung zu überwinden und über Vergnügen und später sogar über Lust und Leidenschaft zu sprechen. Frau S. gewinnt zunehmend unsachliches Vergnügen an den Gruppenabenden und dem gemeinsamen Lachen. Sie findet in der Gruppe eine Freundin, und zusammen holen sie ihren Mangel aus Kindheitstagen an Spiel und Spaß nach.

Humor in der Therapie

Humor in der Therapie hat viele Facetten und Wirkungen (Neumann & Peters, 1996): Kontakt herstellen, Spaß haben, innehalten, durchatmen, entspannen, entlasten, hinterfragen, umstrukturieren, neue Sichtweisen gewinnen, trösten, akzeptieren, sich distanzieren und befreien, Meinung vermitteln usw. Humor ist assoziiert mit Überraschung und Spielen und ein Schmiermittel für gelingende soziale Bezüge und auch einen guten Selbstkontakt. Suchttraumatisierte Klienten mit ausgeprägter depressiver Symptomatik bringen häufig eine Art Galgenhumor oder schwarzen Humor mit. Dieser kann genutzt werden, auch um eine positive Atmosphäre in der Therapie zu gestalten. Das Miteinander- und Übereinander-Lachen kann eingesetzt werden, damit die Klienten gerne in die Sitzungen kommen und sich wohlfühlen. Das Lachen in der Therapie zurückzugewinnen und es mit ins Leben zu nehmen, ist ein wichtiger Schritt, die depressive Düsternis zu überwinden.

Humor schafft einen therapeutischen Raum, der einlädt, sich

angstfrei und neugierig zu erkunden und auszuprobieren. So werden die Voraussetzungen für Flexibilisierung und Kontextualisierung geschaffen, die wesentlichen Prozesse bei der Abmilderung und Überwindung von komplexen Traumafolgen (siehe 5.5 und 5.6). Abstand von sich zu nehmen, sich in einem komischen Zerrspiegel zu betrachten und über das, was man dort sieht, zu lachen, gerade wenn etwas schiefgelaufen ist und nicht so klappt, wie man es sich vorstellt, oder man sogar verzweifelt ist, schafft einen gelasseneren Selbst- und Realitätsbezug. Wir werden das Thema hier nicht weiterverfolgen, doch es schwingt in allen Ausführungen und Kasuistiken mit.

5.3.4 Kognitive Umstrukturierung

»Eine Liste persönlicher Rechte: 1. Ich habe die Wahl, glücklich oder unglücklich zu sein, Leben heißt mehr als Überleben. […] 4. Ich darf alle meine Gefühle wahrnehmen. […] 7. Ich brauche nicht zu lächeln, wenn ich eigentlich weine. […] 10. Es ist in Ordnung, wenn ich entspannt und fröhlich bin und Freude habe. […] 14. Ich muss auf mich achten, und zwar unabhängig von den jeweiligen Umständen. […] 16. Ich brauche nicht perfekt sein. Punkt. Niemand sonst ist es.« (Lambrou, 2008, S. 228)

Die Kognitive Umstrukturierung ist neben der Verhaltensaktivierung und dem Kompetenzerwerb die bedeutsamste verhaltenstherapeutische Methode, und sie begründete die Überwindung der engen Grenzen des Behaviorismus und die Fortentwicklung zu einer ernst zu nehmenden Psychotherapie. Bei der Kognitiven Umstrukturierung geht es darum, dysfunktionale Selbst- und Lebenskonzepte und ihre ungünstigen Folgen aufzudecken und besprechbar zu machen, zu hinterfragen und alternative und funktionalere Einstellungen zu erarbeiten (Hautzinger, 2013, S. 144–180). Die Methode wurde ursprünglich zur Behandlung von negativen Überzeugungen entwickelt, wie sie bei depressiv erkrankten Menschen auftreten, weshalb sie hier unter der Depressionsbewältigung eingeordnet wird. Doch wird das Verfahren heute ebenfalls bei anderen psychischen Störungen standardmäßig angewandt und spielt auch in der Stressbewältigung eine wichtige Rolle.

Die Kognitive Verhaltenstherapie ist kein einheitliches Verfahren. Ob Sie die klassische ABC-Theorie nach Ellis (Wilken, 2018, S. 16–24) oder das modifizierte ABC-Schema der integrativen KVT (Stavemann, 2014) anwenden, ob Sie das Modell der Denkfehler von Beck (Beck et al., 2010) nutzen, ob Sie mit den Klienten Selbstverbalisierungstechniken nach Meichenbaum (Wilken, 2019, S. 32–37) üben oder ob Sie alle vorhandenen Methoden zu einem eigenen eklektisch kreativen Mischmasch kombinieren, ist eher als eine persönliche Angelegenheit des jeweiligen Psychotherapeuten zu werten. Wir sind der pragmatischen Meinung, dass diejenige Interventionsform die beste ist, die wir gerne anwenden und auf die die jeweiligen Klienten positiv reagieren.

Der sokratische Dialog ist vielleicht die bedeutsamste therapeutische Strategie der Kognitiven Verhaltenstherapie. Der Therapeut leitet die Klienten durch nicht bewertende Fragentechniken und »geleitetes« Entdecken an, Gedanken und Überzeugungen zu erkennen und zu hinterfragen. Die Fragen können explikativ, normativ, logisch, empirisch oder hedonistisch sein. Des Weiteren werden die Klienten angeleitet, ihre kognitiven Schemata einer Realitätsüberprüfung zu unterziehen. Das übergeordnete Ziel der Disputation kann darin verstanden werden, dass die Klienten einen freieren inneren Dialog erlernen und dadurch mit den eigenen Zielen und Interessen kongruentes Erleben und Handeln ermöglicht wird. Der funktionale innere Dialog hilft den Klienten im Sinne des Selbstmanagements zu lernen, ihr Verhalten zu instruieren, zu verstärken und ausdauernd aufrechtzuerhalten.

Aufgrund der automatischen, irrationalen Gedanken und der negativen Grundannahmen von suchttraumatisierten Betroffenen ist der Einsatz kognitiv umstrukturierender Strategien in der Behandlung des Suchttraumas naheliegend. Die nachstehenden fünf Aspekte sollen im Folgenden vertieft werden:

1. Überlebensstrategien als Teufelskreis aus negativen Überzeugungen und selbsterzeugter Wirklichkeit
2. Selbstverleugnende Einstellungen und deren therapeutische Herausforderung
3. Absolute Selbstansprüche und deren Abmilderung
4. Selbstunwerte Grundannahmen bzw. das Dilemma, sich in der Selbstablehnung anzunehmen
5. Kreative Methoden als Antwort auf Sprachlosigkeit und Ideenlosigkeit

Überlebensstrategien als Teufelskreis aus Kognition und Realität

Kinder aus Suchtfamilien bringen typischerweise Selbst- und Lebenskonzepte mit, welche durch co-abhängige Selbstaufopferung und -verleugnung, Gefühlsvermeidung und genussnegierende Muss-Sätze und perfektionistische Selbstansprüche gekennzeichnet sind. Die Betroffenen erleben ihre automatisierten Denkweisen als normal, zwangsläufig und absolut. Als Therapeut sollte man stets im Hinterkopf haben, dass diese Konzepte nicht immer dysfunktional waren, vielmehr den Betroffenen in der Kindheit geholfen haben, in einer belastenden und feindseligen Umwelt zu überleben. Die wiederholte Würdigung des Überlebensschutzes sorgt erst für die sichere Basis für Disputationen und die Entwicklung neuer, flexiblerer Haltungen.

Die in der Kindheit erfolgreichen Lebensstrategien können sich im Erwachsenenleben gegen die Betroffenen wenden. Ohne es zu merken, erzeugen die Betroffenen selektiv und rekursiv eine Wirklichkeit, die ihren Konzepten entspricht und diese bestätigt. Anders ausgedrückt, können die Betroffenen ihre innere Wirklichkeit (Fühlen und Denken) nicht von der äußeren Wirklichkeit (soziale Bezüge) unterscheiden und entwickeln einen Teufelskreis: »Weil ich es fühle und denke, ist es so.« Die Betroffenen verbleiben im Erwachsenenalter erlebensmäßig in der längst vergangenen Wirklichkeit der Herkunftsfamilie und schaffen den Absprung in ein eigenständiges Leben nicht. Obendrein schaffen sie wieder eine Lebensrealität nach dem Bauplan der tragischen Kindheit, z. B. indem sie sich für suchtkranke Partner und Freunde oder in einem helfenden Beruf aufopfern.

Eine Überprüfung von Überzeugungen in Bezug auf die möglicherweise selektive, suchtgeprägte Lebensrealität der Betroffenen führt wahrscheinlich zu einer Verifizierung der co-abhängigen Denkweise und nicht, wie therapeutisch erwünscht, zu einer neuen, korrigierenden Erfahrung. Verhaltensexperimente können nur funktionieren, wenn die Klienten unabhängige Bezüge haben, die therapeutisch genutzt werden können oder, falls solche Bezüge fehlen, bereit sind, sich von den abhängigen Bezügen abzugrenzen und neue, unabhängige Kontakte aufzubauen. Hier bietet das therapeutische Setting eine besondere Chance, denn der Therapeut ist ein unabhängiger Kontakt. Die Klienten übertragen gewöhnlich ihre abhängigen Schemata auf das therapeutische Setting bzw. die Person des Therapeuten. Dies kann genutzt werden. Der geschützte therapeutische Rahmen hat den Vorteil, dass er weniger angst- und schuldbesetzt ist, und kann so zum Spielfeld für Disputationskunst und Realitätsüberprüfung werden. Als weiterer Effekt stärkt der sokratische Dialog die gegenseitige Autonomie in der therapeutischen Beziehung.

Die 55-jährige Frau T. hat ihr ganzes Leben lang gearbeitet. Sie kann nicht stillsitzen, muss immer etwas zu tun haben. Sie zieht ihr ganzes Selbstwertgefühl daraus, gute Arbeit zu leisten. Folgender Dialog entsteht in der schon fortgeschrittenen Therapie, als es ihr schon deutlich besser geht.

Kl.: [unsicher] »Ich habe heute nichts Problematisches dabei. Es ist nichts Schlimmes vorgefallen.«

Th.: »Das ist eine Chance, dann können wir heute loslegen.«

Kl.: »Wie meinen Sie das?«

Th.: »Sie denken, dass Therapie Arbeit ist, Problemarbeit?«

Kl.: »Ja, natürlich! Dafür bin ich doch hier. Oder nicht?«

Th.: »Arbeit war ihr Leben, ist ihr Leben und wird ihr Leben gewesen sein. Das ist genau Ihr Problem, weshalb Sie unzufrieden sind. Denken Sie, dass Sie Ihre übermäßigen Leistungsansprüche durch harte Arbeit hier in der Therapie lösen können?«

Kl.: »Jetzt haben Sie mich erwischt.«

Th.: »Können Sie sich noch an Ihre Therapieziele erinnern?«

Kl.: »Mehr Spaß, mehr Zufriedenheit und mehr Wohlfühlen.«

Th.: »Das sind gleich drei Ziele. Mit welchem mögen Sie loslegen?«

Kl.: »Mit dem Wohlfühlen vielleicht.«

Th.: »Eine gute Wahl! Lassen Sie uns doch hier und heute damit loslegen.«

Kl.: »Aber ich weiß nicht wie.«

Th.: »Fühlen Sie sich hier in der Therapie wohl? Kommen Sie gerne?«

Kl.: »Irgendwie schon.«

Th.: »Würden Sie kommen, wenn Sie sich hier nicht wohlfühlen würden?«

Kl.: »In dem Fall wäre ich vermutlich irgendwann weggeblieben.«

Th.: »Okay, zurück zum Anfang. Was halten Sie davon, wenn Sie sich zu Sitzungsbeginn auf den Sessel lümmeln und fordern würden: Heute will ich mich wohlfühlen?«

Die Vorstellung gefällt Frau T., und sie entdeckt den für sie neuen Gedanken, dass sie sich erlauben darf, sich wohlzufühlen. Im Folgenden explorieren wir das Thema weiter, und es konkretisiert sich in der Frage, wie sie die berufliche Situation angenehmer gestalten kann.

Selbstverleugnende Einstellungen herausfordern

Die Selbstverleugnung der stillen Kinder ist in der Kindheit funktional gewesen. Wenn das Chaos herrschte oder die Eltern übellaunig und aggressiv waren, war es von existenzieller Bedeutung, sich zurücknehmen und unsichtbar machen zu können, um nicht im Chaos unterzugehen oder Zielscheibe von Feindseligkeiten und Gewalt zu werden. Doch die selbstverleugnenden Überzeugungen kehren sich im Erwachsenenalter gegen die Betroffenen, weil sie sie behindern, korrigierende Erfahrungen zu sammeln und die eigenen Wünsche und Interessen wahrzunehmen und zu leben. Klienten, deren Trostbedürfnisse in der Kindheit bestraft wurden, könnten

z. B. die Überzeugung verinnerlichen: »Trauer ist gefährlich. Wenn ich dieses negative Gefühl habe und es nicht kontrollieren kann, muss ich abhauen.« Ihr vermeidendes Denken und Verhalten sorgt im Erwachsenenalter mit hoher Sicherheit dafür, keinen Trost zu erfahren und umlernen zu können.

Selbstvermeidende Kognitionen können partiell sein, also nur auf ein bestimmtes Erleben oder auf einen Lebensbereich begrenzt sein. Doch die Selbstverleugnung von komplex suchttraumatisierten Klienten ist gewöhnlich stark generalisiert, und sie verstecken ihr Selbst in Gänze: »Man muss vorsichtig mit dem sein, was man sagt, sonst macht man sich angreifbar« oder »Man darf keine Schwäche zeigen, sonst wird man verletzt.« Kognitiv umstrukturierende Techniken, die angstvermeidende Kontrolle herauszufordern, die selbstverleugnenden Überzeugungen besprechbar und überprüfbar zu machen und das verloren gegangene Selbst zu bergen, sind mannigfaltig. Eine von uns gerne genutzte Variante ist das »Tabu-Spiel«.

Eine Selbsthilfegruppe von Angehörigen lädt mich ein, einen Abend zu gestalten. Es sind zehn Frauen anwesend, und wir starten mit einer Vorstellungsrunde. Ich erfahre jede Menge über die suchtkranken Eltern, Partner und Kinder. Keine der Teilnehmerinnen sagt etwas über sich, ihre Befindlichkeit oder ihr Leben. Ich frage die Gruppe: »Ich weiß nun jede Menge über die Suchtkranken in Ihrem Leben. Doch mir stellt sich die Frage: Wie werden Sie die Gruppe später verlassen, wenn wir weiter ausschließlich über die suchtkranken Angehörigen sprechen?« Die Teilnehmerinnen sind sich schnell einig, in diesem Fall unzufrieden zu gehen.

Ich schlage vor, eine zweite Vorstellungsrunde durchzuführen und Tabu zu spielen. Es sei tabu, die Suchtkranken direkt oder indirekt zu erwähnen. Stattdessen sollen die Frauen möglichst jeden Satz mit »Ich« beginnen. Jetzt entsteht ein buntes, informatives Bild der Befindlichkeiten und Erfahrungen: »Ich bin traurig …«, »Ich bin wütend …«, »Ich weiß nicht, was ich über mich sagen soll.«, »Ich habe schon viel über mich und meine Co-

Abhängigkeit gelernt und kann mich gut abgrenzen.«, »Ich bin heute das erste Mal hier und ganz aufgeregt und neugierig.« usw. Und es ergibt sich im Folgenden ein lebendiger Dialog zwischen den Frauen und mir als Gast. Die Gruppenmoderatorinnen reflektieren zum Abschluss selbstkritisch, dass in der Gruppe viel zu oft über die Suchtkranken gesprochen werde und sich diese Gespräche nur endlos im Kreis drehen. Sie nehmen sich vor, klarere Orientierung geben und darauf achten zu wollen, dass die Angehörigen sich selbst thematisieren.

Das Tabu-Spiel eignet sich bei Personen, die schon partiell in der Lage sind, über sich zu sprechen, sich zu erleben und zu reflektieren. Bei Personen, die in der Selbstverleugnung gefangen sind und die personzentrierten Interventionen abwehren, kann folgende imaginative Strategie hilfreich sein. Das Vorgehen hat methodisch eine große Schnittmenge mit der Traumabewältigung und der Technik der Integration des verletzten Kindes und des spielenden Kindes (siehe 5.6.3 und 5.6.4).

Frau N. ist Mitte 40. Als sie 10 Jahre alt ist, packt die Mutter vor ihren Augen die Koffer und verlässt mit der kleinen Schwester das Haus. Sie überlässt Frau N. ihrem Schicksal. Ab dem Tag kümmert sie sich um den alkoholkranken Vater und den Haushalt. Auch im weiteren Leben kümmert sie sich um alles. In der Therapie versteckt sie sich hinter den Problemen der Kinder, des Mannes, auf der Arbeit, mit dem Auto, dem Geld usw. Sie sagt immer: »Einer muss sich ja kümmern.« Nach einigen Stunden, die wir genutzt haben, Vertrauen aufzubauen, berichtet sie folgende traumatische Schlüsselsituation: Der Vater liegt besoffen auf dem Sofa, und die jugendliche Frau N. steht hinter den Gardinen und schaut sehnsüchtig raus. Frau N. versteckt sich auch im Leben im übertragenen Sinne hinter der Gardine: »Eigentlich möchte ich dazugehören und am Leben teilhaben.« Und ein vages Ich entsteht: »Ich bin das Mädchen hinter der Gardine und möchte eigentlich am Leben teilhaben.« Im Folgenden greife ich die Situation immer wieder auf, dass ich die Straße entlanggehe und das Mädchen hinter der Gardine grüße. Wenige Stunden später beklagt sie sich bitterlich darüber, dass sie nie Unterstützung erfahren habe: »Ich mache für alle ganz viel, aber nie hat jemand etwas für mich gemacht.« Nun haben wir endlich einen Ich-Satz, den wir disputieren können.

Sie findet heraus, dass der Ehemann, die Tochter, der Stiefsohn, eine Freundin, eine Kollegin, die Selbsthilfegruppe und der Therapeut im Prinzip für sie da sind. Frau N. beginnt zu begreifen, dass sie es ist, die nicht äußert, was sie sich wünscht, und die Angebote anderer ausschlägt. Ich imaginiere, vor dem Haus stehen zu bleiben, und rufe hoch: »Mädchen, ich weiß, dass du da hinter der Gardine bist. Komm raus, die Sonne scheint!« Frau N. schaut mich im Rollenspiel erstmals direkt an und lacht. In den folgenden Sitzungen sprechen wir darüber, wo sie überall zu kurz kommt und wie sie es ändern kann. Jetzt entstehen einige Ich-Sätze: »Ich will, dass das Wohnzimmer renoviert wird«, »Ich will neue Kleider«, »Ich will ein eigenes Auto«, »Ich will Sport treiben« usw.

Absolute Selbstansprüche abmildern

Helferkinder mit depressiver Symptomatik und auch mit abhängigen und unsicher vermeidenden Persönlichkeitsakzentuierungen neigen zu einem inneren Dialog, der durch automatisierte Muss-Sätze geprägt ist. Die Klienten erkennen nicht ihre Freiheit, so zu entscheiden und zu handeln, wie ihnen zumute ist. Ihre Selbstansprüche sind absolut (Wilken, 2019, S. 138–156), und entsprechend bewerten sie ihr Handeln als eine Zwangsläufigkeit: »Wenn meine Mutter trinkt, muss sich doch einer um sie kümmern.«, »Ich habe schon die Mutter verloren. Ich muss meinem Vater helfen, sonst verliere ich ihn auch noch.«, »Wenn alle auf der Arbeit krank sind, muss ich einspringen.« oder »Meine Kinder sollen es besser haben. Dafür muss ich sorgen.« Nach unseren Erfahrungen sollte man solche Mussturbationen möglichst frühzeitig und geduldig in der Behandlung thematisieren, auch um für Gedankenfreiheit in der therapeutischen

Beziehung zu sorgen. Die Klienten gewinnen darüber Zuversicht, dass es ein Entkommen aus ihrem inneren Gefängnis gibt.

Frau K. ist noch jung und steht extrem unter Druck. Sie redet ausschließlich in Muss-Sätzen, und sie pointiert ihre Aussagen mit Attributen wie »absolut«, »total« und »auf jeden Fall«. Ich spiegele ihr die zwanghafte Sprechweise schon in der Probatorik. Alternativ schlage ich ihr vor, den Satzbeginn »Ich könnte …« auszuprobieren. Ihre unweigerliche Antwort lautet: »Das muss ich noch lernen.« Als sie bemerkt, wie sie sich sprachlich ein Bein gestellt hat, lacht sie herzhaft. Ich biete ihr an: »Das könnten Sie ausprobieren.« Dieser Satz trifft sie, und sie beginnt zu weinen: »Ich habe Angst vor Neuem.« Wir passen den Satz erneut an: »Ich darf mich ausprobieren und Neues entdecken.« Dieser Satz gefällt ihr sehr, und sie atmet erleichtert durch.

Das Dilemma, sich in der Selbstablehnung anzunehmen

Die stillen Kinder haben selbstunwerte Grundannahmen verinnerlicht wie z. B. »Ich bin hässlich«, »Ich bin schlecht«, »Ich bin dumm«, »Ich tauge nichts«, »Ich kriege nichts hin«, »Mich mag niemand« oder »Mit mir will keiner etwas zu tun haben«. Es begründet, warum die Betroffenen schweigen und sich zurückziehen. Der Rückzug kann sowohl als ein Selbstschutz wie auch als eine Selbstbestrafung verstanden werden. In dem negativen Selbstbild sind die elterlichen Abwertungen, Beschämungen, Beschuldigungen und Misshandlungen verinnerlicht. Diese Grundannahmen, die sich hinter den Schemata Negativität, Misstrauen, Verletzbarkeit oder Selbstaufopferung verstecken, sind unseres Erachtens der wunde Kern des Suchttraumas. Früher oder später sollten sie in einer Psychotherapie besprechbar gemacht werden, damit die Psychotherapie einen nachhaltigen Effekt haben kann. Wilken (2019, S. 120–131) bietet einen Überblick an therapeutischen Strategien:

- Die Generalisierung der selbstablehnenden Haltung kann hinterfragt werden, z. B. »Wie kommen Sie darauf zu denken, dass Sie gänzlich wertlos sind, gibt es dafür Beweise?« Oder: »Ist es wirklich immer so, dass Sie glauben, dumm zu sein, oder gibt es Situationen, in denen Sie anders denken?«

- Die Klienten können aufgefordert werden, andere zu fragen, ob ihre Überzeugungen zutreffen. Zumeist reicht es schon, dies in der Therapie durchzugehen, z. B. »Wenn Ihre Mutter nicht betrunken ist, was denken Sie, antwortet sie, wenn wir sie fragen, ob sie Sie mag? Was sagen Ihr Mann, Ihre Kinder, Ihr bester Freund, Ihre Großmutter, Ihr Großvater oder Ihr Lieblingskollege?«
- Der Therapeut kann die Klienten auffordern, darüber nachzudenken, welche positiven Eigenschaften sie an sich wertschätzen, und diese auf dem Flipchart sammeln. Viele Klienten mit selbstunwerten Überzeugungen lehnen diese Maßnahme zunächst ab. Doch es ist wie bei vielen Lebensdingen, der Spaß entsteht beim Machen.
- Der Therapeut kann den Klienten aufzeigen, wie sie die negativen Abwertungen anderer Personen, also z. B. der Eltern, verinnerlicht haben und als »innere Wahrheit« akzeptieren, z. B.: »Wie finden Sie es, dass Sie sich selbst einreden, dass Sie nichts taugen, so wie Ihre Mutter es Ihnen immer gesagt hat?« Es kann weniger bedrohlich sein, indirekt und im Konjunktiv zu fragen: »Wie fänden Sie es, wenn Ihre beste Freundin Ihnen offenbart, dass sie sich hässlich findet, weil ihre trinkende Mutter es ihr eingeredet hat?«

Bei der Kognitiven Umstrukturierung selbstunwerter Überzeugungen stellt sich das Dilemma, wie man sich in der Selbstablehnung annehmen kann. Wir nutzen hierfür gerne eine Strophe aus einem Gedicht von Rulf (1992, S. 99): »Ich glaube, daß es wichtig ist, zu mir zu halten und mich anzunehmen, auch und gerade dann, wenn ich mich absolut nicht leiden kann. […] Ich glaube, daß mir niemand zu geben vermag, was ich mir selbst verweigere.« Über diese komplizierte Frage kann man mehrere Sitzungen gestalten, damit die Klienten es durchdringen. Auch für die Gruppentherapie ist die Fragestellung sehr geeignet.

Th.: »Es gehört zum Leben, dass wir uns manchmal nicht mögen. Können Sie sich vorstellen, wie es gehen kann, sich in der Selbstablehnung anzunehmen, wie es in dem Gedicht formuliert wird?«

Kl.: »Das ist ein schöner, aber auch komischer Gedanke. Wie soll es gehen, sich anzunehmen, wenn man sich nicht mag?«

Th.: »Stellen Sie sich vor, jemand kommt zu Ihnen, z.B. Ihre beste Freundin, und teilt Ihnen mit, dass sie sich im Augenblick gar nicht leiden kann. Was würden Sie ihr sagen?«

Kl.: »Sie täte mir irgendwie leid.«

Th.: »Aha, Sie würden Mitgefühl spüren und sie trösten wollen.«

Kl.: »Ja, auf jeden Fall!«

Th.: »Und wenn Sie dies auf sich selbst anwenden!«

Kl.: »Das kann ich ja nicht, weil ich mich ablehne.«

Th.: »Ja, Sie lehnen sich ab. Doch die Frage ist eine andere: Wie kann es jetzt gehen, sich genau darin anzunehmen, also mit sich mitzufühlen und sich zu trösten.«

Kl.: »Es verwirrt mich. Sagen Sie es mir!«

Th.: »Das ist auch eine schwierige Angelegenheit. Sie könnten in einen Spiegel schauen und sagen: ›Du Arme, du tust mir leid, weil du dich nicht leiden kannst.‹ Können Sie es sich vorstellen? Wie würde es sich anfühlen?«

Kl.: »Das wäre traurig.«

Th.: »Vielleicht geht es genau darum. Wenn Sie sich selbst ablehnen, ist das traurig, und Sie brauchen Mitgefühl und Trost. Was halten Sie von dem Gedanken?«

Kl.: »Das ist irgendwie schön, also schön traurig.«

Die Kognitive Umstrukturierung selbstunwerter Grundannahmen sollte unseres Erachtens durch weitere Methoden angereichert werden, um nicht nur Gedankenspiele zu betreiben. Den Helferkindern mangelt es an unbedingter Selbstwertschätzung, und sie leiden an Überzeugungen, unzulänglich und minderwertig zu sein. Deswegen hängen sie am Tropf der Selbstbestätigung und müssen sie sich tagtäglich aufs Neue verdienen, indem sie hart arbeiten und sich immerzu kümmern. Ihre Grundannahme könnte wie folgt auf den Punkt gebracht werden: »Ich werde nur dann geduldet, wenn ich alles gegeben und perfekte Arbeit abgeliefert habe.« Allerdings findet ihr innerer Kritiker stets ein Haar in der Suppe, weswegen ihr Streben endlos und ausweglos ist. Wie Sisyphos in der griechischen Mythologie scheinen sie verdammt zu sein, die aufgebürdete Schuld an der elterlichen Sucht abzuarbeiten. Folgende drei Maßnahmen können die Kognitive Umstrukturierung nachhaltig unterstützen und zu einer liebevollen Abmilderung der Selbstablehnung führen:

1. **Schematherapeutische Entmachtung**: Versagensgefühle, Selbstzweifel oder auch negative Überzeugungen sind nicht per se ungünstig. Zu selbstunwerten Grundannahmen werden sie erst, wenn sie die »totale Herrschaft« in der Selbstwertregulation übernehmen. Deswegen genügt es meist, die negativen Sätze zu entmachten. Wir nutzen hierfür gerne die Analogie der Demokratie. In einer Demokratie hat jede Stimme denselben Wert, die selbstkritische Stimme zählt genauso wie die selbstannehmende. Um den demokratischen inneren Dialog zu üben, ist die schematherapeutische Stühlearbeit sehr empfehlenswert (Roediger, 2009a, S. 197–211; siehe 5.5.4).
2. **Therapeutische Beziehung**: Unbedingte Wertschätzung wird eher implizit vermittelt. Der Therapeut ist diesbezüglich Modell, indem er dem Klienten bedingungslos empathisch und annehmend begegnet und einen ebensolchen Selbstumgang pflegt (Finke, 1994, S. 32–42; siehe 5.1). Vor allem ist es bedeutsam, dass er die Klienten auch in den Anteilen annimmt, die sie an sich ablehnen, z. B. den Schwächen, Symptomen, Defiziten, Fehlern oder negativen Gedanken. Je vertrauensvoller die therapeutische Beziehung ist und je bedeutsamer die Psychotherapie für den Klienten persönlich wird, desto eher werden die Klienten das therapeutische Modell auf sich beziehen.
3. **Ressourcenorientierung**: Jeder Mensch hat ein grundlegendes Bedürfnis, angenommen zu werden bzw. sich selbst anzunehmen. Das Potenzial bringen alle Klienten mit, gleichgültig, wie negativ

und depressiv sie sind. Bislang negative Inhalte können ressourcenorientiert neu kontextualisiert werden, wie in der nachstehenden Fallvignette dargestellt wird.

Die 55-jährige Frau F. ist ihr Leben lang für andere da gewesen. Zunächst für den alkoholkranken Vater, die parentifizierende Mutter und den alkoholkranken Stiefvater, dann für den alkoholkranken Ehemann und die Kinder und auf der Arbeit für die Kollegen und die Kunden. Nach und nach kommen wir darüber ins Gespräch, wie sehr sie sich über andere definiert. Sie beginnt zu fühlen, dass das fremdbestimmte Leben ihr kein rechtes Vergnügen bereitet. Sie wird darüber wütend. Dann erkennt sie, dass sie es selbst ist, die ihr Leben opfert. Es macht sie traurig, und sie weint bitterlich. Schließlich thematisiert sie, dass sie sich hässlich und wenig liebenswert findet, und sie denkt, sich Liebe verdienen zu müssen. Dafür schämt sie sich.

Im Folgenden beginnt Frau F. nach neuen Haltungen zu suchen und mit sich zu experimentieren. »Ich habe auch meine Rechte«, »Ich finde mich in Ordnung«, »Ich finde mich schön«, »Ich will etwas erleben« oder »Ich will genießen« sind neue Glaubenssätze, die sie nach und nach entwickelt. Sie ist selbst überrascht, dass es alles in ihr ist bzw. aus ihr selbst entsteht. Sie fasst ihre neue Haltung zusammen: »Ich kann mich in meinem Leben um alles selbst kümmern, das Einzige, was ich von anderen erwarte, ist Respekt.« Auch an diesem Satz arbeiten wir umstrukturierend, und Frau F. gewinnt schließlich ein neues unabhängiges Bewusstsein: »Ich kann mich selbst respektieren, so wie ich bin.«

Kreative Methoden zur Überwindung von Sprachlosigkeit

Es kann hilfreich sein, Medien einzusetzen, um die Selbstauseinandersetzung anzustoßen oder zu vertiefen. Wenn die Klienten sprachlos, ratlos und ideenlos sind oder wenn sie noch unter starker Selbstverleugnung leiden, können kreative Methoden wirkungsvolle Impulse setzen, um neue Sichtweisen und Haltungen zu sich und dem Leben zu entwickeln. Wir nutzen in der Arbeit mit den stillen Kindern alles, was wir für geeignet halten: Aphorismen, Witze, Gedichte, Lieder, Märchen, Cartoons, Kurzgeschichten, Bilder, Fotos, Theaterstücke, Filme usw. Und wenn die Klienten dafür offen sind, schreiben wir ihnen Geschichten oder fordern sie auf, selbst Geschichten zu verfassen (Neumann et al., 2017).

Die 40-jährige Frau M. findet in der Therapie heraus, wie sehr sie aus ihrer Angst alles kontrollieren muss. In der Kindheit hat sie aufgrund der Parentifizierung durch die medikamenten- und magersüchtige Mutter gelernt: »Ich bin nur etwas wert, wenn ich groß und stark bin« und »Ich muss immer alles im Griff haben.« Frau M. ist sehr reflektiert und mutig, doch sie findet erst keinen Zugang zum »Kleinen und Schwachen« in sich selbst. Ich erzähle ihr vom Kinderbuch »Weißt du eigentlich, wie lieb ich dich hab?« (McBratney & Jeram, 2018), weil in diesem die Dimensionen klein und groß eine zärtliche Rolle spielen. Jetzt fällt ihr ihr liebstes Kinderbuch ein: »Du groß, und ich klein« (Solotareff, 2008). Sie erzählt mir die Geschichte. Die Fabel handelt über einen jungen Elefanten, der sich klein fühlt und dem ein Löwe hilft, der König ist und sich groß fühlt. Der Löwe wird im Alter als König vertrieben und fühlt sich nun klein. Der Elefant, der nun groß und stark ist, kümmert sich nun um den Löwen. Frau M. hat neue Erkenntnisse: »Jeder fühlt sich mal klein und Kleine sind besonders wertvoll«, »Wenn ich mich klein fühle, kann ich jemand Großes um Hilfe fragen« und »Ich brauche es manchmal, mich anzulehnen, um mich zu erholen und Trost zu erfahren.«

Im Folgenden möchten wir Ihnen in Bezug auf die suchttraumatisierten erwachsenen Kinder einige Ratgeber, drei Filme, zwei Romane und ein Buch mit Fotos und Gedichten empfehlen, um den Klienten einen Spiegel vorzuhalten und ihre Selbstreflexion anzustoßen. Die beiden Filme »Die Beste aller Welten« und »Ein Teil von uns« gehen sehr unter die Haut und sollten unseres Erachtens nicht bei psychisch labilen Klienten eingesetzt werden.

Ratgeber:

- Barnowski-Geiser, W. (2015). *Vater, Mutter, Sucht. Wie erwachsene Kinder suchtkranker Eltern trotzdem ihr Glück finden können.* Stuttgart: Klett-Cotta.
- Flassbeck, J. (2019). *Ich will mein Leben zurück! Selbsthilfe für Angehörige von Suchtkranken.* Stuttgart: Klett-Cotta.
- Lambrou, U. (2008). *Familienkrankheit Alkoholismus. Im Sog der Abhängigkeit.* Reinbek bei Hamburg: Rowohlt.
- Woititz, J.G. (2008). *Um die Kindheit betrogen. Hoffnung und Heilung für erwachsene Kinder von Suchtkranken.* München: Kösel.

Filme:

- Goiginger, A. (Reg., 2018). *Die beste aller Welten* [Film]. Mödling bei Wien: Ritzl-Film.
- Medienprojekt Wuppertal (2015). *Zoey – Ein Spielfilm über die Lebenswelt von Kindern einer suchtbelasteten Familie* [Film]. Wuppertal.
- Weegmann, R. (Reg., 2016). *Ein Teil von uns* [Film]. Deutschland: Constantin Television.

Belletristik:

- Twain, M. (2016). *Huckleberry Finn.* Wien: Ueberreuter.
- Zeh, J. (2018). *Neujahr.* München: Luchterhand.

Fotografie und Gedicht:

- Sturm, C. (2019). *Sucht vergeben.* Berlin: Neopubli.

5.3.5 Stressbewältigung

Während wir eher bereit sind, Eustress langfristig auszuhalten, und relativ gut mit kurzfristigem Disstress umgehen können, ist jedoch der chronifizierte negative Stress, der uns ausweglos erscheint, problematisch (Kaluza, 2004, S. 23). Die chronische Suchterkrankung von Eltern ist als ein negativer, endloser Disstress zu werten. Familiäre Streitigkeiten, ständiges Durcheinander und Unbeständigkeit, emotionale Auf und Abs, große Verantwortung, Leistungsanforderungen und auch die Übergriffigkeiten sind Stressoren, denen ein Kind in einer Suchtfamilie permanent ausgesetzt ist. Es entwickeln sich Einstellungen, Annahmen und Bewertungen beim Kind, die den Stress zusätzlich verstärken, z.B. absolute Selbstansprüche, Selbstunwert, Hilflosigkeit und Hoffnungslosigkeit. Ungünstig kommen bei den Betroffenen eine defizitäre Emotionsregulation, Genussfeindlichkeit und ein Mangel an Fähigkeiten, abzuschalten und zu entspannen, hinzu. All dies tragen die suchttraumatisierten Kinder mit in ihr Erwachsenenleben und suchen und produzieren aufgrund ihrer Schemata und Inkonsistenzen weitere Belastungen und Probleme.

Stress kann krank machen, sich negativ sowohl auf die körperliche als auch auf die seelische Gesundheit auswirken (S. 23–27). Die Einordnung des Stresses, ob dieser sich im Einklang mit unseren Interessen und Zielen befindet oder diesen entgegensteht, ist wesentlich dafür, wie wir die Situation erleben und ob sie Konsequenzen für unser Wohlbefinden hat. Umso wichtiger erscheint es, dass Klienten im Rahmen einer Therapie die eigenen Stressoren sowie kurz- und langfristige Auswirkungen auf Gedanken, Gefühle, Körper und Verhalten kennen- und einordnen lernen, um bewusste Entscheidungen zu treffen, ob Veränderungen der Stresssituationen und der Einstellungen und Annahmen für das Wohlbefinden günstig sein können. In der therapeutischen Zusammenarbeit kann daraufhin eine Erarbeitung von Strategien zum Umgang mit Stress erfolgen. Kaluza (S. 50–53) beschreibt drei Formen des Stressmanagements: 1. instrumentell, 2. kognitiv und 3. palliativ-regenerativ.

1. **Instrumentelles Stressmanagement**: Es setzt konkret an der Veränderung oder dem Abbau der Stressoren an, z.B. durch die Suche von Informationen, die Delegation von Aufgaben, die Veränderung des Umfelds und das Setzen von Prioritäten. Konkret in Bezug auf die Helferkinder bedeutet dies, das Übermaß an Aufgaben und Engagement im privaten wie auch beruflichen Bereich zu reduzieren, Verantwortlichkeiten an andere abzutreten und sich von den (co-)abhängigen Erwartungen der Herkunftsfamilie und ge-

gebenenfalls suchtkranken Partnern, Freunden oder Kindern abzugrenzen.

> Die 40-jährige Frau M. wird tags wie nachts von der Polizei oder Nachbarn angerufen, wenn die Mutter mal wieder auf dem Bürgersteig oder im Hausflur ihren Rausch ausschläft, herumpöbelt oder sich rauschbedingt verletzt. Frau M. ist deswegen seit vielen Jahren in ständiger Bereitschaft und leidet unter Depressionen, Erschöpfung und Schlafstörungen. Mit Hilfe der Therapiegruppe bereitet sie vor, sich gegenüber den Anrufern konsequent abzugrenzen und auf die Hilfemaßnahmen bei Notfällen, Notarzt, Krisendienst und Sozialpsychiatrischer Dienst hinzuweisen. Nachdem sie dies zweimal erfolgreich umsetzt, wird sie im Folgenden in Ruhe gelassen und erfährt eine neue Lebensqualität, ungestört schlafen zu können.

2. **Kognitives Stressmanagement**: Dieses setzt bei den eigenen Einstellungen an, die als »Stressverstärker« gelten. Es geht darum, übermäßig moralische und leistungsbezogene Ansprüche zu hinterfragen sowie stressmildernde Gedanken zu formulieren (5.3.4.).

3. **Palliativ-regeneratives Stressmanagement**: Nicht jeder Stress ist zu umgehen, er gehört zum Leben. Durch positive Aktivitäten, Selbstfürsorge, Entspannung und Ablenkung kann Stress kompensiert werden (5.3.1, 5.3.2 und 5.3.3). Ebenso regelmäßiger Sport und guter Schlaf fallen darunter. Im folgenden Fallbeispiel werden die Ressource Sport, Biofeedback und Imagination genutzt, um den stressigen Problemen gelassener begegnen zu können.

> Frau U. ist 30 Jahre alt und sportlich. Dennoch leidet sie unter Bluthochdruck und muss Medikamente nehmen. Sie führt ein äußerlich angepasstes Leben, doch innerlich ist sie sehr angespannt und leidet unter chronischen Ängsten und Schuldgefühlen aufgrund der alkoholkranken Mutter. Nur bei lauter Punk-Musik und dem täglichen Schwimmtraining kann sie abschalten. In der Anfangsphase der Therapie zerreißt sie die ambivalente

Motivation, reden zu wollen und davor Angst zu haben. So erfährt sie auch die Sitzungen anfangs als puren Stress. Ich bringe Frau U. bei, imaginativ schwimmen zu gehen: »Kopf über Wasser – einatmen – Kopf unter Wasser – ausatmen«, damit sie lernt, der inneren Zerrissenheit zu begegnen und sich in der Therapie zu beruhigen. Sie wird sensibilisiert, wie sie ihren Blutdruck dafür als Feedback nutzen kann. Schließlich üben wir, sich der Ressource Schwimmen zu bedienen, um sich Problemen angstfreier anzunähern und mehr Abstand zu halten: »Kopf über Wasser – einatmen, hinschauen und problematisieren – Kopf unter Wasser – abtauchen, ausatmen und entspannen.«

5.3.6 Problemlösen

Beim Problemlösetraining sollen Klienten lernen, Schritt für Schritt selbst zur Lösung ihres Problems zu gelangen. In der Literatur gibt es diverse Ansätze, die beschreiben, wie Problemlösen von Klienten erlernt werden kann. Alle sind sich jedoch relativ ähnlich. Kaluza (2004, S. 120–121) schlägt beispielsweise sechs Schritte zum Problemlöseprozess vor:

1. Durch Selbstbeobachtung lernen die Klienten, welche problematische Situation aktuell vorliegt und wie diese auf der emotionalen, gedanklichen und Verhaltensebene beschrieben werden kann.
2. Es werden so viele Lösungsansätze wie möglich entwickelt, die jedoch zunächst noch nicht bewertet werden.
3. Mit Hilfe der Überprüfung von Kosten und Nutzen wird ein Lösungsweg ausgewählt.
4. Der ausgewählte Lösungsweg wird kleinschrittig geplant. Seine Umsetzung wird unter anderem in Rollenspielen geübt.
5. Die gewählte Alternative wird im Alltag umgesetzt.
6. Es wird geprüft, ob die gewählte Lösung erfolgreich ist. Gegebenenfalls wird zu einer früheren Stufe des Prozesses zurückgekehrt, um Korrekturen vorzunehmen.

Helferkinder sind geübte Problemlöser, solange es um Probleme anderer geht. An dieser Ressource kann gut angesetzt werden. Sie haben zweierlei Schwierigkeiten: Erstens eignen sie sich Probleme anderer Menschen an und nehmen darüber ihre eigenen kaum oder nur verzerrt wahr. Zweitens neigen sie dazu, vermeidende oder abhängige Problemlösungen vorzunehmen. Ihre therapeutische Unterstützung wird sich daher vor allem darauf konzentrieren, dass sie die Probleme anderer als solche erkennen und über Bord werfen, die eigenen definieren und konkretisieren und unabhängige Lösungsstrategien entwickeln. Im nachstehenden Fallbeispiel wird eine Kombination aus Problemlöse- und sozialem Kompetenztraining eingesetzt.

Die 25-jährige Frau L. hat eine Affäre mit einem psychisch labilen Mann. Sie habe mit dem Freund zwei Absprachen: erstens keine Partnerschaft zu führen und zweitens nicht mit Freunden des anderen herumzumachen. Der Freund hat jedoch etwas mit einer Freundin von Frau L. Sie ist gekränkt und will zunächst den Kontakt zu beiden beenden. Mit therapeutischer Unterstützung entwickelt sie eine alternative Problemlösung, ihn zu sich zu zitieren und ihm ihre Verletzung mitzuteilen, um ihn dann mit der Aufforderung zu konfrontieren, sich zu überlegen, was er von ihr will und bereit ist, dafür zu tun. Wir üben es gründlich im Rollenspiel, bis sie Text und Haltung klar hat.
Sie setzt es erfolgreich um und ist sehr zufrieden mit sich und auch seiner verständnisvollen Reaktion. In der gemeinsamen Auswertung findet sie heraus, dass sie eigentlich mehr von ihm will. Sie reagiert auf diese Erkenntnis wiederum mit Rückzugstendenzen. Sie meint, dass es keinen Sinn mache und sie besser die Beziehung beende. Wieder ermutige ich sie, ihre Wünsche aktiv in die Beziehung einzubringen, um eine Klärung des Beziehungsstatus herbeizuführen. Wieder üben wir im Rollenspiel. Sie überlegt, das Gespräch lieber auf neutralem Boden zu führen und ihm Zeit zum Überlegen und Antworten zu geben. Auch wenn er dieses Mal nicht wie erhofft reagiert, ist sie zufrieden damit, sich ein zweites Mal getraut zu haben. Als in einer späteren

Therapiephase ein neuer Mann ihres Herzens auftaucht, benötigt sie nur ein wenig anstupsende Beratung, um ihr Zögern zu überwinden.

5.4 Angstbewältigung

Suchttraumatisierte erwachsene Kinder leiden unter vielfältigen Ängsten. Vor allem generalisierte Sorgen, soziale Ängste und Schamgefühle können ihren Alltag bestimmen, sie vermeiden angst- oder schambedingt persönliche und soziale Herausforderungen und werden von posttraumatischen Angstzuständen überflutet und gelähmt. Weitere existenzielle, Lebens- und Bindungsängste können hinzukommen. Die Ängste sind nicht immer leicht zu erkennen und diagnostisch einzuordnen. Manche Betroffene haben ihre Ängste nicht oder unzureichend repräsentiert und verstecken sie hinter Arbeitswut, Schuldgefühlen, Rückzugsverhalten, Sprachlosigkeit oder somatoformen Beschwerden. Zweifelsohne dürfen Methoden der Angstbewältigung in der Behandlung des Suchttraumas nicht fehlen. Zumeist sind gezielt andere Methoden vorzuschalten, wie empathische, motivierende, erlebensaktivierende oder interpersonelle Strategien, um die Ängste für eine therapeutische Bearbeitung zugänglich zu machen. Folgende, für ein Suchttrauma typische Aspekte der Angstbewältigung sollen behandeln werden:

1. Das therapeutische Setting als angst- und schambezogene Konfrontation
2. Sorgenexposition zur Habituation und Erweiterung des Handlungsspielraums
3. Entkatastrophisierende Interventionen zur Abmilderung des Krisenmodus
4. Verhaltensexperimente zur Erweiterung der Konzepte von sich und der Welt
5. Aufbau eines positiven Selbstbildes bei sozialen Ängsten
6. Training sozialer und kommunikativer Kompetenzen

5.4.1 Das therapeutische Setting als Exposition

Die Reizkonfrontationsmethode ist in Kombination mit Kognitiver Umstrukturierung die Methode der Wahl, um spezifische, generalisierte und traumatische Ängste und Panik symptombezogen zu lindern (Neudeck & Wittchen, 2005). Durch die Exposition lernen die Betroffenen, sich an die Gefühle zu gewöhnen und die symptomatische Vermeidung zu überwinden. Die Habituation ist wiederum die Grundlage dafür, dass sie üben können, Ängste und Scham zu regulieren und das Gefühlserleben flexibel für sich zu nutzen (siehe auch 5.5.2). Die Expositionsbehandlung dürfte den meisten der Leser hinreichend bekannt sein. Wir möchten daher ausschließlich unsere Erfahrung darstellen, dass für suchttraumatisierte Betroffene die Therapie selbst eine massierte Angst- und Schamexposition bedeuten kann. Folgende Schritte vor allem zu Beginn des Therapieprozesses lösen bei den Betroffenen Ängste und Scham aus:

- der Anruf beim Therapeuten und die Bitte um einen Termin
- die Vis-à-vis-Situation und die Aufmerksamkeit des Therapeuten
- das Gespräch über die Befindlichkeit und das Mitgefühl des Therapeuten
- die Formulierung von individuellen Therapiezielen sowie jegliche Frage nach Bedürfnissen, Wünschen, Interessen, Meinungen und Werten
- Fragen zur Biografie und elterlichen Sucht
- die Problemaktualisierung und vor allem die Konfrontation mit der eigenen Hilfebedürftigkeit
- erlebensaktivierende und emotionsfokussierte Therapiestrategien
- der Aufbau positiver Aktivitäten und Genuss- und Entspannungstraining
- das Therapieende

Dieser Umstand macht die Arbeit mit den Betroffenen einerseits einfacher, weil die Exposition und Habituation en passant in der Therapie geschieht. Der Therapeut muss mit dem Klienten keine aufwendigen Übungen entwickeln. Im direkten Kontakt des therapeutischen Settings kann er die Klienten besonders aufmerksam anleiten, Vermeidungsverhalten wahrzunehmen und abzubauen. Andererseits ist es vor allem zu Beginn der Therapie eine Gratwanderung, dass schon beim Aufbau einer therapeutischen Beziehung und in der Motivationsarbeit starke Ängste getriggert werden können. Überdies werden viele suchttraumatisierte Klienten bei jedem neuen Thema oder auch bei ihnen unbekannten Methoden angst- und schambedingt aktiviert. Jedes Mal ist der Umweg der Habituation zu gehen, es ist ein unabdingbarer, doch lohnender Umweg.

Frau J. berichtet im Erstgespräch, schon lange darüber nachzudenken, eine Psychotherapie zu brauchen. Seit einem Jahr sei sie entschieden gewesen, doch sie habe es Woche für Woche vor sich her geschoben: »Ich bin pure Angst, habe Angst, daran zu sterben. Aber ich belüge und verarsche mich.« Zum Abschluss der Sprechstunde äußert sie sich erschöpft, doch erleichtert: »Das war schwer für mich. Ich bin froh, hier gewesen zu sein, es geschafft zu haben, obwohl alles in mir wegwollte.« Auch in den folgenden Sitzungen kommt sie mit viel Angst und nicht selten erschreckt sie sich über ihre eigenen Äußerungen: »Darf ich überhaupt sagen, dass meine Mutter eine Trinkerin ist? Tue ich ihr nicht unrecht damit?« Nachdem sie mutig Therapieziele formuliert hat, z.B. »klein sein dürfen«, äußert sie in der Folgesitzung sogleich aufgeregt: »Nach der letzten Sitzung hatte ich ganz viel Angst. Ich musste meinen ganzen Mut zusammennehmen, um heute zu kommen.«
Als ich Frau J. in einer weiteren Stunde einlade, es sich gemütlich zu machen und durchzuatmen, löst dies Beklemmungsgefühle in der Brust aus: »Ich kann nicht entspannen. Am liebsten würde ich jetzt weglaufen.« Ich leite sie an, zu den Beklemmungsgefühlen in der Brust zu atmen und diese zu beobachten, während wir unser Gespräch über den biografischen Hintergrund ihrer Ängste und ihres Misstrauens vertiefen. Sie beginnt wahrzunehmen, wie sich ihre Angst im Verlauf jeder Sitzung und auch mit dem Ver-

lauf der gesamten Therapie bessert. Als sie sich später von den grenzenlosen Ansprüchen der mit Suizid drohenden, alkoholkranken Mutter abgrenzt, hat sie ausgeprägte Panikattacken. Zu diesem Zeitpunkt ist sie schon geübt darin, in die Angst zu atmen, bis es besser wird.

5.4.2 Sorgenexposition

Nach unseren Erfahrungen leiden suchttraumatisierte erwachsene Kinder häufig unter generalisierten Ängsten, welche sie in der Therapie ansprechen werden. Es sind oftmals Sorgen, die sich zum einen auf andere Personen beziehen, die in den Augen der Klienten hilfebedürftig erscheinen. Durchaus können die Sorgen einen realistischen Hintergrund haben, z.B. die elterliche Suchterkrankung, Depressionen des Partners oder Verhaltensauffälligkeiten der Kinder. Störungswertig daran ist, dass sich die Betroffenen nicht distanzieren können. Bedrängt von den Ängsten, haben sie keine Wahl und müssen helfen. Hinter den fremdbezogenen Ängsten stehen zumeist Selbstwertprobleme (Stavemann, 2014, S.126–127). Zum anderen kommen auch Ängste mit Selbstbezug vor, die hingegen eher existenzieller Qualität sind (S.128–129), z.B. Beziehungen oder die Arbeit zu verlieren, kein Geld zu haben oder in der Gosse zu enden, also einen sozialen und wirtschaftlichen Tod zu erleiden. Die zugrunde liegenden Selbstwertprobleme und die existenziellen Fragen sollten selbstverständlich aufgedeckt und mitbehandelt werden (siehe 5.3.4, 5.4.5 und 5.5.3).

Generalisierte Ängste gehen einher mit vielfältigen Vermeidungsstrategien, die allesamt nur partiell und kurzfristig geeignet sind, Beruhigung zu finden (Hoyer & Becker, 2005, S.98–99). Unter anderem rückversichern sich die Klienten bei anderen, was auch oft als interaktionelle Besonderheit gegenüber dem Therapeuten auftritt. Die wesentliche und »erfolgreichste« Vermeidungsstrategie ist indes das »eher unwillkürliche ›Springen‹ von einer Sorge zur anderen […], die eine Habituation an die Ängste« verhindert (S.99). Helferkinder helfen anderen, angetrieben durch ihre Ängste, was

Schlimmes geschehen könnte. Durch die Hilfeleistung schaffen sie sich kurzfristige Erleichterung, doch sie können nicht lernen, die Angst langfristig auszuhalten und zu regulieren. Durch den Wechsel von einer Sorge zur nächsten werten sie die fehlenden Effekte ihres co-abhängigen Hamsterrads nicht aus und erkennen nicht die Endlosschleife ihres sich kümmernden Agierens.

Zu Beginn der Behandlung werden sie ihre Sorgen aus dem Motiv ansprechen, damit der Therapeut sie unterstützt, z. B. den suchtkranken Elternteil zu retten, die auffälligen Kinder wieder in die Spur zu bringen, nicht die Arbeit zu verlieren und zu verarmen. Sie wollen die Therapie entsprechend ihrer selbstaufopfernden und kämpferischen Schemata nutzen. Durch die Unterstützung durch den in ihren Augen hoch kompetenten Therapeuten wollen sie noch mehr Kontrolle gewinnen, obgleich ihre Leiden durch die übermäßige Kontrolle bedingt sind und aufrechterhalten werden. In der Sorgenexposition geht es therapeutisch darum, den Klienten anzuleiten, die Kontrolle zu lassen, sich auf eine Angst zu konzentrieren und diese so lange durchzuarbeiten, bis eine spürbare Habituation eintritt. Mit der wiederholten Habituation lernen sie eine funktionale Regulation der Angst. Voraussetzungen einer Konfrontationstherapie bei suchttraumatisierten erwachsenen Kindern sind:

- ein vertrauensvolles therapeutisches Arbeitsbündnis
- ein Problemverständnis der überkompensierenden Kontrolle
- die Vermittlung des Angstmodells und des Behandlungsrationals
- die Bereitschaft, Kontrolle abzubauen und sich den Ängsten zu stellen

Wir setzen als Konfrontationsmethode in sensu gerne das Worst-Case-Szenario ein. Es bietet sich an, weil es unter kontrollierten Bedingungen im therapeutischen Setting durchgeführt werden kann und eine wirksame massierte Konfrontation bedeutet. Folgende Fragen können gestellt werden, um den Worst-Case lebendig werden zu lassen: »Was ist das Schlimmste, das eintreten könnte?« Bei dieser Frage weichen viele Klienten aus, weswegen die Intervention noch verstärkt werden kann: »Bitte lassen Sie nicht Ihre Vernunft sprechen, sondern stellen Sie sich das Schlimmste vor, was Sie sich in Ihrer Fantasie ausmalen können!« Das Szenario kann weiter vertieft werden: »Welche unangenehmen Folgen hat es für Sie und andere, wenn das Schlimmste eintritt? Was denken Sie? Was fühlen Sie? Wie reagieren Sie körperlich?« Durch die Habituation überwinden die Klienten ihre angstgetriebenen co-abhängigen Schemata und entwickeln eine Wahl: »Ich kann helfen und ich darf auch Nein sagen.« Wenn sie lernen, sich gegenüber ihren Ängsten und Ansprüchen abzugrenzen, gewinnen sie Handlungsspielräume, die sie für sich nutzen können. So führt die Konfrontationstechnik zu anderen Themen und Methoden hin.

Die 45-jährige Frau F. leidet an vielfältigen Sorgen vor allem um ihre alkoholkranke Mutter, aber auch die Kinder, den Ehemann, die Hunde und die psychisch labile jüngere Schwester. Frau F. entspricht dem aufopfernden Klischee der »Mutter Teresa« (Barnowski-Geiser, 2015, S. 110–112). Die Mutter führt eine Entwöhnungstherapie durch, und Frau F. hat Urlaub von ihren Sorgen um die Mutter. Auch nach Beendigung der Therapie bleibt die Mutter zunächst abstinent. Frau F. problematisiert, dass sie von Ängsten geplagt wird, die Mutter könne rückfällig werden, und dass sie nicht schlafen könne. Sie will nicht, dass die Mutter rückfällig wird, und auch die Sorgen möchte sie loswerden. Ich leite sie an, die Situation auszumalen, wie die Mutter rückfällig wird, wie sie angerufen wird usw., bis sie sich beruhigt: »Eigentlich weiß ich es längst. Es war immer so, früher oder später.«
Einige Sitzungen später berichtet Frau F. weinend, dass es geschehen sei, es sie aber weniger getroffen habe als sonst. Früher sei stets eine Welt zusammengebrochen, heute sei sie besser vorbereitet gewesen. Und sie erzählt von einer weiteren Sorge, die sie seit der Kindheit verfolgt, nämlich dass die Mutter am Alkohol sterben könne. Wir malen auch diesen traurigen Fall aus, wie sie die Mutter tot in der Wohnung auffindet. Danach ist sie weniger beherrscht von den Sorgen, und andere Themen finden Raum,

z. B. ihre Wut, im Leben zu kurz zu kommen. Und wenig später entscheidet sie, mehr Abstand von der Mutter nehmen zu wollen. Mit Hilfe ihrer Wut schafft sie es, sich abzugrenzen, obwohl die Mutter und die Familie ihr vorwurfsvoll zusetzen. Sie entdeckt eine neue Qualität, das Leben für sich zu genießen.

5.4.3 Entkatastrophisieren

Viele suchttraumatisierte Klienten haben in der Kindheit gelernt, die Krise als Normalität zu betrachten. Sie sind in einer ständigen Erwartung, dass etwas Schlimmes passieren wird, was sich in den Schemata Misstrauen, Verletzbarkeit, Kämpfen oder Negativität niederschlägt und sich symptomatisch als Schreckhaftigkeit, Hypervigilanz, Pessimismus, Hilflosigkeit und Rückzugsverhalten äußert. Selbst wenn sich das äußere Leben mittlerweile in ruhigeren Fahrwassern befindet, steht die innere Realität im krassen Gegensatz dazu. Schon kleine Abweichungen von normalen Entwicklungen werden dramatisiert. Das Worst-Case-Szenario kann auch genutzt werden, um beängstigende Kognitionen zu entkatastrophisieren. Ziel ist dabei, dass die Betroffenen lernen, ihre Lebenserfahrungen differenziert wahrzunehmen und einzuordnen und neue, dem Lebensalltag angemessene, flexible Bewertungsmaßstäbe zu verinnerlichen.

Die 45-jährige Frau L. bringt in der Anfangszeit der Behandlung stets ihre Aufgeregtheit mit. Immer ist etwas geschehen, weshalb sie aus dem Häuschen ist und wovon sie erzählen muss: »Sie glauben nicht, was mir Schreckliches passiert ist!« In einer Sitzung ist sie wegen des Sohnes aufgewühlt, dessen Versetzung in die Oberstufe gefährdet ist. Sie möchte von mir als Fachmann wissen, wie sie ihn unterstützen kann.

Th.: »Ist es schlimm, wenn er es nicht schafft?«

Kl.: »Es geht doch nur um einen einzigen Punkt. Das wäre doch total blöd.«

Th.: »Na ja, es ist wie beim Fußball, entweder ist er drin oder er ist daneben, egal, wie knapp es ist.«

Kl.: »Wir wissen doch gar nicht, was er dann machen soll.«
Th.: »Meine Frage war eigentlich anders gemeint: Ist es für Sie persönlich schlimm, wenn er kein Abitur macht?«
Kl.: »Nein, damit können ich und mein Mann leben.«
Th.: »Und was denkt Ihr Sohn?«
Kl.: »Für den wäre es total blöd.«
Th.: »Ist das gerade Ihre Bewertung oder die Ihres Sohnes?«
Kl.: [nach längerer Pause] »Ich glaube, ihm ist es egal. Er ist im Augenblick in einer Phase, in der ihm andere Dinge wichtiger sind.«
Th.: »Also, gleichgültig, wie es ausgeht, die Welt würde nicht untergehen, habe ich es richtig verstanden?«
Kl.: [lacht] »Nein, die Welt geht nicht unter, nicht deswegen. Bezüglich Schule sind wir eher locker. Abitur muss nicht sein.«
Th.: »Und was ist Ihre Aufregung?«
Kl.: [nach langer Pause, in der sie nach innen gekehrt ist] »Na ja, es könnte was mit meinem Kontroll-Ding zu tun haben.«
Th.: »Also geht es mal wieder um Loslassen?«
Kl.: [weint] »So schnell werde ich das wohl nicht los.«
Th.: »Bezüglich Ihrer Kontrollbedürfnisse könnte es eine lohnende Frage sein, was sie als Familie machen können, wenn es schiefgeht, und wie es schulisch für den Sohn weitergehen kann?«
Kl.: »Ich glaube, es reicht, wenn wir uns das dann überlegen. Im Krisenmanagement sind wir gut.«
Th.: »Haben Sie jetzt gerade losgelassen?«
Kl.: »Der Druck von eben ist weg.«

5.4.4 Sicherheitsverhalten abbauen und neue soziale Strategien ausprobieren

Reine Exposition mit dem Ziel der Habituation ist wenig geeignet, soziale Ängste nachhaltig abzumildern. In der Kognitiven Verhaltenstherapie der Sozialphobie hat das Modell von Clark und Wells (1995) zu neuer Behandlungsmethodik geführt. Nach dem Modell entstehen soziale Ängste aufgrund des ungünstigen Zusammenspiels von Sicherheitsverhalten, übermäßiger Selbstaufmerksamkeit und dysfunktionalen Überzeugungen. Folgende Behandlungsschritte sind demnach entscheidend, um soziale Ängste zu bewältigen (nach Stangier et al., 2016):

- für das Problem des Sicherheitsverhaltens und der übermäßigen Selbstaufmerksamkeit sensibilisieren und entsprechende Verhaltensweisen abbauen
- Förderung von externaler Aufmerksamkeit und Anleitung, soziale Informationen zu sammeln und zu nutzen
- Verhaltensexperimente durchführen und auswerten zum Abbau sozialphobischer Erwartungen und zum Aufbau von realistischen Einschätzungen
- Kognitive Umstrukturierung dysfunktionaler Grundüberzeugungen und Aufbau eines positiven Selbstbildes (5.3.4)

Helferkinder leiden allgemein nicht an einer übermäßigen Selbstaufmerksamkeit, ganz im Gegenteil sind sie übermäßig fremdorientiert. Doch wenn soziale Ängste und Schamgefühle getriggert sind, kann der Fokus der Aufmerksamkeit kippen. Z.B. suchen sie stets nach Erklärungen für suchtbedingte Verhaltensweisen der Eltern bei sich selbst: »Was habe ich falsch gemacht, dass sie mich so behandeln?« Auf die naheliegende Erklärung, dass das Verhalten durch Rausch, Entzug oder suchtbedingte Wesensveränderungen ausgelöst ist, kommen sie nicht. Diese Neigung ist mit starken Scham- und Angstgefühlen verbunden.

Vordergründig wirken suchttraumatisierte erwachsene Kinder auch nicht sozial ängstlicher als andere Menschen ohne Suchttrauma. Sie haben scheinbar keine Angst vor Kritik. In der Therapie wünschen sie sich sogar kritische Rückmeldungen durch den Therapeuten und sie sind sich selbst die schärfsten Kritiker. Doch die Selbstkritik ist als Sicherheitsverhalten einzustufen: »Wenn ich mich selbst kritisiere, nehme ich die befürchtete Kritik der anderen vorweg und behalte die Kontrolle.« Auch andere ausgeprägte soziale Ängste, z.B. vor Gruppen zu sprechen, haben sie nicht häufiger als psychisch unbelastete Personen, allerdings nur, solange Sachthemen im Mittelpunkt stehen. Der Kern ihrer sozialen Ängste ist, als Person in den Fokus der Aufmerksamkeit zu geraten. Das macht sie nervös, und sie meiden solche Situationen möglichst.

Desgleichen gehen sie oftmals engeren Kontakten, Freundschaften oder Partnerschaften zu psychisch gesunden Personen aus dem Weg, und vorhandene Beziehungen werden von ihnen einseitig gestaltet, indem sie grenzenlos für die anderen da sind. Weitere Sicherheit schaffende Verhaltensweisen bestehen in der Neigung, andere nach ihrer Meinung zu fragen, doch keine eigene zu haben. Auch vermeiden die Betroffenen, Wünsche zu äußern. Sie warten darauf, dass andere ihnen ihre Wünsche von den Lippen ablesen. Dahinter stehen die in 2.2 beschriebenen Traumata der mangelnden Annahme, Tabuisierung und Invalidierung. In der Behandlung der sozialphobischen Probleme suchttraumatisierter erwachsener Kinder ist daher das Modell von Clark und Wells (1995) sehr hilfreich, wenn man kleine Anpassungen klientelgerecht vornimmt. Zwei Formen sozialer Ängste sind für das Suchttrauma charakteristisch:

1. **Schamgefängnis**: Die Betroffenen haben ausgeprägte Schamgefühle, dass jemand mitbekommt, was mit ihnen bzw. ihrer Familie ist. Es ist die Beschämung darüber, nicht normal zu sein und als »asoziale« Familie abgestempelt zu werden. Manchmal haben sich Betroffene schon anderen Personen ihres Vertrauens offenbart, wenn sie eine Psychotherapie beginnen. Dann haben sie schon eine Entscheidung getroffen, etwas zu verändern und das Schweigen zu brechen. Es macht die Psychotherapie einfacher. Doch genauso typisch ist es, dass sie noch mit niemandem gesprochen haben und selbst gute Freunde nicht Bescheid wissen. Häufig ist das beschämte Erleben nicht ausreichend psychisch repräsentiert und wird nicht oder nur unzureichend wahrgenommen. In diesem Fall ist der Einsatz von erlebensaktivierenden und emotionsfokussierten Methoden indiziert (siehe 5.5.1 und 5.5.2).

Wir setzen gerne die »Geschichte vom Elch im Wohnzimmer« ein, die auf der Website von NACOA (2020; siehe 2.2.4) zu finden ist, um über die diffizilen Zusammenhänge der vergangenen kindlichen Tabuisierung, dem heutigen Schamerleben und dem dysfunktionalen, aufrechterhaltenden Vermeidungsverhalten aufzuklären. Wenn die Klienten eine Absicht entwickeln, das Sicherheitsverhalten einzustellen und ihre sozialen Ängste und Schamgefühle zu explorieren, wird die Therapie zum Experimentierfeld. Der Therapeut ist dann der erste Sozialpartner, mit dem die Klienten sich ausprobieren, was wiederum für Zutrauen sorgt, auch im Alltag neue Erfahrungen zu suchen.

Die 30-jährige Frau D. ist schon länger in der Psychotherapie und hat diese gut für sich genutzt. Sie hat zunächst im geschützten Rahmen der Therapie und dann mit Partner und engsten Freunden ausprobiert, über sich und ihre beschämte Kindheit zu sprechen. Sie hat eine neue Erfahrung gemacht, für ihre Selbstoffenbarung nicht wie erwartet abgewertet zu werden, vielmehr Mitgefühl und Solidarität erhalten zu haben. Zu Beginn einer Sitzung berichtet sie aufgeregt und stolz, dass sie sich mit einer Arbeitskollegin angefreundet habe und sie herausgefunden haben, dasselbe Kindheitsschicksal zu teilen. Laut Frau D. haben sie sich einen ganzen Abend angeregt ausgetauscht. Als ich näher nachfrage, zeigt sich, dass Frau D. zwar ihre Betroffenheit angesprochen, aber ihre Gefühle verschwiegen hat. Stattdessen hat sie der neuen Freundin mitfühlend zugehört. Frau D. reflektiert, Angst zu haben, den Kontakt gleich wieder zu verlieren, wenn sie sich emotional entblößt. Als Gedankenexperiment frage ich sie, was sie über die Freundin denkt und ob sie den Kontakt abbrechen will, weil diese offen geredet hat. Das will Frau D. nicht, und die Offenheit der Kollegin gefällt ihr. Das Gespräch mit der neuen Freundin führt Frau D. in Eigenregie durch.

2. **Angst vor Verletzung**: Zweitens haben die suchttraumatisiert Betroffenen große Ängste, sich schwach, klein und verletzlich zu zeigen. Als Schwäche interpretieren sie Gefühle von Angst, Scham und vor allem Trauer. Manche legen auch Gefühle von Unzufriedenheit und Ärger als Schwäche aus. Und auch die den Gefühlen

zugrunde liegenden Bedürfnisse werden als schwach abgewertet. Es sind zumeist zarte Bindungsbedürfnisse nach Zuwendung, Trost, Annahme, Geborgenheit und Gehaltenwerden. Sich schwach zu zeigen, bedeutet Kontrollverlust und wird als bedrohlich erlebt. Sie vermeiden ihre Schwäche, indem sie schweigen, sich zurückziehen, sich groß machen, kämpfen, streng mit sich sind und hart arbeiten. Die Arbeitswut ist eigentlich als eine Angst einzuordnen.

Eine Angstexposition, die auf Bindungssituationen, also positive zwischenmenschliche Nähe, fokussiert, kann starke Konfliktschemata von ängstlicher Vermeidung und bedürftiger Annäherung auslösen. Wenn der Therapeut die verletzliche Seite – gezielt oder unbeabsichtigt – anspricht, werden die Klienten möglicherweise, wie auch im folgenden Fallbeispiel dargestellt wird, ihre persönliche Ambivalenz auf die therapeutische Situation übertragen und mit Angst und Abwehr reagieren. Dann sind zusätzlich motivierende, interpersonelle oder disputierende Strategien indiziert. Eine nach unserer Erfahrung entwaffnende interpersonelle Intervention lautet: »Ich möchte mit Ihnen nicht kämpfen.« Gewöhnlich reagieren die Klienten darauf mit Trauer und der Reflexion ihrer verletzten Bedürftigkeit. Erst wenn die Klienten im geschützten Rahmen der Therapie ihre vermiedene Sehnsucht beginnen wahrzunehmen und zu verstehen, können alternative Vorgehensweisen entwickelt, ausprobiert und ausgewertet werden.

Die 40-jährige Frau N. hat zuletzt angefangen, im problematischen Ausmaß zu trinken. Sie kommt mit dem Ziel in die Psychotherapie, wieder kontrolliert trinken zu lernen. Sie erkennt schnell, dass ihre Problematik tiefer geht und mit dem uneinsichtigen und tabuisierten Trinkverhalten von Großmutter und Mutter zu tun hat. Es löst massive Ängste bei ihr aus, wenn ich Begriffe wie »Saufen«, »besoffen sein« oder »Alkoholikerin« nutze. Sie, die Mutter und Großmutter, seien nicht wie die »echten« Alkoholiker, die sich tagein, tagaus hinter der Tanke volllaufen lassen, und sie möchte, dass ich von »trinken« spreche. Wir disputieren, ob der Begriff Trinken die familiären Abgründe angemessen widerspiegelt. So beginnt sie zu verstehen, dass ihre Abwehr auf die familiäre Tabuisierung zurückgeht. Doch es gibt eine zweite Ebene der Angst. Frau N. ist sehr kontrolliert, leistungsorientiert und streng mit sich, dem Ehemann und den Kindern. Sie muss immer stark sein, doch Freude hat sie daran nicht. Sie ist neidisch auf den Ehemann, der sehr gut fünfe gerade sein lassen kann. Sie ist immer in der »Arschloch-Rolle«, wie sie sagt. Dahinter decken wir Wünsche nach Entspannung, Genuss und vor allem Unterstützt-, Getröstet- und Gehaltenwerden auf. Ich biete ihr an, dass sie die Wünsche gegenüber dem Ehemann äußern könne: »Bitte hilf mir, indem wir eine Zeit lang keinen Alkohol zu Hause haben«, »Bitte kannst du dich um die Kinder kümmern, ich brauche eine Pause« oder »Bitte nimm mich mal in den Arm und halt mich fest.« Meine Vorschläge findet sie anfangs »absurd«: »Sie wollen, dass ich mich verletzen lasse? Das können Sie nicht von mir verlangen. Das kann ich nicht.« Es benötigt ein wenig freundliche Beharrlichkeit, dann lässt sie sich auf das Experiment zunächst im geschützten Rahmen der Therapie ein. Wir üben, gegenseitig bitte zu sagen, damit sie ein Gespür dafür entwickelt. Dann traut sie sich auch gegenüber dem Ehemann. Sie macht eine neue Erfahrung: Wenn sie vorwurfsvoll fordernd auf den Ehemann zugeht, grenzt er sich ab, wenn sie ihn jedoch liebevoll bittet, erfüllt er ihre Wünsche zumeist gerne.

5.4.5 Aufbau eines positiven, unabhängigen Selbstbildes

Soziale Ängste gehen zurück auf ein negatives Selbstbild, welches durch selbstablehnende Grundüberzeugungen geprägt ist. Deshalb reicht eine bloße Habituation nicht aus, der Aufbau von Selbstannahme und die Stärkung des Selbstwerts sind zentrale Bestandteile der Therapie. Stangier et al. (2016, S. 99–107) betonen, dass es wichtig ist, nicht nur aktuelle Überzeugungen kognitiv umstrukturierend zu beeinflussen, vielmehr für die Vertiefung des Effekts auch biografische Lernerfahrungen einzubeziehen. Dazu können Strategien genutzt werden wie die Korrektur und Neubewertung von verzerrten Erinnerungen oder die Erinnerung von Lebenserfahrungen, die nicht mit dem negativen Selbstbild in Einklang stehen (siehe 5.6.4). Die Selbstwahrnehmung suchttraumatisierter Betroffener ist durch Selbstzweifel, Fehlersuche und Insuffizienzerleben gekennzeichnet. Ein ressourcenorientiertes Vorgehen ist empfehlenswert. Bei den Helferkindern ist der Widerspruch zwischen offensichtlichen Fähigkeiten und dem negativen Selbsterleben teilweise frappierend und gleichzeitig eine therapeutische Steilvorlage für Disputationen und

Tabelle 7: Dysfunktionale Annahmen und funktionale Alternativen

Dysfunktionale Annahmen	Alternative funktionale Annahmen
»Ich muss mich stets normal verhalten, darf nicht zu laut lachen, nicht zu wild tanzen oder anders anecken, sonst falle ich negativ auf und werde nicht gemocht.«	»Sympathie ist wichtig, Respekt aber auch. Wer macht, was er will, und Mut zu einer Meinung hat, wird respektiert.«
»Ich bin in der Erfüllung meiner Bedürfnisse abhängig von anderen.«	»Es ist schön, wenn andere für mich da sind. Doch ich kann für mich selbst sorgen.«
»Wenn ich einen Wunsch äußere und meine Bitte nicht sofort erfüllt wird, werde ich als Person abgelehnt.«	»Schade, es wäre schön gewesen. Nun gut, ich kann mir meinen Wunsch auch selbst erfüllen.«
»Wenn ich es nicht perfekt mache, ist dies als ein Beleg zu werten, dass ich unfähig bin. Fehler müssen bestraft werden und Versager sind nicht liebenswert.«	»Donald Duck ist der berühmteste Versager der Welt. Alle lieben Donald.«
»Wer Schwäche zeigt, wird ausgenutzt und verletzt. Schwache Menschen will keiner.«	»In der Kindheit war es ein Schutz, meine Schwäche zu verstecken. Heute ist es eine Chance, meine Wünsche zu äußern. Es ist wunderbar, Trost und Halt zu erfahren.«
Jede Kritik bedeutet, dass ich als Person nicht in Ordnung bin.	Manche Kritik sagt mehr über den Kritiker aus als über den Kritisierten. Kritik kann auch informativ sein. Ich kann mir Kritik in Ruhe anschauen und kann sie annehmen oder zurückweisen.

Verhaltensexperimente. In Tabelle 7 sind exemplarische suchttraumatisierte Annahmen und alternative unabhängige Haltungen aufgeführt.

Die in der letzten Fallvignette angesprochene Frau N. erfährt dadurch, dass sie ihre Vermeidung einstellt und an ihre Ängste habituiert, eine tief greifende Beruhigung und Entspannung in allen Lebensbereichen. Selbst ihren Eltern kann sie nun gelassener begegnen. In einer Stunde reflektiert sie, nicht zu verstehen, was sich verändert habe, doch es gefalle ihr sehr. Dann bittet sie mich, ihr zu helfen, dieser Haltung einen Namen zu geben und zu lernen, sie halten zu können. Sie möchte verstehen. Ich biete ihr an, ihr Selbstkonzept neu zu schreiben, und frage sie, ob sie als Kind einen Ort hatte, z.B. ein Versteck, an dem sie sich sicher und wohlgefühlt habe. Einen Ort oder Versteck hatte sie nicht, doch erinnert sie sich daran, einen Hund gehabt zu haben, durch den sie ihr Alleinsein überwunden habe. Jetzt hat die Konzepterweiterung einen Namen und eine Repräsentation.
Nun fragt sie mich im Gegenzug, wie man ein Selbstkonzept neu schreibt. Ich erzähle ihr, wie ich das Schreiben nutze, um Dinge klarzubekommen. Auch Frau N. schreibt gerne. Es fällt ihr ein, dass sie mal eine kritische Studienarbeit über das Thema der Berufung erstellt hat. Es entsteht ein Gespräch über die Zusammenhänge, dass sie als Helferkind nicht zufällig einen helfenden Beruf gewählt hat. Sie entdeckt, dass sie ihre – bislang vermiedenen – ängstlichen, ohnmächtigen und traurigen Gefühle zum Verständnis ihrer Klienten nutzen kann. Dann entdeckt sie eine Zuversicht in sich, dass sie darauf vertrauen kann, für sich selbst gut zu sorgen, wenn sie in Kontakt zu ihren verletzten Gefühlen ist. Ich rege an, dass sie einen Brief an ihr stilles Kind verfasst (siehe Kap. 6).

5.4.6 Training sozialer und kommunikativer Kompetenzen

Das Training sozialer Kompetenzen hat eine lange Tradition. Im stationären Kontext wird besonders häufig das Gruppentraining sozialer Kompetenzen (Hinsch & Pfingsten, 2015) angewendet. Auch in der ambulanten Einzeltherapie können soziale Fähigkeiten eingeübt werden (Güroff, 2016; Hinsch & Wittmann, 2010). Aufgrund der Bindungsdefizite bzw. der Bindungsunsicherheit der suchttraumatisierten erwachsenen Kinder sollten gleichfalls kommunikative und Beziehungsfähigkeiten geübt werden (Hahlweg et al., 2011). Die Helferkinder bringen soziale Ressourcen mit, z. B. sympathisch in Kontakt treten, helfen und Sozialverantwortung übernehmen oder empathisch, rücksichtsvoll und verantwortungsbewusst sein zu können. Ihre guten Kompetenzen kontrastieren mit ebenso großen Defiziten. Vor allem zeigen sie unsichere Verhaltensweisen, wenn entsprechende Schemata aktiviert sind, z. B. Unterwerfung, Selbstverleugnung oder Versagen. Bei der Aktivierung von kontrollierenden Schemata, z. B. Kämpfen oder Unerbittlichkeit, können sie hingegen auch unterschwellig aggressiv interagieren. Nachstehende Kompetenzbereiche sind mit ihnen zu üben:

- Rechte einfordern, Erwartungen äußern, sich behaupten und durchsetzen
- Konflikte eingehen, aushalten und austragen
- skeptisch gegenüber anderen sein dürfen und eine eigene Meinung wagen
- Nein sagen, abgrenzen, Abstand nehmen und halten, sich trennen
- Gefühle und Bedürfnisse mitteilen, wünschen und bitten
- Hilfe, Solidarität und Trost suchen und annehmen
- zwischenmenschliche Nähe eingehen und genießen

Soziale und kommunikative Fähigkeiten können mit Hilfe von Rollenspielen entwickelt und ausprobiert werden. Diese werden am besten den Alltagssituationen der Klienten entnommen, um individuelle Verhaltensstrategien zu entwickeln, die mit den eigenen

Bedürfnissen, Zielen und Werten im Einklang stehen. Der Schutzraum der Therapie ist zunächst geeignet, sich gefahrenfrei auszuprobieren. Der Therapeut dient gleichermaßen als Regisseur, Animateur, Gegenüber und Modell. Wichtig für einen nachhaltigen Therapieerfolg ist später der gelungene Transfer der neuen Kompetenzen in den Lebensalltag. Mit dem fortschreitenden Aufbau von Selbstsicherheit werden die Klienten mehr und mehr in vivo ausprobieren, und der Therapeut nimmt sich in die Rolle des begleitenden Coachs zurück. Auch beim Training sozialer Kompetenzen gilt, dass die Methode nur eingebettet und verflochten mit anderen Methoden eigesetzt wird. Themen, wie z. B. Streiten, Bitten oder Trennen, sind aufgrund der traumatischen Lernerfahrungen mit starken Ängsten oder negativen Bewertungen assoziiert. Flankierend benötigt es Methoden der therapeutischen Beziehungsgestaltung sowie exponierende und kognitiv umstrukturierende Maßnahmen, damit das Training effektiv ist.

Frau B. ist erst 20 Jahre alt und sozial sehr unsicher. Eine berufliche Maßnahme hat sie wegen ihrer Ängste abgebrochen und hängt den Großteil des Tages Videos schauend zu Hause ab. Ihr Vater ist alkoholkrank und als Vater ein Totalausfall. Ebenso die Mutter, die mit wechselnden Männergeschichten beschäftigt ist. Als Therapeut könnte ich altersmäßig der Vater von Frau B. sein. Vor älteren Männern hat sie besonders Respekt, was die Therapie zu Beginn nicht leichter macht und doch auch eine Chance ist. Es benötigt einiges an empathischen und komplementären Strategien, bis sie sich in der Therapie wohlfühlt. Sie beginnt, eine Stelle zu suchen, hat Bewerbungsgespräche und bringt ganz viele Fragen dazu mit. Ich ermutige sie hinzugehen, und wir üben im Rollenspiel die Bewerbungssituation. Tatsächlich findet sie bald schon eine Stelle und ist nun verunsichert, wie sie mit Kollegen und Kunden umgehen soll. So bringt sie neue Situationen aus dem Arbeitsleben mit. Wir entkatastrophisieren ihre Ängste und üben weiter im Rollenspiel. Sie schafft die Probezeit und erhält gute Rückmeldungen, was wir ausgiebig würdigen.

> Ermutigt durch ihre Erfolge überlegt sie sich, in eine eigene Wohnung zu ziehen. Sie fragt mich Löcher in den Bauch über Wohngeld, Telefonanschluss, Thermostate usw. Sie bringt immer mehr neue Erfahrungen mit: mit nörgelnden Nachbarn, mit stoffeligen Handwerkern und wenig engagierten Vermietern. Wir üben fleißig weiter. Ich frage sie, wie sie die Dinge bewältigt, obwohl sie so unsicher ist. Sie erzählt, wen sie alles fragt, ihr zu helfen. Es gibt zwei ältere Kollegen, die ihr beim Umzug helfen und ihr das Fahrrad reparieren, damit sie zur Arbeit kommt. Ein älterer Nachbar ermutigt sie, sich von der doofen Nachbarin abzugrenzen, und unterstützt sie, Reparaturanzeigen zu schreiben, und ein Freund richtet ihr das WLAN ein. Selbst den Vater aktiviert sie, ihr die Küche einzubauen. Ich frage mich, ob es etwas mit der Therapie zu tun hat, dass sie gelernt hat, die Hilfe von (älteren) Männern zu suchen.

Training einer positiven Reziprozität

Das Reziprozitätstraining wird in der Paartherapie eingesetzt (Schindler et al., 2017), doch ist Reziprozität zweifelsohne auch in anderen engen Bezügen von Bedeutung, z.B. zwischen Eltern und Kind, Geschwistern oder guten Freunden. Das Aufeinanderbezogensein in Beziehungen von suchttraumatisierten erwachsenen Kindern ist nicht selten sehr negativ, durch abhängige Schieflagen, vorwurfsvolle Konflikte und sprachlose Verletztheit gekennzeichnet. Als Folge davon haben die Betroffenen keine Freude an zwischenmenschlicher Nähe, erfahren leidvolle emotionale Abgetrenntheit, können Konflikte nicht klären oder missverstehen Absprachen, was zu Vertrauensverlust und neuerlichem Streit führt.

Ziel des Kommunikationstrainings ist, den negativen interaktiven Teufelskreis durch einen überwiegend positiven, wertschätzenden zu ersetzen. Auch sind wesentliche Beziehungsfähigkeiten zu vermitteln, zu bitten, sich zu entschuldigen oder Ärger und Kritik respektvoll mitzuteilen, dass der andere es ohne Gesichtsverlust annehmen kann. Sich wieder auf die gegenseitige Wertschätzung zu besinnen und positiv auf den anderen zuzugehen, dafür braucht es viel Goodwill, weswegen vorangeschaltet und flankierend motivierende Strategien zum Einsatz kommen sollten. Eine weitere Voraussetzung ist, dass die Liebe oder das Interesse aneinander nicht vollständig erloschen ist und die Klienten die Beziehung fortsetzen wollen. Das Reziprozitätstraining beginnt im Erstgespräch. Das Arbeitsbündnis zwischen Klienten und Therapeuten spielt auf der Ebene der gegenseitigen Wertschätzung und ist damit Modell eines gelingenden Miteinanders und Grundlage für die Vermittlung von Beziehungsfähigkeiten.

Soll das Training im Selbstmanagement oder im Paarsetting stattfinden? Das Paarsetting scheint sich auf den ersten Blick anzubieten, doch sind wir geneigt, davon eher abzuraten. Aufgrund der guten empathischen und eigenverantwortlichen Ressourcen sind die Helferkinder gut in der Lage, die Beziehungsumgestaltung eigenständig anzugehen. Besonders bei Personen mit abhängigen Erlebens- und Verhaltensstrukturen sind Übungen im Selbstmanagement vorzuziehen, damit die Klienten die Therapieeffekte nicht auf die Therapie oder den Therapeuten attribuieren und darüber ihre abhängigen Konzepte hochhalten: »Ohne Sie hätte ich das alles nicht geschafft!« Im Paarsetting arbeiten wir ausschließlich, wenn die Paarinteraktion schon sehr im Vorwurfsvollen feststeckt und die Klienten und ihre Partner es nicht eigenständig schaffen, sich aus den festgefahrenen Mustern zu befreien. Im Paargespräch werden nur Anstöße gegeben, die Überleitung ins eigenständige Üben sollte möglichst schon in der ersten Paarsitzung erfolgen. Übrigens können Klienten frühzeitig ermutigt werden, falls sie es nicht schon tun, den Partnern von der Therapie und ihren Erkenntnissen in Bezug auf das Kommunikationstraining zu berichten, um den Paardialog anzuregen und Veränderungen im alltäglichen Miteinander anzubahnen.

Frau N. problematisiert, dass die Kommunikation des Paares in Erziehungsfragen vorwurfsvoll sei. Sie wirft dem Partner vor, zu nachlässig zu sein, die Kinder allein zu lassen und Absprachen nicht einzuhalten. Der Mann kritisiert seinerseits, dass sie zu kontrollierend und verspannt ist. Nachdem ich der Klientin das Modell der Reziprozität erläutert habe: »So wie man in den Wald hineinruft, schallt es heraus«, besprechen wir die Vorzüge ihrer elterlichen Schwerpunktsetzungen. In Bezug auf sich selbst fällt es ihr leicht zu begründen, warum Strenge, Konsequenz und Aufsicht wichtig sind. Doch auf ein Gespräch über die Vorzüge des väterlichen Verhaltens will sie sich zunächst nicht einlassen. Im Sinne des Kommunikationstrainings bitte ich Frau N. freundlichst: »Bitte, bitte, bitte«, und frage sie, warum sie sich damals in ihn verliebt hat, als sie ihn kennenlernte. Jetzt lacht sie und erzählt, dass sie seine entspannte Art, das Leben aus vollen Zügen zu genießen liebt. Es ist nur ein kleiner Schritt für sie, den Zwiespalt zu erkennen, dass sie dasselbe an ihm liebt, was sie in seinem Erziehungsverhalten kritisiert.

Wir sprechen ab, dass Frau N. ihm von ihrer Liebe erzählt, und stellen uns verschiedene Formen vor, wie sie es ihm sagen kann: nebenbei beim Vorbeigehen auf der Treppe, am Tisch vor den Kindern oder im Restaurant in romantischer Zweisamkeit. In einem ersten Schritt setzt sie es um, und wir werten die positiven Effekte aus. In einem zweiten Schritt ermutige ich sie, mehr elterliche Verantwortung an ihn abzugeben und ihn liebevoll zu autorisieren, es auf seine einzigartige, väterliche Art und Weise umzusetzen. Erst in einem dritten Schritt überlegen wir, wie sie die nun entspanntere Situation für sich nutzen kann, um ihm von ihren Werten in der Erziehung zu erzählen und um Verständnis und Unterstützung zu bitten.

In der Anfangsphase der Therapie kann es Klienten sehr verwirren, dass sie einerseits vermittelt bekommen, einen wertschätzenden Umgang mit dem Partner zu pflegen, und andererseits der Therapeut sie ermutigt, ihre Wut auszudrücken, Konflikte auszutragen und sich zu behaupten. Entsprechend ihres dichotomen Denkens in Richtig und Falsch erscheint ihnen dies als Widerspruch. Hier geht es immer wieder darum, geduldig die Therapierichtung zu vergegenwärtigen, unabhängiger und flexibler zu werden und sich selbst in der ganzen Vielschichtigkeit zu leben, was im nächsten Unterkapitel methodisch vertieft wird.

5.5 Flexibilisierung persönlicher Erlebens- und Verhaltensmuster

Schemata, die Personen aufgrund ihrer Lerngeschichte verinnerlicht haben, können nicht gelöscht werden. Man kann sie nur darin unterstützen, neue Erlebens- und Verhaltensmuster zu lernen, um flexibler zu werden, eine Wahl zu gewinnen und über den eigenen Schatten zu springen. Wir halten diesen Therapieschritt für zentral in der Abmilderung und Überwindung eines Suchttraumas. Dieses Unterkapitel beinhaltet wie schon 5.1 vornehmlich Methoden der dritten Welle, die durch humanistische und tiefenpsychologische Konzepte und Interventionen angereichert wurden. Auch als Autorenpaar hatten wir mit diesem Unterkapitel sowohl die größte Mühe als auch die größte Freude. Eine von uns vertritt die KVT und ihr Therapiestil ist durch Struktur, Klarheit und Präzision gekennzeichnet. Der andere von uns ist auch Gesprächspsychotherapeut, der sich gerne personzentriert in den Gefühlsdschungel der Klienten begibt. Diese Gegensätze führten zu intensiven Diskussionen, wie man die folgenden Ausführungen ausreichend geordnet auf den Punkt bringt, damit sie für strukturierte Verhaltenstherapeuten noch nachvollziehbar sind und doch der freien und kreativen Methodik gerecht werden.

Von derselben Dichotomie ist auch das therapeutische Handeln gegenüber den suchttraumatisierten Klienten geleitet: so viel strukturgebenden Halt wie nötig und so viel Freiraum zur persönlichen Entfaltung wie möglich. Bei der Flexibilisierung von Erleben und Verhalten besteht die Methodik weniger in der sprachlichen Vermittlung von Skills, vielmehr werden Haltungen ganzheitlich vermittelt. Der Therapeut sollte selbst Authentizität, Akzeptanz und Engagement verkörpern, wenn er erlebensaktivierende, emotionsfokussierte und akzeptanzbasierte Strategien anwendet.

5.5.1 Körperorientierte Erlebensaktivierung

In der Verhaltensanalyse hat die körperliche oder physiologische Reaktion einen festen Platz. Doch körperorientierte erlebensaktivierende Strategien sind in der Verhaltenstherapie kaum als eigenständige Methode konzeptualisiert, obgleich sie vor allem in der dritten Welle implizit eine wichtige Rolle spielen. Lobenswerte Ausnahmen sind die Veröffentlichungen von Görlitz (2017, 2019) und Langlotz-Weis (2019). In den imaginativen und achtsamkeitsbasierten Methoden, auch der Akzeptanz- und Commitment-Therapie und der Schematherapie wird das Gewahrsein für das ganzheitliche Erleben und die emotionale Aktivierung durchaus genutzt, ohne indes auf der körperbezogenen Ebene expliziert zu sein. Ohne Zugang zu den körperlichen Empfindungen ist keine Wahrnehmung von Gefühlen und Bedürfnissen und folglich keine Emotionsregulation, Selbstfürsorge und kein Lebensgenuss möglich. Die Therapie würde im wirkungslosen, verkopften Darüber-Reden stecken bleiben. Dieser Abschnitt basiert daher vor allem auf humanistischen, tiefenpsychologischen und kreativtherapeutischen Verfahren, die elaborierte erlebensorientierte Konzepte anbieten.

Focusing

Waldrich und Schley (2019) stellen dar, dass Focusing-orientierte Psychotherapie gewinnbringend mit Kognitiver Verhaltenstherapie verbunden werden kann. Focusing nutzt die Erlebens- und Erfahrungsebene des Körpers, um Probleme anders wahrzunehmen, neu zu bewerten und dadurch zu lösen (Gendlin & Wiltschko, 1999, S. 14): »Der Körper weiß mehr, als wir wissen« und »Der Körper ›verganzheitlicht‹ eine ganze Sache, er kann eine ganze Sache als *Ganzes* haben.« Im Zentrum des Verfahrens steht der sogenannte Felt Sense. Der »gefühlte Sinn« ist eine kleine, unklare und zumeist unbehagliche Körperregung, der bei der Bearbeitung eines persönlichen Themas entsteht und es körperlich repräsentiert. Der Felt Sense ist sprachlich schwer zu fassen, es ist oft stimmiger, ihn durch ein Bild, eine Farbe, eine Geste oder einen Ton auszudrücken. Das Vorbewusstsein des Felt Sense wird als ein Als-ob erlebt: »Es fühlt sich an, so als ob …« Die Aufmerksamkeit im Focusing pendelt zwischen Problemsituation und dem Felt Sense.

Die Lösung oder Teillösung eines Problems wird durch den Felt Shift körperlich angezeigt, welcher eine »gefühlte Bewegung« ist, die als angenehm erleichternd wahrgenommen wird. Laut Gendlin und Wiltschko (S. 51) kann man Focusing ohne umständliche Instruktion durchführen: »Man braucht nur zu wissen: Ich kann meine Klienten einladen, die Aufmerksamkeit auf den Körper zu richten und zu warten, was da im Körper zu dem Problem, das sie gerade behandeln, kommt.« Focusing-Therapie ist bei suchttraumatisierten Klienten sehr geeignet, um die fremdorientierten und selbstverleugnenden Schemata zu überwinden. Die Körperorientierung hilft den Betroffenen, angstfrei und ungezwungen in Selbstkontakt zu treten, sich selbst gewahr zu werden und eine ganzheitliche Repräsentation eines Selbst zu entwickeln. Sie lernen, eigene innere Bewertungsmaßstäbe zu entwickeln, an denen sie sich orientieren können und die sie in Selbstbewusstsein und Autonomie stärken.

Autogenes Training

Es ist heute kaum noch bekannt, dass Autogenes Training mehr als nur ein Entspannungsverfahren ist. Es ist eine psychotherapeutische Methode, welche »durch die Hinwendung auf die psychophysische Ganzheit des Menschen« »eine vertiefte Selbsterfahrung« bietet und der »persönlichkeitsgemäßen Anwendung dient« (Kraft, 1996, S. 139). Es ist ein imaginatives und selbsthypnotisches Verfahren. Durch die Beobachtung rudimentärer körperlicher Erlebensqualitäten, wie Anspannung/Entspannung, Wärme/Kühle, Schwere/Leichte sowie des Atems und Herzschlags, wird nicht nur für das innere Wohl- und Unwohlbefinden sensibilisiert. Es entsteht ein Zwiegespräch zwischen Körper und Person, welches genutzt werden kann, um Themen zu explorieren und zu bewerten und Entscheidungen und Lösungsstrategien zu finden. Auch die Methode des Autogenen Trainings regt, wie das Focusing, die Entwicklung ganzheitlicher, innerer Bewertungs- und Handlungsmaßstäbe an. Außerdem ist es geeignet, um konkrete psychohygienische Strategien zu vermitteln, die genussfeindlichen Schemata abzumildern und zu lernen, für das eigene Wohlfühlen zu sorgen.

Gestalttherapie und Musiktherapie

Auch wenn die Gestalttherapie in Deutschland Opfer der inquisitorischen Kahlschlag-Politik des Gemeinsamen Bundesausschusses Psychotherapie wurde und ein wenig in Vergessenheit geraten ist, ist der kreative Reichtum der Gestalttherapie heute als Selbstverständlichkeit in alle Therapieschulen eingegangen. Das humanistische und existenzialistische Verfahren bezieht ebenfalls das körperliche Erleben stark ein und hat eine besondere Stärke in der Förderung des Ausdrucks inneren Erlebens (Perls et al., 2006). Gestalttherapie ist geeignet, Entfremdung zu überwinden, wozu ebenfalls Kreativtherapie hilfreich ist. Die Musiktherapeutin Waltraud Barnowski-Geiser (2009) hat unter dem Titel »Hören, was niemand sieht« zur musiktherapeutischen Arbeit mit Kindern und Erwachsenen aus Suchtfamilien geforscht und zeigt auf, wie man kreativ und spielerisch mit Mitteln der Stimme, der körperlichen, räumlichen und zwischenmenschlichen Resonanz sowie der Körpersprache und des Tanzes einen Zugang zur Innenwelt anregen und das Innenleben zur Sprache bringen kann. Die Methodik von Gestalt- und Kreativtherapie ist besonders geeignet, damit die stillen Kinder spielerisch lernen können, ihr Schneckenhaus aus Abgetrenntheit, Sprachlosigkeit, Entfremdung und Dissoziation zu verlassen und in Kontakt und Austausch zu anderen und zur Welt zu treten.

Eine einfache erlebensaktivierende Anleitung

Die stillen Kinder haben in der Kindheit gelernt, ihr gesamtes Erleben auszublenden. Es war ein Überlebensschutz, mit ihrer Aufmerksamkeit im Außen zu sein. Im Folgenden möchten wir Ihnen eine Anleitung geben, welche die vier oben angerissenen Ansätze nutzt, um den Selbstzugang wiederherzustellen.

1. **Eingangsfrage**: Ein Mangel an emotionaler Beteiligung drückt sich durch eine flache Atmung und eine gehemmte Mimik und Ges-

tik und eine monotone Stimme aus. Wenn suchttraumatisierte Klienten nur verkopft über ein Thema reden, kann es hilfreich sein, nach dem inneren Erleben zu fragen: »Was spüren Sie gerade körperlich bei dem Thema?« oder »Wie fühlt sich der Satz, den Sie gerade gesagt haben, innerlich an?« Bei der Erlebensaktivierung geht es keineswegs darum, die Gefühle zu erfragen. Mit dem sich entwickelnden Kontakt zum Körpererleben werden die Klienten aus sich heraus ihre Empfindungen emotional und kognitiv reflektieren und einordnen.

Falls Klienten eine ausgeprägte Psychosomatik mitbringen, kann diese für die Erlebensaktivierung genutzt werden, z.B. indem man fragt: »Wie reagieren Ihre Kopfschmerzen/Ihr Sodbrennen/Ihre Rückenverspannung/usw. auf das, was Sie gerade gesagt haben?« Später in der Therapie, wenn es den Klienten nicht mehr befremdet, das körperliche Geschehen zu nutzen und mit diesem in ein Zwiegespräch zu gehen, kann gefragt werden: »Was brauchen Sie in Ihrer Problemsituation, damit Ihr Kopfschmerz/Ihr Sodbrennen/Ihre Rückenverspannung/usw. besser werden?«, oder noch direkter: »Was rät Ihnen Ihr Kopfschmerz/Ihr Sodbrennen/Ihre Rückenverspannung?« Die psychosomatischen Beschwerden und Schmerzen gewinnen so eine hilfreiche Bedeutung, Probleme zu lösen und ein eigenes Leben zu entwickeln.

2. **Umgang mit Befremden und Dissoziation**: Manche Klienten, vor allem wenn sie schon Vorerfahrungen mit Selbsterfahrung oder Meditation haben, reagieren sofort positiv auf erlebensaktivierende Interventionen. Vor allem in der Anfangsphase der Therapie löst es bei vielen aber auch Befremden aus: »Ich spüre nichts«, »Ich fühle nur Leere«, oder sie fragen zurück: »Was soll ich jetzt fühlen?« In einem solchen Fall geht es darum, geduldig zu sein. Manchen Klienten hilft es, wenn man zurückfragt: »Wie fühlt sich das Nichts/die Leere an, wenn Sie atmen: in Ihrer Brust, im Bauch oder im sonstigen Körper? Es ist für Sie ungewohnt. Deswegen lassen Sie sich ruhig Zeit dabei, sich zu spüren!« Manchmal ist auch folgende Instruktion hilfreich: »Körperempfindungen sind nicht eindeutig. Es sind vage Als-ob-Gefühle. Versuchen Sie es in einem Satz: ›Es fühlt

sich an, als ob …‹, auszudrücken!« Mit der Erlebensaktivierung sollte behutsam umgegangen werden, wenn die Klienten zu Beginn der Therapie aufgrund von starker Depersonalisation blockiert und von körperorientierten Interventionen überfordert sind. Entweder lässt man dann die Intervention fallen, oder man schaut sich in Ruhe und akzeptanzbasiert die körperliche Repräsentation der inneren Blockade an: »Bitte beschreiben Sie, wie es sich anfühlt, dass es sich in Ihnen sperrt!« Die Blockade sollte anhand der biografischen Erfahrungen in ihrer selbsterhaltenden Bedeutung validiert werden.

3. **Nutzung des Atems**: Zusätzlich kann es das Körpererleben vertiefen, die Klienten aufzufordern, den Atem nicht anzuhalten, sondern ihn frei fließen zu lassen oder sogar tiefer und schneller zu atmen. Derselbe vertiefende Effekt kann entstehen, wenn die Klienten eine Hand dorthin legen, wo sie eine Körperregung spüren, und zur Hand atmen: »Können Sie bitte eine Hand auf Ihren Bauch legen, dort, wo Sie die Unruhe fühlen. – Atmen Sie dorthin, wo Ihre Hand liegt. – Beachten Sie die Wärme im Bauch dort, wo Ihre Hand liegt!«

4. **Qualifizierende Vertiefung**: Vor allem zu Beginn der körperorientierten Arbeit mangelt es den stillen Kindern an sprachlichen Möglichkeiten, sich auszudrücken. Als Therapeut sollte man Ihnen helfen, indem man individuelle Anregungen gibt. Musikalisch interessierte Klienten kann man nach der Tonlage ihres Empfindens fragen, stark optisch und farblich sensibilisierte Klienten fragt man nach Farben oder Bildern, und bei sprachlich kreativen Klienten nutzt man Wörter, Redensarten oder Gedichte und manche Klienten ziehen es vor, sich gestisch oder in einer Haltung, Bewegung oder parasprachlich auszudrücken. Die folgenden qualitativ vertiefenden Fragen sind in ihrem Schwierigkeitsgrad geordnet:

- »Fühlt es sich innerlich angenehm oder unangenehm an und wo genau ist es besonders angenehm oder unangenehm?«
- »Fühlt es sich entspannt oder eher angespannt oder sogar verkrampft an?«
- »Fühlt es sich warm oder kalt an?«

- »Können Sie dem Körpergefühl eine Farbe zuordnen? Ist die Farbe eher hell oder dunkel? Ist sie leuchtend oder matt?«
- »Könnten Sie Ihr inneres Erleben in einer Haltung oder einer Geste ausdrücken?«
- »Wie ist die Tonalität Ihres Erlebens: eher hell oder dunkel, Dur oder Moll, konsonant oder dissonant, Einzelton oder Vielklang? Vielleicht fällt Ihnen sogar eine Melodie oder ein Lied dazu ein?«
- »Könnten Sie Ihr Empfinden seufzen, stöhnen oder ächzen?«

5. **Quantifizierende Verstärkung**: Schließlich kann das Gefühl verstärkt werden, indem man die Klienten nach der eigentlichen Größe, Stärke oder Lautstärke des Erlebens fragt: »Falls Sie Ihr Körpergefühl ganz zulassen würden, wie groß/stark/laut ist es?« Und man kann die Klienten einladen, die Größe anzuzeigen. Der Therapeut hält Daumen und Zeigefinger einen oder zwei Zentimeter auseinander: »Ist es so klein?«, und er breitet die Arme weit auseinander: »Oder ist es so groß? Zeigen Sie es mir bitte!« Bei z.B. Schmerzen kann die Lautstärke expressiv nachempfunden werden: »Ist es ein leiser oder ein lauter Schmerz? Können Sie ihn ausdrücken?«

6. **Ambivalentes Körpererleben**: Wenn Klienten einen ersten zaghaften Kontakt zum Körpererleben aufgenommen haben, gilt es nachzuhaken: »Spüren Sie noch mehr? Ist da noch mehr?« Gerade ambivalente oder konflikthafte Themen sind durch ein entsprechend vielschichtiges Körpergeschehen repräsentiert. Z. B. könnten Klienten Unruhe im Bauch spüren, gleichzeitig eine Last auf der Brust haben, die ihnen das Atmen erschwert, und eine Enge im Hals spüren. Dies ist ein typisches Körpererleben einer Ambivalenz zwischen Trauer und Trostbedürfnissen (Unruhe im Bauch) und der Angst, sich bedürftig zu zeigen (Last auf der Brust, Enge im Hals).

7. **Übungsprozess**: Zu Beginn der Erlebensaktivierung ist der Therapeut in der Rolle eines »Geburtshelfers«: Er spricht mit, atmet mit, nimmt dieselbe Körperhaltung ein und passt sich in Tonlage, Lautstärke, Gestik und Mimik an. Mit der zunehmenden Übungserfahrung der Klienten hält sich der Therapeut zunehmend zurück und bleibt neutraler. Schließlich, wenn die Klienten in ihrer Haltung

Sicherheit und Unabhängigkeit gewonnen haben, antwortet der Therapeut mit dem eigenen nonverbalen Ausdruck. Es entsteht ein ganzheitlicher, zwischenmenschlicher Dialog auf der nonverbalen Ebene. Das Ergebnis, in Kontakt mit dem Körpergeschehen zu treten, ist eine neue, aktive Körperhaltung, die gleichermaßen sich selbst wie auch anderen zugewandt ist, die flexibel zwischen Innen- und Außenperspektive wechseln kann. Dieser Prozess durchzieht in der Behandlung des Suchttraumas oftmals die gesamte Therapie, und er benötigt viel therapeutische Beharrlichkeit und viele Wiederholungen, damit die Klienten ihn verinnerlichen können.

Die 35-jährige Frau B. muss immerzu lächeln. Sie ärgert sich darüber, weil sie als Sozialarbeiterin von sich Authentizität erwartet. Ich spiegele ihr, dass sie von ihren Gefühlen entfremdet sei und sich in ihrem Lächeln nicht verstehe. Sie bestätigt meine Spiegelung mit dem für sie typischen, vagen Ausdruck: »Das kann sein.« Ich leite sie an, folgenden Ich-Satz auszuprobieren und immer wiederkehrend zu formulieren: »Ich bin Steffi, und ich lächle immer, um mich zu verstecken.« Ich unterstütze sie, sich immer weiter in den Satz einzufühlen. Sie hält den Atem an. Ich lade sie ein, tiefer zu atmen und den Satz im Rhythmus des Atmens in drei Teilen zu sagen: »Ich bin Steffi …« – Atemzug – »und ich lächle immer«, Atemzug – »um mich zu verstecken.« – Atemzug. Die Arme und Hände liegen bei Frau B. immer »flügellahm« im Schoß und drücken Hilflosigkeit aus. Jetzt in der Anspannung der Übung klammern die Hände ineinander, sie drückt die Ellenbogen in die Seite. Ich fordere sie auf, die Hände mitsprechen zu lassen. Ihre Hände und Arme schweben nun in der Luft und betonen das Gesagte.

Sie schaut vor sich auf den Boden. Ich setze mich frontal zu ihr und bitte sie, mir in die Augen zu schauen und mir den Satz mitzuteilen. Sie rückt auf den Stuhl nach vorne und richtet sich auf. Und schließlich betone ich das Gesagte, indem ich leise mitspreche und sie nonverbal spiegele. Sie beginnt mit jedem Satz, den ich ihr zurückwerfe, bestätigend zu nicken. Dann beginnt sie das erste Mal in der Therapie zu weinen. Noch weinend, meint sie, dass es guttue, den Schmerz zu fühlen. Ihr Hals sei wie zugeschnürt gewesen, doch jetzt fühle es sich viel freier an. Ihre Stimme ist voller, und das Lächeln ist verschwunden. In den nächsten Sitzungen deutet sich an, dass sie hinter dem Lächeln traurig und wütend ist, weil sie fortwährend zu kurz kommt und weil sie mehr vom Leben will.

Ein Hinweis: Erlebensaktivierende, körperorientierte Methoden sind in der Verhaltenstherapie eher unüblich, und wir haben dies auch so in unseren Ausbildungen erfahren, das Thema kam schlicht zu kurz. Wir wollen allen Kollegen, die sich selbst in der Therapie als zu rational und körperfern erleben, Mut zusprechen, sich an diese Ebene der Selbsterfahrung und der nonverbalen Kommunikation und Interaktion heranzuwagen und sich auszuprobieren.

5.5.2 Emotionsfokussierte Methoden

Lange Zeit hat sich die verhaltenstherapeutische Arbeit an Gefühlen allein auf Angstgefühle und deren Habituation und Neubewertung konzentriert. In Bezug auf andere Emotionen arbeiteten kognitiv orientierte Verhaltenstherapeuten »eher an deren Management und der Herunterregulation des emotionalen Arousals« (Lammers, 2015, S. 30–31). Es galt, die Klienten zu unterstützen, das als übermäßig und ungünstig erklärte Gefühlsleben zu kontrollieren und einzugrenzen. Mit der sogenannten dritten Welle wurde die positive Bedeutung von emotionalen Prozessen für das Entscheiden und Handeln von Menschen in den Fokus des Interesses gerückt, und es wurden Methoden der Aktivierung, Prozessierung und Verarbeitung entwickelt und integriert. Lammers (S. 31) kommt daher zu dem Schluss: »Angesichts dieser Entwicklungen in der KVT kann man mittlerweile zu Recht von einer emotional-kognitiv-behavioralen Therapie sprechen.« Emotionsfokussierte Methoden verfolgen nachstehende Anliegen:

- Sensibilisierung für die Wahrnehmung, Differenzierung und Repräsentation von Gefühlen (Selbstempathie)
- Bestärkung, Gefühle als Teil der eigenen Lebendigkeit zu akzeptieren (Selbstmitgefühl, Frustrationstoleranz, Gelassenheit)
- Vermittlung einer angemessenen Emotionsregulation (Achtsamkeit)
- Befähigung, die eigenen Gefühle zu nutzen, um Bedürfnisse und Interessen zu leben (Selbstfürsorge), sich eine Meinung zu bilden und Standpunkte zu vertreten (Selbstbehauptung) sowie Entscheidungen zu treffen und Handeln zu initiieren und zu verfolgen (Selbstmanagement, Engagement)
- Förderung des Gefühlsausdrucks als wichtiger Teil einer gelingenden zwischenmenschlichen Kommunikation (Spontaneität, Authentizität)
- Befähigung, mitzufühlen und andere zu verstehen (Empathie)

Kinder aus Suchtfamilien verinnerlichen als Überlebensschutz, sich nicht zu fühlen (Black, 1987, S. 42–48). Weil in der Kindheit die Bezugspersonen häufig nicht als regulierendes Gegenüber verfügbar waren, die elterlichen Modelle vor allem die Gefühlsvermeidung vermittelten oder Gefühlsäußerungen bestraft wurden, ist die emotionale Wahrnehmung, Aktivierung und Symbolisierung gehemmt. Die stillen Kinder atmen ihre Empfindungen und Gefühle weg, die Helferkinder arbeiten sie weg. Die Betroffenen haben gewöhnlich große Angst davor, affektiv überflutet zu werden und die Kontrolle zu verlieren: »Ich habe Angst, wahnsinnig zu werden, wenn ich meine Gefühle zulasse«, »Sie fragen, ob ich Trauer fühle. Warum fragen Sie mich das? Dieses schreckliche Gefühl will man doch nicht haben«, »Was kann ich machen, um die Unruhe loszuwerden?« oder »Wenn ich Erfolg habe, halte ich es nicht aus und muss es kaputt machen.«

Als Folge der Gefühlsverleugnung können die Betroffenen später oftmals keine neuen, korrigierenden Erfahrungen sammeln. Wenn die aufgestauten Gefühle dann ab und zu doch durchbrechen, erleben die Betroffenen es als Überflutetwerden, welches sie in ihren dysfunktionalen Angstgedanken vor Kontrollverlust noch bestätigt. Emotionsfokussierte Methoden zielen bei suchttraumatisierten Klienten darauf ab, diesen Teufelskreis zu durchbrechen und ihnen einen funktionalen Zugang zu den Emotionen zu vermitteln. Da die Angst- und Schambewältigung störungsbezogen eine besondere Bedeutung hat, wurden diese Emotionen schon separat im vorhergehenden Kapitel abgehandelt. Die positiven Gefühle der Freude und Überraschung wurden in den Abschnitten zum Aufbau positiver Aktivitäten, der Entspannung und des Genusstrainings angeschnitten. In diesem Unterkapitel werden wir uns daher auf die weiteren Emotionen konzentrieren, vor allem auf die verletzte Wut und Trauer des Suchttraumas.

Primäre und sekundäre Emotionen

Die suchttraumatisierte Abwehr kann sowohl eher negativ erlebte Gefühle von Angst, Wut, Trauer, Ekel oder Ohnmacht wie auch die eher angenehm erfahrenen Gefühle von Freude oder Überraschung betreffen. Diese primären Gefühle werden aufgrund der traumatischen Lerngeschichte durch sekundäre oder bedingte Emotionen ersetzt und so abgewehrt (Greenberg, 2011, S. 47–49). Letztere sind Folge von Konditionierungsprozessen, z. B. durch Übergriffigkeiten, Invalidierung, Parentifizierung oder Liebesentzug. Das konditionierte Gefühlserleben von Gleichgültigkeit, Angstgedanken, Schuldgedanken, Misstrauen, Hilflosigkeit, Hoffnungslosigkeit oder Selbstablehnung ist ein wesentlicher Bestandteil der verletzten Schemata und der motivbezogenen Inkonsistenz. Laut Greenberg sind sekundäre Emotionen maladaptiv, weil sie die Person behindern, ihre eigentlichen Gefühle und Bedürfnisse wahrzunehmen und im Einklang mit den eigenen Interessen zu handeln. Doch muss dabei bedacht werden, dass das konditionierte Erleben in den Zwangslagen der Kindheit durchaus adaptiv war, z. B. weil es vor Bestrafungen, Verletzungen oder Übergriffigkeiten geschützt hat.

Greenberg (2011, S. 49) definiert des Weiteren den Begriff der instrumentellen Emotion. Dieser bezeichnet einen nicht authentischen Gefühlsausdruck, mit denen Personen manipulativ einen Zweck verfolgen. Das stete freundliche Lächeln von vielen suchttraumatisierten Klienten dient den Motiven, harmoniebedürftig Konflikte und Zurückweisung zu vermeiden sowie gemocht und nicht verlassen zu werden. Grundsätzlich geht es in der Psychotherapie der Komplexen Traumafolgestörung darum, sekundäre und instrumentelle Emotionen abzumildern und primäre Emotionen zu aktivieren. Sekundäre und instrumentelle Emotionen haben in formalen Zusammenhängen durchaus ihre Bedeutung, doch für die Beziehung zu sich selbst und in engen Beziehungen zu Partnern, Kindern, Familie oder Freunden ist es wichtig, die primären Emotionen leben zu können. Sekundäre und instrumentelle Emotionen können vor allem durch Disputationen hinterfragt werden:

- »Wie geht es Ihnen damit, wenn Sie übermäßige Schuldgefühle haben/wenn Sie sich selbst ablehnen und sich bestrafen wollen/wenn Sie sich schämen und zurückziehen?«
- »Welche Folgen hat es, wenn Sie sich übermäßig schuldig fühlen/wenn Sie sich ablehnen und sich bestrafen/wenn Sie sich schämen und zurückziehen? Wie bewerten Sie die Folgen, sind diese eher günstig oder ungünstig für Sie?«

Die Entmachtung sekundärer Emotionen sollte stets einhergehen mit der Aktivierung primärer Emotionen. Da die Infragestellung von ungünstigen kognitiven und emotionalen Mustern schon ausreichend dargestellt wurde (5.3.4 und 5.4.3), wollen wir uns im Folgenden ganz auf psychotherapeutische Strategien konzentrieren, die die Prozessierung primärer Emotionen im Fokus haben.

Emotionsfokussierte und motivorientierte Psychoedukation

Zu Beginn der Therapie, solange die Klienten dem empathischen und wertschätzenden Beziehungsangebot des Therapeuten noch unsicher und misstrauisch begegnen, ist es wenig indiziert, gefühlsmäßig »ans Eingemachte zu gehen«. In dieser Phase können psychoedukative Strategien nützlich sein, um ins Gespräch zu kommen, Motivation aufzubauen und eine vertiefte emotionsprozessierende

Arbeit anzubahnen. Suchttraumatisierte erwachsene Kinder können gewöhnlich ihre emotionalen Defizite, ihre Gefühlsferne und -ablehnung zumindest im Ansatz wahrnehmen und problematisieren. Manchmal sind ausschließlich einzelne primäre Emotionen wie Trauer oder Wut blockiert. Bei Komplexer PTBS sind jedoch zumeist alle negativen Emotionen unterdrückt, was sich gewöhnlich in wechselnden Zuständen von überflutender Verzweiflung und dissoziativer Gleichgültigkeit ausdrückt. Bei schlimmen Gewalterfahrungen sind auch die positiven Gefühle stark negativ konnotiert und gehemmt.

Die suchttraumatisierten Klienten glauben, dass Gefühle störend und überflüssig wie ein Kropf sind. Hier kann angesetzt werden, indem mit den Klienten das Gespräch über die Funktionen von Emotionen gesucht wird. In Hinblick auf die dysfunktionalen Schemata ist von besonderem Belang, dass negativ erlebte Gefühle Ausdruck unerfüllter Bedürfnisse sind und intensives Gefühlserleben auf starke Bedürfnisverletzungen hinweisen. Emotionen motivieren und initiieren Handeln, sie geben dem Handeln eine Richtung, und sie sorgen dafür, dass wir unsere Ziele ausdauernd verfolgen. Je nachdem, welches Gefühl abgewehrt wird und welche Bedürftigkeit verletzt ist, kann der Therapeut die Klienten unterstützen, zu erkennen, wie sie sich erlebens- und bedürfnisvermeidend ungünstig verhalten und welche motivorientierten Alternativen sie haben, wenn sie die Gefühle in der Beziehung zu sich selbst oder anderen nutzen würden.

Da wir dies nicht für alle Emotionen hier erschöpfend darstellen können, sei das bei Traumata besonders bedeutsame Gefühl der Trauer exemplarisch herausgenommen. Typisch für viele suchttraumatisierte Betroffene ist, dass sie zwar häufig weinen, doch nur, wenn sie allein sind und sie niemand sehen kann. Die Frage »Was meinen Sie, welche Funktion haben unsere Tränen?« ist ein guter Einstieg in das Thema. Den meisten ist es nicht bewusst, dass die Tränen ein zwischenmenschliches Signal sind: »Ich bin traurig, bitte nimm mich in den Arm, ich brauche Trost.« Das vierphasige Trauermodell von Kast (2013) ist sehr geeignet, das Gespräch über die Trauer, den Verlauf und die Funktionen zu vertiefen. Es können

Möglichkeiten erkundet werden, Beistand von anderen zu erbitten oder sich selbst Mitgefühl und Trost zu spenden. Insbesondere das Thema Selbsttrost ist vielen komplex traumatisiert Betroffenen gänzlich unbekannt, und der Austausch darüber öffnet Türen der Selbsterkenntnis.

Die fast 60-jährige Frau L. fühlt sich schuldig und ist wütend auf sich selbst. Sie ist in den Schemata der Unerbittlichkeit und Selbstbestrafung gefangen. Ihre Schuldgedanken und ihr Selbsthass sind als konditionierte Reaktionen zu werten, entstanden durch die Leistungsorientierung, das Pflichtbewusstsein und den Ordnungssinn der Eltern und durch eine Kindheit, in der ein spontanes, spielendes Kind keinen Platz hatte. Sie reflektiert, anderen gegenüber grenzenlos rücksichtsvoll zu sein. Sie versucht, es allen recht zu machen. Sich selbst gegenüber ist sie rücksichtslos, ohne Erbarmen. Ich stelle ihr die Grundbedürfnisse vor. Sie erkennt, dass sie sich schuldhaft anpasst, um Bindungen zu erhalten und Sicherheit zu erfahren. Die Grundbedürfnisse von Lebensgenuss und Autonomie sind massiv verletzt. Infolgedessen leidet auch ihr Selbstwertgefühl, und sie lebt nicht die Qualität der Partnerschaft, die sie sich insgeheim wünscht.

Wir kommen über diese Verletzungen ins Gespräch, und es zeigt sich, dass sie eigentlich wütend auf den Ehemann, die Eltern, Freunde und Kollegen ist, weil alle an ihr herumzerren. Sie ist wütend, weil sie schon immer im Leben zu kurz gekommen ist. Wir sprechen über die Funktion der Wut. Es ist das Gefühl, welches auftritt, wenn wir in unserer Freiheit eingeschränkt sind, unsere Interessen zu verfolgen. Dahinter deutet sich eine tiefe Trauer darüber an, was sie mit sich machen lässt. Ich frage sie, was sie in der Trauer braucht. Sie weiß es nicht. Ich gebe ihr den Hinweis: »Was geben Sie Kindern, wenn diese weinen?« Das weiß sie: »Trost.« Sie reflektiert mit Bitterkeit, in der Kindheit nie Trost erfahren zu haben. Dann fragt sie mich: »Aber was soll das bringen?« Wir kommen über den Sinn von Trauer und Trost ins Gespräch, und ich vermittele ihr dabei das Konzept von Kast.

Akzeptanzbasierte Emotionsregulation

Hayes et al. (2014, S. 323–324) beschreiben, dass der Mensch stets um Kontrolle bemüht ist, allerdings das Leben desgleichen durch unangenehme Dinge und unabwendbare Schicksalsschläge gekennzeichnet ist. Das Schicksal, in einer Suchtfamilie mit ihren mannigfaltigen Belastungen und Traumata aufzuwachsen, gehört zweifelsohne dazu. Was kann ein Betroffener machen, wenn er in der Kindheit Schlimmes erfahren hat, das er nicht kontrollieren konnte? Entweder kann er es akzeptieren und das Beste daraus machen, oder er kann die Erinnerung daran ausblenden. Erlebensvermeidung ist eine mächtige negative Verstärkung, die kurzfristig für Erleichterung sorgt, aber dauerhaft in einer persönlichen Sackgasse des Stillstands und der Hilflosigkeit mündet. Die Gefühlsvermeidung von suchttraumatisiert Betroffenen generalisiert stark, was sie in Bezug auf ihre Bedürfnisse, Ziele und Interessen handlungsunfähig macht. Deswegen zielen die therapeutischen Bemühungen bei den Betroffenen in die andere, akzeptierende Richtung, sich emotional zu befreien und ihr Leben wieder in die Hand zu nehmen, auch wenn dies manchmal mit schmerzlichen Gefühlen oder Erinnerungen verbunden ist.

Es geht um Emotionalisierung, damit die Betroffenen lernen können, die ihnen gegebenen affektiven Informationen zu verarbeiten und für die Verfolgung ihrer Interessen zu nutzen. Dafür müssen die Klienten allerdings die Gefühle erst einmal zulassen. Man kann bekanntermaßen nicht im Trockenen schwimmen lernen. Lammers (2015, S. 163–166) nennt es »Emotionsregulation durch Emotionen«. Wir nennen es auch emotionale Innensteuerung, um es von den äußerlich angepassten, zwanghaften Schemata abzugrenzen. Umgangssprachlich bedeutet es, sich mit der Trauer, der Wut, der Freude, der Ohnmacht usw. anzufreunden. Die therapeutische Haltung, dass Gefühle unsere besten Freunde und diese in der Therapie herzlich willkommen sind, verstört heilsam die gefühlsfeindlichen Überzeugungen und Verhaltensmuster der Klienten.

In der Akzeptanz- und Commitment-Therapie von Hayes et al. (2014, S. 323–350) wird die gefühlsfreundliche Herangehensweise durch akzeptierende Strategien realisiert. Eigentlich wird das Verfahren erst im nächsten Unterkapitel behandelt, doch wegen der hohen Relevanz für das Gefühlsthema wird der Behandlungsaspekt vorgezogen. Die Autoren (S. 328) weisen darauf hin: »Wie für alle Prozesse der psychischen Flexibilität gilt auch für die Akzeptanz, dass sie keine Methode, sondern ein funktionaler Prozess ist.« Akzeptanzbasierte Interventionen »funktionieren im Rahmen einer natürlichen Offenheit, die beständig, transparent und respektvoll ist«. Akzeptanz wird weniger durch Worte und Interventionen als vielmehr durch die stete, um den Klienten bemühte Haltung des Therapeuten vermittelt. Wir möchten Ihnen ein dreischrittiges Vorgehen vorstellen.

1. **Kapitulieren**: Der erste Schritt, sich einem Gefühl anzunähern, ist die Erkenntnis, dass der Ringkampf dagegen erfolglos ist. Der folgende idealtypische Dialog könnte dafür ein Einstieg sein. Die genutzte Monster-Metapher ist Hayes et al. (2014, S. 330) entlehnt:

Th.: »Haben Sie es geschafft, dieses schreckliche, monstermäßige Gefühl der Trauer aus Ihrem Leben zu verbannen?«

Kl.: »Nein, immer nur kurz. Aber deswegen bin ich bei Ihnen, dass ich es loswerde.«

Th.: »Ich befürchte, dass ich Ihnen bei dem Anliegen nicht helfen kann. Wie wäre es, wenn Sie Ihre wiederholte Erfahrung ernst nehmen und für einen Moment vor dem Gefühl kapitulieren würden? Wie wäre der Gedanke, Sie müssten nicht das Monster bekämpfen. Das Monster ist zwar nervig, aber irgendwie auch knuffig. So wie z.B. Krümelmonster oder Oscar in der Tonne in der Sesamstraße. Wie würde es sich anfühlen, sich dem Monster zuzuwenden und es vielleicht zu kraulen? Es beißt Sie nicht.«

Kl.: »Das Bild vom Monster ist passend, wenn ich nicht so leiden würde, könnte es fast lustig sein. Und nicht mehr zu kämpfen wäre weniger anstrengend. Aber das kann ich nicht. Ich habe Angst, da nicht mehr rauszukommen.«

Th.: »Jetzt haben Sie das Thema gewechselt. Haben Sie es bemerkt? Wir können jetzt auch wieder über Ihre Ängste sprechen. Oder wir können Ihre Trauer näher anschauen. Vor der Angst weglaufen oder die Trauer anschauen? Wie Sie mögen!«

2. **Habituieren**: Aller Anfang ist schwer, und akzeptanzbasierte Therapie bedeutet auch die mit dem abgewehrten Gefühl verbundenen Angstgedanken anzunehmen. Als Therapeut toleriert man es, wenn die Klienten anfangs ausweichen, und teilt es ihnen mit, wie in dem beispielhaften Dialog. Eine Gewissheit darf man haben. Das abgewehrte Gefühl und die damit verbundenen unerfüllten Bedürfnisse melden sich wieder. Akzeptanzbasierte Strategien sind geduldig. Sie greifen das Gefühlsthema auf, wenn es sich zeigt, und sie lassen es los, wenn die Klienten abwehrend weglaufen. Es braucht nicht selten unzählige Anläufe, bis sie sich auf die Intervention einlassen. In einem Zwischenschritt können sie aufgefordert werden, das Gefühl nicht anzunehmen, sondern nur innezuhalten, es für einen Moment auszuhalten und dies auszuhandeln:

Th.: »Könnten Sie für einen Moment der Trauer hier Raum geben, indem Sie seine Anwesenheit einfach tolerieren?«
Kl.: »Das halte ich nicht lange aus.«
Th.: »Eine Minute?«
Kl.: »Sie trauen mir wenig zu. Ein bisschen länger schaffe ich es schon.«
Th.: »Abgemacht, zehn Minuten, und ich belästige Sie für heute nicht mehr mit Gefühlen.«

Akzeptanzbasierte Strategien sind stark konfrontierend. Es geht darum, die Zeit, die ein Klient das Gefühl aushält, nach und nach zu erhöhen. Beispielsweise sind die oben angesprochenen psychoedukativen Inhalte geeignet, bei einem Gefühlsthema stehen zu bleiben und die Toleranz zu fördern. Man kann den Klienten Anekdoten von sich selbst oder anderen erzählen, wie man erfolglos mit dem Gefühlsmonster gerungen hat. Auch Gedichte, Geschichten, Filme oder Lieder, die emotional getönt sind, sind für die akzeptanzbasierte Exposition geeignet. Solange die Klienten zuhören, sind sie emotional aktiviert und habituieren.

3. **Anfreunden**: Innehalten und Habituieren sind indes nur die Vorbereitung für den entscheidenden, dritten Schritt. Bei Hayes et al. (2014, S. 329–346) oder bei Greenberg (2011, S. 70–122) können Sie emotionsfokussierte Übungen nachschlagen, die diesen Prozess fördern. Auch die Gestalttherapie und die Gesprächspsychotherapie, auf denen Hayes et al. und Greenberg basieren, sind reich an emotionsaktivierenden, -fokussierenden und -akzeptierenden Methoden (Perls et al., 2019; Gendlin & Wiltschko, 1999; Eckert et al., 2006). Letztlich ist dies sowohl vonseiten des Therapeuten als auch der Klienten eine sehr persönliche und kreative Angelegenheit, weshalb wir Ihnen hier keine Vorschläge machen wollen. Es geht darum, miteinander zu experimentieren. Die Voraussetzung dafür ist das Vertrauen des Klienten in die Therapie und die Solidarität des Therapeuten mit dem Gefühlserleben der Klienten. Bei gravierenden Traumata, in denen die Betroffenen in der Kindheit für ihre Gefühle schwer bestraft wurden, kann der Prozess der Gefühlsintegration viele Monate oder Jahre benötigen.

Frau D. ist Mitte 20 und hasst es zu weinen. Mein Vorschlag, den Film »Ein Teil von uns« über das Schicksal einer erwachsenen Frau aus einer Suchtfamilie anzuschauen (Weegmann, 2016), misslingt gründlich. Sie kommt sauer in die nächste Stunde: »Ich habe nicht mehr aufhören können zu heulen. Mein Freund hat nach zehn Minuten ausgeschaltet. Wie konnten Sie mir das antun?« Meine Fehleinschätzung tut mir leid, weil ich ihre Überforderung verstehe. Monatelang spreche ich ihre Trauer, die sie hinter ihrer Empörung verbirgt, immer wieder an, und sie wehrt es ab. Wir beginnen, über das gemeinsame Ringen zu lachen. Eines Tages teile ich ihr mit: »Frau D., ich will nicht mehr mit Ihnen kämpfen.« Drei Mal wiederhole ich es, bis sie merkt, wie ernst ich es meine. Sie beginnt zu weinen, ganz leise: »Sie haben ja recht, das weiß ich schon lange.« In der nächsten Stunde lese ich ihr eine Kurzgeschichte vor, die ich ihr geschrieben habe (Flassbeck, 2019, S. 119–120). Frau D. hört weinend zu. Die nächsten ca. 20 Sitzungen widmen wir ihrer aufgestauten, verletzten Trauer und den damit verbundenen Bedürfnissen nach Trost, Gehaltenwerden und Annahme.

Differenzierung emotionaler Inhalte

Können primäre Emotionen maladaptiv sein? Unseres Erachtens können sie es nicht, und wir sind uns in diesem Punkt nicht mit Greenberg (2011, S. 48) einig. Wir möchten dies aus motivorientierter Sicht begründen. Wenn Personen posttraumatisch in einer Bedürftigkeit verletzt sind, sind sie diesbezüglich emotional besonders sensibilisiert. Auch wenn das Trauma schon viele Jahre zurückliegt, werden sie durch Situationen, die sie an die schlimmen Kindheitserfahrungen erinnern, schnell schemamäßig aktiviert, ohne dass sie den Zusammenhang erkennen. Die emotionale Reaktion ist in solchen Fällen in der Qualität angemessen, kann jedoch in der Intensität situationsinadäquat stark ausfallen und gegebenenfalls die Person überfluten. Die emotionale Reaktion beinhaltet in diesem schemaaktivierten Fall zweierlei motivbezogene Informationen:

1. **Situativer Inhalt**: »Die Situation macht mich traurig/ärgerlich/ängstlich/usw. Was brauche ich, um in der Situation in Hinblick auf meine Trost-/Autonomie-/Schutz-/sonstigen Bedürfnisse gut für mich zu sorgen?«
2. **Biografischer Inhalt**: »Die Situation erinnert mich an meine Kindheit, und ich habe in Bezug auf die verletzten Trost-/Autonomie-/Schutz-/sonstigen Bedürfnisse noch einen Nachholbedarf. Was brauche ich, um diese unerfüllten Wünsche und Interessen nachzuholen?«

Wenn die Person mit Hilfe einer Therapie ein Bewusstsein für ihre Aktivierung entwickelt und gelernt hat, ihre Gefühle hinsichtlich der doppelten Motivlage einzuordnen, kann sie sowohl in der Situation angemessen reagieren als auch ihren zusätzlichen unerfüllten

Bedarf wahrnehmen und diesem über die Situation hinaus nachgehen.

Die 50-jährige Frau Z. leidet sowohl unter generalisierten Ängsten als auch ausgeprägten Zuständen der Teilnahmslosigkeit. Seit vielen Jahren hegt sie den Wunsch, sich vom spielsüchtigen Ehemann trennen zu wollen, schafft es aber aufgrund ihrer emotionalen Labilität nicht. Akzeptanzbasiert arbeiten wir heraus, dass sie ihre sekundären Emotionen nutzt, um das schreckliche Monster ihrer Trauer zu bannen. Ich frage sie, wie groß der Schmerz ist. Sie kann es nicht in Worte kleiden, aber ihr Blick spricht Bände. Wir decken auf, wie bitter es für sie ist, dass sich ihr sehnlicher Wunsch nach einem heilen Familienleben nicht erfüllt hat. Sie beginnt zu realisieren, dass es einen zweiten verdrängten Kummer über ihre unglückliche Kindheit gibt. Sie hat ihren Vater alkoholbedingt verloren. Statt zu trauern, hat sie mit der emotional kalten und übergriffigen Mutter gestritten, hat als junge Frau Essstörungen entwickelt, Suchtmittel missbraucht und ist delinquent gewesen. Frau Z. kann gut Kinder trösten, doch sie selbst hat nie Trost erfahren, und meine spontane Idee, den Freundinnen von ihrem doppelten Unglück zu erzählen, um Entlastung und Unterstützung zu erfahren, verwirrt sie anfangs. Nach und nach entwickeln wir eine Doppelstrategie, die nicht beweinte Trauer der Kindheit in der Therapie nachzuholen und für den Trennungsschmerz auf Familie und Freundinnen zurückzugreifen.

5.5.3 Akzeptanz- und Commitment-Therapie (ACT)

Die von Hayes, Strosahl und Wilson begründete Akzeptanz- und Commitment-Therapie (2014) ist nicht nur eine neue Methode, sie ist ein neuer verhaltenstherapeutischer Ansatz. Wir nutzen das Verfahren gerne, weil es vernunftbetonte, trockene und zwischenmenschlich sterile Schemata der KVT über Bord wirft und frech, kreativ und lebendig daherkommt. ACT-Methoden machen Spaß. Der

Ansatz integriert klassische und Kognitive Verhaltenstherapie, humanistische Psychotherapie (Akzeptanz, Achtsamkeit, Kreativität) und tiefenpsychologische Methodik (Werte, Selbstdistanzierung, Humor, Paradoxien). Wir halten Akzeptanz- und Commitment-Therapie bei der interessierenden Klientel für besonders wertvoll, weil das übergreifende Modell und Ziel die psychische Flexibilisierung ist (Hayes et al., 2014, S. 87–134). Das ganzheitliche Vorgehen ist besonders geeignet, rigide und komplexe Erlebens- und Verhaltensmuster bewusst zu machen, anzugehen und aufzuweichen.

Allgemein zur ACT-Methodik

Statt den Fokus auf Veränderung und Symptomreduktion zu legen, geht es bei Akzeptanz- und Commitment-Therapie darum, negative Gefühle, Gedanken und auch Körperempfindungen zunächst achtsam anzunehmen, wie sie im Hier und Jetzt erlebt werden. Viele Menschen, die psychisch erkranken, sind der Ansicht, dass sie erst wieder ins Handeln kommen können, wenn sie ihre Erkrankung losgeworden sind: »Meine Depressionen/meine Ängste halten mich davon ab zu tun, was ich will.« Hier tappen die Betroffenen laut Hayes et al. in eine Falle, denn sie müssen nicht erst in einer bestimmten Verfassung oder einem bestimmten psychischen Gesundheitszustand sein, um etwas für sich zu tun. Leben findet trotz allem hier und jetzt statt. Der ACT-Ansatz bietet deshalb Gelegenheit herauszufinden, was wir eigentlich tun wollten, bevor uns die Depressionen und Ängste dazwischengekommen sind. Es geht also darum, störungsunabhängig die eigentlichen Werte und Wünsche zu erforschen und wieder nach ihnen zu handeln, z. B.: »Was ist mir wichtig?«, »In welche Richtung möchte ich mich entwickeln?«, »Was will ich mit meinem Leben anfangen?« oder »Worauf möchte ich in 20 Jahren zurückblicken?«

Bei Akzeptanz- und Commitment-Therapie wird davon ausgegangen, dass Leid erst dadurch entsteht, dass wir uns darauf fokussieren, bestimmte Gedanken und Gefühle nicht haben zu wollen, und alles dafür tun, diese zu kontrollieren oder loszuwerden (Heidenreich et al., 2007, S. 479). Das Verfahren basiert auf der Bezugsrahmentheorie und vertritt unter anderem die These, dass Problemlösedenken zwar geeignet ist, Autos und Smartphones zu entwickeln, zu produzieren und zu reparieren, es hingegen bei emotionalen und zwischenmenschlichen Problemen fehl am Platz ist. Bei einem Auto oder Smartphone kann man kaputte Teile auswechseln. Als kaputt bewertete Gefühle, Gedanken oder Verhaltensweisen kann man nicht auswechseln. Mit den negativen und ablehnenden Gedanken: »Das unangenehme Gefühl soll weg«, »Ich will da nicht dran denken« oder »So darf man sich nicht verhalten«, sorgen wir dafür, uns noch viel mehr damit zu beschäftigen. Erst das verkopfte Grübeln, auch kognitive Fusion genannt, schafft emotionale und soziale Probleme und hält sie aufrecht.

Das Verfahren setzt zur Überwindung der kognitiven Überregulation erlebnisorientierte Strategien, Paradoxien und Metaphern ein. Das Vorgehen orientiert sich an zwei komplementären Modellen: die psychische Inflexibilität als Modell der Psychopathologie und die psychische Flexibilität als Modell der gesunden Handlungsfähigkeit (Hayes et al., 2014, S. 87–95). Die sechs Kernprozesse der psychischen Flexibilität lauten (S. 95–134):

1. **Achtsamkeit**: Sie bedeutet, sich im Hier und Jetzt zu beobachten, ohne sich selbst, die Empfindungen, Gefühle oder Gedanken zu bewerten. Bei suchttraumatisiert Betroffenen stärkt es den Selbstbezug.
2. **Selbst-als-Kontext**: Die Klienten werden angeleitet, ein starres Konzept von sich und von Richtig und Falsch zu überwinden und sich als Prozess und Perspektive zu verstehen: »Ich-Hier-Jetzt«. Diese Selbst-Sichtweise hilft z. B. beim Abbau generalisierter Sorgen und depressiven Pflichtbewusstseins.
3. **Kognitive Defusion**: Es geht darum, Gedanken als Gedanken zu beobachten und sie absichtlich zu verfremden, z. B. mit Hilfe einer Mickey-Mouse-Stimme oder gesungenen Worten, um Distanz zur störungsbezogenen Bedeutung aufzubauen. Anders als bei Kognitiver Umstrukturierung soll nicht der Inhalt der Gedanken

verändert werden, sondern der eigene Blick darauf, also der Bezugsrahmen. Defusion kann z.B. das rigide co-abhängige und schuldzentrierte Denken aufweichen und anreichern.

4. **Akzeptanz**: Aktiv zu sich selbst, auch zu den Symptomen oder zu unangenehmen Gefühlen und unerwünschten Gedanken Ja zu sagen, hilft gegen die in der Kindheit erfahrene Invalidierung und sorgt dafür, dass die Betroffenen nicht mehr gegen ihr als ichfremd beurteiltes Leiden ankämpfen und stattdessen mitfühlend und liebevoll für sich da sein können.
5. **Verbundenheit mit Werten**: Die Formulierung, Erkundung und Auseinandersetzung mit persönlichen Werten verstört die selbstablehnenden und fremdorientierten Muster und schafft einen internalen Maßstab für das Erleben und Handeln. Es sorgt für den Aufbau unabhängiger Selbstanteile und einer lohnenden Lebensperspektive.
6. **Engagiertes Handeln**: Eine Wahl zu haben und die Werte konkret und tatkräftig im Lebensalltag umzusetzen, bedeutet intrinsisch durch Annäherungsziele motiviert zu sein und schafft Zufriedenheit und Gelassenheit.

Im Folgenden wollen wir einige wenige ACT-Strategien und -Übungen vorstellen, die wir für besonders geeignet zur Behandlung des Suchttraumas halten.

Selbst-als-Kontext – die Schachbrett-Metapher

Die Schachbrett-Metapher (Hayes et al., 2014, S. 279–281) kann genutzt werden, um das ängstlich starre »Kontext-Selbst« herauszufordern und ein »Selbst-als-Kontext« und ein »Selbst-als-Prozess« anzuregen. Eingangs wird gefragt: »Sie kennen das Schachspiel? Es besteht aus einem Brett mit 64 schwarzen und weißen Feldern und vielen Figuren: Bauern, Pferden, Läufern, Türmen, Damen und Königen. Wenn Sie die Wahl haben, welcher Teil vom Schachspiel wollen Sie sein?« Das weitere Vorgehen möchten wir am nachstehenden Fall veranschaulichen.

Herr M., Anfang 50, hat eine Zeit lang zu viel getrunken, um seine depressive Unzufriedenheit mit sich und seinem Leben nicht wahrzunehmen. Einige Wochen vor Beginn der Therapie beendet er den Konsum, was ihm keine größeren Schwierigkeiten bereitet. Stets, wenn ich ihn frage, was er fühlt, schließt er die Augen und atmet alles weg, was er fühlen könnte. Er hat ausgeprägte Strategien der Selbstdistanzierung, die er in angstbesetzten Situationen automatisch nutzt. Er erkennt: »Ich habe mich nicht nur durch den Alkohol betäubt. Ich vermeide mich immer noch.« Obwohl er beruflich erfolgreich und selbstbewusst ist, ist sein Selbstkonzept in privaten Situationen sehr unsicher. Nicht nur in der Therapie, auch gegenüber seiner Frau und guten Freunden passt er sich an und vermeidet jegliche Auffälligkeit und Auseinandersetzung.
In einer Sitzung frage ich ihn, welcher Teil des Schachbretts er sein möchte. Er wählt die weiße Dame als Teil des Schachspiels, weil die Dame mächtig ist, so groß und stark, wie er gerne sein würde. Ich erkläre ihm, dass seine Wahl mit großen Ängsten und Nachteilen verbunden sei. Er müsse nun sowohl den König als auch die Dame verteidigen und könne die mächtige Spielfigur nicht mehr im Kampf einsetzen. Ohne Dame ist man im Schach chancenlos, darin sind wir uns einig. Herr M. ist Ingenieur und intelligent: »Sie meinen doch nicht, dass ich das Schachbrett wählen soll. Ein Brett zu sein ist doch langweilig.«
Ich schildere ihm die Vorteile, ein Brett zu sein: »Es geht nicht mehr um Leben und Tod. Sie müssen keine Angst mehr um die Dame bzw. ihr Leben haben. Sie können sich entspannt zurücklehnen und dem Spiel zuschauen. Sie können es spielen und Spaß haben. Sie können Schwarz oder Weiß oder beides sein. Selbst wenn Sie verlieren, macht es nichts, Sie stellen die Spielfiguren wieder auf und spielen auf ein Neues. Sie können etwas ausprobieren und Spiel für Spiel lernen. Gleichgültig, welche Farbe im Spiel siegt, als Brett gewinnen Sie immer.« Im Folgenden reflektiert Herr M., – als »Spielbrett-Selbst«, ziemlich sauer zu sein, dass er immer zu kurz kommt, weil er seine Gefühle und Wün-

sche nicht äußert und sich nicht gesehen fühlt. Ich biete ihm an: »Sie könnten die mächtige Dame wütend ins Schlachtgetümmel werfen.«

Sobald die Schachbrett-Metapher eingeführt ist, kann darauf in weiteren Reflexionen zurückgegriffen werden: »Sind Sie jetzt gerade auf der Ebene der Spielfiguren oder des Spielbretts?« (Hayes et al., 2014, S. 281). Mit Hilfe der Frage können die Klienten angeleitet werden, das Kontext-Selbst zu überwinden und das Selbst-als-Kontext für sich zu nutzen. Sie werden freier, den eigenen Erlebensprozess zu beobachten und auch andere angstfreier zu beachten.

Defusion – Übung »Selbsthass«

Nach der Bezugsrahmentheorie können Kognitionen nicht gelöscht oder durch andere, z. B. positive oder neutrale, Kognitionen ersetzt werden (Hayes et al. 2014, S. 61–85). Die neue Kognition wird mit der gut gebahnten negativen Überzeugung verknüpft und so nur zum Hinweisreiz für diese. Das ACT-Vorgehen ist ein anderes und zielt auf die Anreicherung des Bezugsrahmens durch verschiedene Perspektiven und Bewertungen ein und desselben Gedankens ab. Suchttraumatisierte erwachsene Kinder haben gewöhnlich ein sehr negatives und rigides Selbstkonzept von sich, z. B.: »Ich bin nichts«, »Ich bin ein Idiot«, »Ich mache alles falsch«, »Besser, ich wäre nie geboren worden« oder »Ich bin so hässlich, dass mich niemand lieb haben kann.« Die Klienten hängen am Angelhaken der sogenannten fusionierten Gedanken und sind dadurch im Grübeln gefangen (S. 99–100): »Diese Illusion, eingebettet in normale Sprachprozesse, suggeriert, dass Gedanken das seien, was sie zu sein behaupten – dass Gedanken die Realität abbilden und es also nur eine richtige und wahre Antwort auf eine gegebene Frage gibt.« Der Gedanke wird sprachlich zur Wahrheit und beherrschenden Realität.

Die therapeutische Herangehensweise nach Hayes et al. heißt Defusion (S. 100–101, 293–322). Ziel dabei ist es, die beherrschende Stellung des Verstandes zu entmachten (S. 295): »Ich dachte immer, das Gehirn sei mein wichtigstes Organ – bis mir auffiel, welches

Organ mir das gesagt hat.« Die Klienten sollen lernen, dem Köder der negativen Gedanken zu widerstehen und Abstand zu wahren. Dies versetzt sie in die Lage, des Prozesscharakters von Kognitionen achtsam gewahr zu werden und durch neue Perspektiven anzureichern. Die Defusion hat eine Schnittmenge mit dem Konzept des Selbst-als-Prozess. Neue Perspektiven erweitern den Selbstbezugsrahmen. Dadurch wird die zwanghafte Koppelung von negativen Gedanken und vermeidendem Verhalten unterbrochen, und es entsteht Offenheit für neue Lernerfahrungen.

Die folgende, spielerische Defusions-Übung ist eine Erweiterung der Kognitiven Umstrukturierung von selbstunwerten Einstellungen (5.3.4) und ein Beispiel für die »Deliteralisierung der Sprache« (S. 298–300). Sie kann im Einzelsetting durchgeführt werden, entfaltet aber aufgrund ihres spielerischen Charakters in der Gruppentherapie noch mehr Dynamik und Vergnügen, weshalb wir die Anleitung für die Gruppentherapie beschreiben. Voraussetzung ist eine stabile und vertrauensvolle Gruppenatmosphäre.

1. **Satz formulieren**: Die Klienten sollen einen Grübel-Satz formulieren, der eingebrannter Teil ihres negativen Selbstkonzepts ist. Er sollte kurz und griffig sein. Manche Klienten haben sofort einen Satz, andere benötigen Ermutigung und Unterstützung. Dabei kann die unmittelbare Reaktion der Klienten genutzt werden. Z. B. könnte ein Klient sich ängstlich verweigern: »Ich mag nicht.« Dies wäre sein Satz. Ein negatives Selbstkonzept kann auch stumm sein. Eine vielsagende Geste oder ein beredter Blick genügen.
2. **Mit Abstand mitteilen**: Die Klienten werden instruiert, ihre Sätze der Reihe nach zu sagen. Bei einem stummen Beitrag wendet sich die Gruppe dem Klienten für einen Moment schweigend zu. Die Klienten sollen dabei emotional Abstand halten. Sie können sich z. B. vorstellen, den Satz auf die ausgestreckte Hand zu legen und ihn beschreibend mitzuteilen. Die Runde wird so lange wiederholt, bis alle ihren Satz »haben«, also in Kontakt mit ihm treten und doch Abstand von ihm halten.
3. **Stimmliche Qualitäten**: Die Klienten werden aufgefordert, den

Satz in verschiedenen stimmlichen Qualitäten zu sprechen, z.B. schnell, langsam, langgezogen, Wort für Wort im Rhythmus des Atems, leise, laut, rau, sanft, dunkel, hell, zu seufzen, zu stottern, zu flüstern, zu singen usw.

5. **Emotionale Qualitäten**: Die Klienten sollen den Satz traurig, ärgerlich, teilnahmslos, schamhaft, überrascht, ohnmächtig, ekelhaft, fröhlich, lachend, zärtlich, selbstannehmend usw. ausdrücken.
6. **Unterschied wahrnehmen**: Abschließend werden die Klienten gefragt, wie sie sich anfangs und nun nach der Übung mit ihrem Satz fühlen. In den Sitzungen danach sollten der Satz und sein Kontext wiederholt aufgegriffen werden, um die Effekte zu festigen und auszubauen.

Die Übung kann mit anderen Inhalten wiederholt werden, damit die Klienten das Vorgehen verinnerlichen und es Teil ihres inneren Dialogs wird.

Akzeptanz – Übung »Kämpfen oder kapitulieren«

Eine gern genutzte Metapher aus den Therapie-Tools (Wengenroth, 2012, S.42–43), die unserer Ansicht nach den akzeptierenden Grundgedanken gut widerspiegelt, ist die des Monsters, welches sich uns anscheinend entgegenstellt, um uns den Weg zur Insel unserer Träume mit Palmen und Sandstrand zu versperren, und uns stattdessen Richtung Ödnis drängt. Das Monster steht sinnbildlich nicht nur für abgewehrte Emotionen (5.5.2), es repräsentiert das Symptomerleben und -verhalten oder auch die schematische Vermeidung. Die Angst davor lässt uns unseren Werten und Zielen zuwiderhandeln. Was hat dies mit dem Thema des Suchttraumas zu tun?

Die stillen Kinder gehen dem Monster aus dem Weg, indem sie sich zurückziehen, sich ablenken oder in die dissoziative Gleichgültigkeit flüchten. Allerdings landen sie dann dort, wo sie gar nicht hinwollten, nämlich in der Ödnis. Posttraumatische Beschwerden werden durch die Flucht vor dem Monster aufrechterhalten, und es entstehen neue Symptome. Die Helferkinder hingegen begeben sich in den Kampf mit dem Monster, z. B. indem sie den Eltern oder anderen co-abhängig helfen oder durch Leistungen überzeugen wollen. Auch dieses Verhalten schafft und verstärkt langfristig psychosomatische, depressive und ängstliche Symptome. Die Flucht vor und der Kampf mit dem Monster erzeugt erst posttraumatische Leiden. Laut Akzeptanz- und Commitment-Therapie gibt es daher nur eine vernünftige Möglichkeit zu handeln: Die Klienten sollten das Monster weich in einen Wagen betten (S. 42) und mit auf den Weg ihrer Sehnsucht in Richtung der traumhaften Insel nehmen. Negative Gedanken, Gefühle und Empfindungen dürfen die Klienten begleiten, wenn sie sich trotz allem wieder dem Leben zuwenden.

Es gibt suchttraumatisierte Klienten, die auf akzeptanzbasierte Interventionen früh in der Therapie positiv reagieren. Andere wehren die Methode zunächst ab. Dann sollte man als Therapeut geduldig warten. Die Voraussetzung dafür, sich einzulassen, ist die Erkenntnis, Flucht und Kampf nicht gewinnen zu können. Klienten, die sich nicht einlassen wollen, hoffen oftmals zu Beginn der Behandlung, dass der Therapeut ihnen den Trick, das Monster loszuwerden, verraten oder beibringen wird. Selbst wenn der Therapeut seine Hilflosigkeit mitteilt, keine Lösung zu haben, werden sie die Botschaft in dieser frühen Phase nicht hören wollen. Zudem sind einige Klienten anfangs sehr misstrauisch, sodass eine solche Intervention ungünstig wäre. In die akzeptanzbasierte Arbeit kann symptombezogen durch die folgende Übung eingestiegen werden. Voraussetzung für die Übung ist die Fähigkeit zur Achtsamkeit, sich körperlich zu spüren und beobachten zu können.

1. **Flucht/Kampf**: Zunächst wird der Klient gefragt, wie es sich innerlich anfühlt, vor dem Monster zu fliehen und gegen es zu kämpfen. Typisch ist es, dass die Klienten einen körperlichen Zustand der Anstrengung, verbunden mit Gefühlen der Angst und Wut, beschreiben und Gedanken haben, es weghaben zu wollen. Diese Vorstellung kann kognitiv verstärkt werden: »Sie wollen das Monster töten?« Auch kann das Erleben monstermäßig ausgemalt und vertieft werden: »Wie sieht es aus? Wie groß ist es? Hat es ein zotteliges Fell, große, spitze Zähne, rote, funkelnde Augen usw.?«

2. **Kapitulation**: Als Nächstes werden die Klienten eingeladen, das Monster in seiner Existenz im geschützten Rahmen der Therapie zu tolerieren: »Es könnte nun sein, dass Ihre Flucht/Ihr Kampf nicht erfolgreich sein wird. In einem solchen Fall wäre es vielleicht besser, sich zu ergeben. Könnten Sie sich bitte einmal hier in der Therapie für einen Moment vorstellen, dass das Monster bleiben wird. Wie würde es sich anfühlen, wenn Flucht und Kampf nicht mehr Ihr ganzes Leben ausfüllen, sondern das Monster ein Teil Ihres Lebens würde?« Gewöhnlich entspannen sich die Klienten körperlich und teilen eine innere Erleichterung mit.

3. **Wahlmöglichkeit**: Als nächsten Schritt leitet man die Klienten an, zwischen den beiden Erlebenszuständen von selbstablehnender Flucht und Kampf sowie selbstannehmender Kapitulation hin- und herzuwechseln, so lange, bis sie verstehen, dass sie ihr Erleben selbst erzeugen und eine Wahl haben. Motivierend können sie gefragt werden, welchen Zustand sie angenehmer erleben.

4. **Teufelskreis**: Wenn die Klienten nicht von selbst schon den Teufelskreis von Flucht bzw. Kampf und Symptom reflektieren, nutzen wir gerne verdeutlichend eine weitere paradoxe Metapher, nämlich die der Katze, die sich in den Schwanz beißt: »Katze, warum beißt du dir in den Schwanz? – »Weil es wehtut.« – »Und warum tut es weh?« – »Weil ich mir in den Schwanz beiße.« Die Schlussfolgerung, die leidvolle Wechselwirkung zu akzeptieren und den Schwanz respektive das Problem loszulassen, tätigen die meisten Klienten eigenständig. Allerdings ist ein therapeutischer Hinweis wichtig: Wenn die Katze loslässt, tut es vorübergehend mehr weh. Es braucht ein wenig, bis der wunde Schwanz verheilt. Und auch das Symptommonster könnte sich kurzfristig monstermäßig verhalten, um das alte Angstsystem wiederherzustellen.

5. **Transfer:** Die Klienten werden motiviert, die Übung im Alltag auszuprobieren. Der folgende Fall skizziert die Transferleistung.

Frau P. leidet unter generalisierten Ängsten. Durch exponierende und umstrukturierende Maßnahmen mindern sich die Ängste zwar, sodass sie ihren Alltag besser bewältigen kann, doch sie ist unzufrieden damit, sie nicht ganz loszuwerden. Frau P. hat immer schöne Handtaschen dabei und jede Menge Humor. An dem Gedanken, sich ihre Angst als Monster vorzustellen, hat sie viel Vergnügen. Dann bitte ich sie als Experiment, das Angstmonster stets in der Handtasche mit sich zu führen. Wenn sie das Haus verlässt, so instruiere ich sie, soll sie bewusst noch mal in der Handtasche nachschauen, ob die Angst auch dabei ist. Wenn sie unterwegs ist, soll sie zwischendurch hineinschauen, sich mit dem Monster unterhalten und es kraulen.

In der nächsten Sitzung, zwei Wochen später, berichtet sie, eine neue Erfahrung gemacht zu haben: Die Angst sei stets dabei gewesen, habe sie aber nicht mehr überrumpelt. Dann, einige Wochen später, ist sie rückfällig. Bei der Analyse offenbart sich, dass sie die Angst wieder aus der Handtasche verbannt hat. Sie entscheidet, sie wieder mitzunehmen. Zum nächsten Mal kommt sie in ausgemacht guter Stimmung und erzählt, dass sie das erste Mal an einer Familienfeier entspannt teilgenommen und die Kontakte zu nicht trinkenden Familienmitgliedern ungetrübt genossen habe: »Und das, obwohl meine Angst die ganze Zeit in meiner Tasche dabei war und die üblichen Verdächtigen ordentlich gesoffen haben. Und es macht mich schon traurig, was in meiner Familie los ist. Aber die Gedanken daran sind nicht mehr so schlimm. Ganz verstehe ich es nicht. Das ist echt ein bisschen seltsam.«

Verbundenheit mit Werten – Übung »Nackte Existenz«

In 5.2.5 haben wir wertbasierte Strategien schon im Zusammenhang mit Therapierichtung und -zielen angesprochen und eine Technik vorgestellt, persönliche Werte, die im Lebensalltag zu kurz kommen, ausfindig zu machen. Jetzt geht es um eine Vertiefung dieser Lebenssinn schaffenden Arbeit (Hayes et al., 2014, S. 351–384). Die wertebasierte Methodik führen wir gerne mit nachstehender Überleitung ein. Bitte nehmen Sie vorab zur Kenntnis, dass wir eine solche Einführung nie in Monologform vornehmen, sondern stets in klientenzentrierter Dialogform.

Einführung in die Wertearbeit: »Wir haben stets 1000 gute Gründe, dagegen zu sein und etwas nicht zu tun. Unsere Angstgedanken, Unsicherheiten, Schuldgedanken und unser Misstrauen sind unendlich kreativ darin, Ausreden zu produzieren. Wenn wir uns und das Leben vermeiden, sind wir stets auf der sicheren Seite. In einer konkreten Situation hingegen haben wir meist nur einen guten Grund, für uns aktiv zu werden. Manchmal sind es auch zwei oder drei gute Gründe. Aber klar ist: stets spricht vieles dagegen und scheinbar nur wenig dafür. Doch die Gründe dafür haben es in sich. Wenn wir sie leben, wird unser Leben vielleicht ein wenig riskant, doch auch erfüllt sein. Ich möchte Ihnen aufzeigen, dass Sie immer eine Wahl zwischen Vermeidung und Aktivsein haben. Metaphorisch ausgedrückt, haben Sie die Wahl, ob am Ende auf Ihrem Grabstein steht: »Sie war stets bemüht, selbstlos und pflichtbewusst.« Oder auf dem Grabstein steht: »Sie liebte das Leben.« Was würde Ihnen besser gefallen? Man nennt diese guten Gründe, aktiv zu werden, auch Lebenswerte oder Lebenssinn. Werte geben dem Leben eine Richtung. Oder um es durch eine Redensart auszudrücken: »Das Leben schwernehmen ist leicht, das Leben leichtnehmen ist schwer!« Sie verstehen? Etwas zu vermeiden, macht es kurzfristig leichter, aber langfristig wird es schwer. Ich möchte Sie einladen, es sich schwerzumachen und über Lebenswerte nachzudenken, damit es langfristig leichter wird.«

Die folgende Übung »Nackte Existenz« ist bei suchttraumatisierten Betroffenen, die starke Vermeidung oder ausgeprägtes Unwohlsein vor Alleinsein zeigen, besonders wertvoll, weil sie über die Klärung von intrinsischen Werten auch mit ihren Lebensängsten konfrontiert werden und sie eine Erweiterung ihres Bezugsrahmens erfahren (Defusion, Selbst-als-Kontext).

1. **Instruktion**: »Stellen Sie sich vor, Sie stranden wie Robinson Crusoe auf einer Insel. Sie sind allein, niemand sonst ist auf der Insel, und Sie haben nur Ihre nackte Existenz gerettet. Anders als Crusoe haben Sie keine Hoffnung, gefunden zu werden. Den Rest des Lebens werden Sie allein auf der Insel verbringen. Sie haben den ersten Schock überwunden und haben Wasser und etwas zu essen gefun-

den. Sie werden nicht verdursten oder verhungern, sie werden überleben. Nun sitzen Sie am Strand und denken über Ihr Schicksal nach. Was zählt jetzt noch? Wofür könnte es sich lohnen, den Kopf nicht in den Sand zu stecken, sondern aufzustehen und sich in dem neuen Leben gut einzurichten?«

2. **Dialog**: Der weitere Verlauf der Übung ist ein freies Gespräch. Es braucht bei manchen Klienten nicht wenig Geduld, um ins Gespräch zu kommen. Die Werte sollten gründlich mit Mitteln des sokratischen Dialogs expliziert, überprüft und elaboriert werden. Die imaginative Frage »Wie können Sie Ihre Werte auf der Insel leben?« ist nur eine spielerische Vorbereitung der realitätsbezogenen Frage: »Wo realisieren Sie die Werte in Ihrem Leben, wo nicht?« Möglichkeiten, das Leben durch wertkonforme und engagierte Handlungen zu bereichern, können angedacht und geplant werden, was zum nächsten Abschnitt über ACT-Methoden überleitet.

Ein Hinweis: Wir nutzen diese existenzielle Übung auch gerne in Fortbildungen für Suchttherapeuten und -helfer, die ebenfalls tagtäglich dem zerstörerischen Sog der Sucht ausgesetzt sind. Die Übung hilft, Werte zu entdecken, die man der Selbstaufgabe, Hoffnungslosigkeit und Destruktivität der suchtkranken Klientel entgegensetzen kann und so vor Ausbrennen schützen.

Engagiertes Handeln – Leidenschaft und Gelassenheit

Dieser Abschnitt lehnt sich an den Therapieprozess engagierten Handelns von Hayes et al. (2014, S. 385–387) an, erweitert das Thema indes um den Aspekt der Gelassenheit. Leidenschaft und Gelassenheit sind die zwei gegensätzlichen Pole engagierten Handelns. Es ist durch eine emotionale Aktivierung entsprechend der eigenen Bedürfnisse und Werte gekennzeichnet und folglich intrinsisch motiviert. Die engagierte Handlung verfolgt demnach kein Ziel und keine Belohnung, die Handlung selbst beinhaltet die Befriedigung, oder wie man sagt: Der Weg ist das Ziel. Den gesamten Handlungsspielraum zwischen den beiden Polen anzuregen, ist ein wichtiges Anliegen der Psychotherapie des Suchttraumas. Sich der Wahlfreiheit zwischen den Erlebens- und Handlungsoptionen von sowohl Leidenschaft als auch Gelassenheit bewusst zu sein, bedeutet, die rigiden Schemata im Sinne einer gesunden psychischen Flexibilität abzumildern (S. 87–134). Leidenschaftliches Handeln verfolgt Veränderungsziele, nämlich die Dinge mutig zu verändern, die man verändern kann. Gelassenes Innehalten ist mit Akzeptanzzielen verknüpft. Es bedeutet, die Dinge gelassen hinzunehmen, die man nicht verändern kann (vgl. 5.2.6).

Wenn Klienten große Dinge in ihrem Leben, gleichgültig, ob es persönliche, soziale oder berufliche Themen betrifft, verändern wollen, brauchen sie Mut und Leidenschaft. Dies setzt wiederum voraus, dass die Klienten emotional aktiviert sind und ihre Wünsche, Interessen und Träume geklärt haben sowie das Selbstvertrauen und die notwendigen Kompetenzen haben, ihre Ambitionen umzusetzen. Suchttraumatisierte Klienten haben die größten Schwierigkeiten, ihre eigenen Wünsche besonders in Beziehungen einzubringen und zu verfolgen. Dies betrifft autonome Themen wie Abgrenzung, Selbstbehauptung, Konfliktbewältigung und Durchsetzung sowie intime Themen wie Verständnis, Trost, Nähe, Geborgenheit, Zärtlichkeit oder Sexualität. Daher ist es hilfreich, die engagierte Haltung gründlich zu erproben, z. B. im Rollenspiel.

Die eigenen Interessen leidenschaftlich zu verfolgen, geht nicht ohne den Gegenpol, also die Gelassenheit, darin geduldig und ausdauernd zu sein und auch einzubeziehen, die eigenen Vorstellungen nicht immer wie vorgestellt realisieren zu können. Aus körperorientierter Sicht ist Gelassenheit die Fähigkeit, in die Leidenschaft zu atmen (vgl. 5.5.1). Klienten, die leidenschaftlich sind, aber denen es an Gelassenheit mangelt, leiden zumeist unter einer Frustrationsintoleranz-Problematik (Stavemann, 2014, S. 127–128). Aus motivorientierter Sicht ist Gelassenheit das Bewusstsein, dass Bedürfnisse nicht immer sogleich befriedigt werden können und man die damit verbundene Frustration in Kauf nehmen kann. Gelassene Personen können Bedürfnisse aufschieben und Ambitionen langfristig verfolgen. Die Begriffe Frustrationstoleranz und Belohnungsaufschub sind uns für die Arbeit mit Klienten zu sperrig, weshalb wir den Begriff der Gelassenheit vorziehen, da er eingängiger und positiv besetzt ist.

Im Prinzip haben Helferkinder eine gute Frustrationstoleranz gegenüber Erschöpfung und der Last der Verantwortung und auch einen guten Belohnungsaufschub, wenn sie sich um andere sorgen. Ihre Intoleranz bezieht sich auf das emotionale Erleben, wenn sie innehalten und sich spüren. Mit dem Selbsterleben kommen die Erinnerungen und die unerfüllten Bedürfnisse, die durch Übergriffigkeiten und Bestrafung negativ assoziiert sind. Innehalten, um sich sein Erleben achtsam anzuschauen, ist eine gelassene Handlung. Es ist das Selbstvertrauen, sich in Zukunft in Bezug auf die verletzten Bedürfnisse selbst versorgen zu können. Üblicherweise ist die therapeutische Arbeit im Sinne engagierten Handelns eher im zweiten Teil der Therapie zu verorten, wenn die Klienten ihre Symptome überwunden und wieder sicheren Boden unter den Füßen haben. Die meisten Klienten gehen den Weg, sich zunächst im Kleinen auszuprobieren (Genusstraining, Aufbau positiver Aktivitäten), bevor sie sich an die großen, ehrgeizigen Vorhaben heranwagen (Flassbeck, 2019, S. 88–90, 127–128).

Herr L. ist Anfang 30, als er die Psychotherapie mit einer somatoformen Schmerzstörung und vielfältigen Lebensängsten aufsucht. Er will sein Leiden loswerden und ärgert sich maßlos, dass er es nicht schafft. Wir arbeiten zunächst akzeptanzbasiert am Symptom, was er gut in den Alltag umsetzt. Er bittet sogar die Partnerin aufzuhören, ihn zu schonen. Die Schmerzen sind zwar weiter da, treten allerdings mehr und mehr in den Hintergrund. Dann erarbeiten wir ein Störungsmodell, welches die Symptome als psychosomatischer Ausdruck seiner Annäherungs-Vermeidungs-Konflikte erklärt. Herr L. sitzt beruflich, familiär, persönlich und partnerschaftlich in der Vermeidungsfalle.

Er beginnt zu verstehen, wie eingesperrt und gelangweilt er sich in seinem sicheren und gut dotierten Bürojob fühlt. Er kündigt und sucht sich eine herausforderndere Tätigkeit. Er ist ein Scheidungskind, welches zwischen die Fronten des Rosenkriegs der Eltern geraten ist. Die Mutter, bei der er als Kind bleiben musste, parentifizierte ihn. Über den heute trockenen Vater, zu dem er kaum Kontakt hat, darf bis heute kein Wort verloren werden. Eigentlich ist Herr L. traurig darüber. Er erkennt, dass er mittlerweile erwachsen ist und selbst tätig werden kann. Er tritt auf den Vater zu, der ihn mit offenen Armen empfängt.

Die Partnerin wünscht sich eine Familie und hat sehr klare Vorstellungen vom Zusammenleben. Herr L. denkt, dass eine Familiengründung bedeutet, die eigenen Freiheiten aufzugeben und sich unterzuordnen. Angestoßen durch die Therapie beginnt er wieder, alte Kontakte aufleben zu lassen und seinen reichhaltigen Interessen nachzugehen. Es geht ihm damit besser, und auch die Partnerin hat, anders als er ihr unterstellt, nichts dagegen. Außerdem wird er ermutigt, die Auseinandersetzung mit ihr über die gegensätzlichen Wünsche und Erwartungen an Partnerschaft und Familie zu suchen. Die Beziehung zerbricht daran nicht, wie er befürchtet hat. Beide beginnen zu begreifen, dass Partnerschaft ein steter Prozess ist. Sie entwickeln mehr Toleranz und Unabhängigkeit, gehen beide mehr ihre eigenen Wege und genießen im Gegenzug die gemeinsame Zeit intensiver. Als Höhepunkt nimmt Herr L. seinen ganzen Mut zusammen und offenbart sich der Partnerin in seinen Wünschen, eine gemeinsame Familie gründen zu wollen.

5.5.4 Schematherapie

Akzeptanz- und Commitment-Therapie und Schematherapie haben große Überschneidungen (Roediger, 2009a, S. 247–249). Beide Verfahren sind methodisch sehr breit und integrativ aufgestellt und können gut mit anderen Ansätzen kombiniert werden. Da die Schematheorie in der funktionalen Analyse des Suchttraumas in 3.3 ausreichend dargestellt wurde, wollen wir uns im Folgenden auf dreierlei Techniken begrenzen: 1. die Stühlearbeit, 2. die Vermittlung von ganzheitlichen Handlungskompetenzen und 3. eine Metapher zur Stärkung des gesunden Erwachsenen.

Stühlearbeit

Zwei oder mehr Stühle zu nutzen ist eine alte gestalttherapeutische Therapietechnik, um konflikthafte intrapsychische und interpsychische Prozesse darzustellen und voranzubringen. Der sogenannte »leere Stuhl« kann mit anderen Personen, Gefühlen, Gedanken oder Persönlichkeitsanteilen besetzt werden, um einen Dialog zwischen Klienten und Stuhlrepräsentanz therapeutisch anzuleiten (Zinker, 1998, S. 150–153). In der Schematherapie werden entsprechend die Modi oder Schemata auf Stühle gesetzt (Roediger, 2009a, S. 197–211). Die Aufstellung einer konflikthaften Vielfalt kann auch über Gegenstände, Figuren oder Matten, auf denen man stehen kann, oder in der Imagination realisiert werden. Der Stuhl ist besonders nachdrücklich und erlebensaktivierend, da die Klienten sich in die beteiligten Modi körperlich hinein(ver)setzen können und auch der Modi-Wechsel durch den Stuhlwechsel aktiv räumlich nachvollzogen wird.

Da sich suchttraumatisierte Klienten vor allem in der Anfangsphase der Therapie schnell in den Schemata verlieren, kann es hilfreich sein, Gegenstände oder auch andere Personen, den Therapeuten oder in der Gruppentherapie andere Mitglieder, als Modus- und Schema-Repräsentation auf die Stühle zu setzen, um die Distanzierung vom inneren Erleben zu üben. In diesem Fall sitzen die Klienten mit ein wenig Abstand und geben nur Regieanweisungen. Die eigentliche Übung ist, die inneren Dialoge zwischen den Modi und Schemata anzustoßen (S. 197): »Innere Dialoge sind ein erster Schritt, von der ›flüchtigen‹ gedanklichen Ebene hin zur emotionalen Mitbewegung zu kommen. Sie verstärken die ›Eindringtiefe‹ der gedanklichen Intention in das handlungsbezogene motivationale Geschehen, besonders wenn der innere Dialog laut ausgesprochen wird.« Folgende therapeutische Intentionen werden verfolgt:

- Bewusstmachung der inneren Konflikte und Zuordnung und Unterscheidung der beteiligten Modi und Schemata
- Entmachtung der maladaptiven Eltern- und Bewältigungs-Modi und Abbau von dysfunktionalen unterordnenden, gefühlsvermei-

denden und -beruhigenden und überkompensierenden Verhaltensmustern

- Stärkung des Modus des gesunden Erwachsenen als Moderator und Problemlöser und Verbesserung des inneren demokratischen Dialogs und Erarbeitung tragfähiger, integrierter Lösungen
- Förderung der Regulation der Kind-Modi und deren angemessenen Bedürfnisbefriedigung sowie Aufbau von angemessenen Handlungsstrategien und -kompetenzen der Kooperation, Selbstfürsorge und Selbstbehauptung

Da in der Stühletechnik sehr individualisiert vorgegangen wird, können und wollen wir hier keine genaue Anleitung geben. Wie sich in einem konkreten Fall die Aufstellung entwickelt, ist abhängig von den Bedürfnissen der Klienten und dem Einfühlungsvermögen und der Kreativität des Therapeuten. Die Stühlearbeit im folgenden Fallbeispiel kam spontan zustande, ohne dass die Klientin vorher in die Schematherapie eingeweiht wurde. Die Schemata und Modi klärten sich erst im Verlauf der Stühlearbeit.

Die 50-jährige Frau M. ist rückfällig und hat ihrem spielsüchtigen Sohn mal wieder Geld gegeben. Sie fragt mich, ob sie es rückgängig machen solle. Ich erwidere, dass mich vielmehr interessiere, wie sie sich selbst täusche. Sie reflektiert: »Ich bin blauäugig«, dabei wäre sie auch skeptisch gewesen, habe aber diese Gedanken zur Seite geschoben. Ich frage sie, ob sie Lust auf ein Experiment habe, und stelle zwei Stühle auf. Auf den einen legen wir einen blauen Ball für ihre Blauäugigkeit, für den anderen wählt sie einen roten Ball für die Skepsis. Diese beiden Stühle stellen wir frontal zueinander. Frau M. sitzt etwas abseits auf einem dritten Stuhl und führt Regie. Neben ihr steht ein vierter Stuhl, auf den ich mich immer dann setze, wenn sie therapeutische Anleitung benötigt. Da Frau M. zu stark mit dem blauäugigen Anteil identifiziert ist, spiele ich die Rollen, damit sie Abstand halten kann. Ein längerer Dialog entsteht, der durch folgende essenzielle Aussagen zusammengefasst werden kann:

Blau: »Eine gute Mutter hilft ihrem Kind.«
Rot: »Du schaust nicht hin.«
Blau: »Du bist böse.«
Rot: »Du siehst mich nicht.«
Blau: »Ich mache, was ich will.«

Es zeigt sich, dass sich in der Blauäugigkeit zwei Schemata verbündet haben: Hinter der mütterlichen Aufopferung verbirgt sich das Schema Kämpfen, welches in der überkompensierenden Form des aggressiven Selbstbeschützers (»Du bist böse.«) sowie dem zwanghaften Kontrolleur (»Ich mache, was ich will.«) daherkommt. Die Skepsis hingegen beinhaltet dreierlei: Erstens versucht Frau M., sich Anerkennung durch den Sohn zu erkaufen, und die Bestätigung des Therapeuten sucht sie ebenso (Schema Anerkennung). Zweitens spricht eine erwachsene und eher neutrale Stimme (»Du schaust nicht hin«), und drittens kommt das verletzte traurige Kind des Verlassenheits-Schemas zum Ausdruck (»Du siehst mich nicht«).
Meinen alternativen Vorschlag einer inneren Demokratie findet Frau M. gut: »Das will ich.« Therapeutisch stoße ich an, dass in einer Demokratie Minderheiten, wie z. B. ein ungesehenes Rot, geschützt werden und auch ein Recht haben, sich zu verwirklichen. Wir entmachten die blaue Tyrannei des zwanghaften Kontrolleurs, indem wir ihm das Wort entziehen. In den nächsten Stunden decken wir das traurige Ungesehene auf. Die Beziehung zwischen Frau M. und ihrem Ehemann ist eingeschlafen. Sie nimmt sich vor, diese zu beleben, und wir sprechen über ihre Wünsche. Nach weiteren vier Wochen schimpft sie über den Ehemann, der auf ihre Annäherungsversuche nicht eingehe.
In der Analyse wird deutlich, dass sie vorwurfsvoll auf den Ehemann zugetreten ist: »Ich bin unglücklich, weil du dich nicht um mich kümmerst.« Als er dies mit Schweigen beantwortete, wurde sie in ihren Bedürfnissen nach Zuwendung und Anerkennung verletzt, was wiederum ihre Empörung noch steigerte. Ich frage sie, wer sich von wem zurückgezogen hat. Reflexhaft beschuldigt

sie den Mann, sie vernachlässigt zu haben. Ich leite sie wieder an, den Kontrolleur rauszuschicken und ihre Trauer sprechen zu lassen. Jetzt erinnert sie sich, dass sie sich vor einigen Jahren wegen einer gynäkologischen OP zurückgezogen hat. Wir überlegen eine erwachsene Strategie, auf den Mann zuzutreten: »Tut mir leid, ich war so mit mir selbst beschäftigt, dass ich uns vernachlässigt habe. Was kann ich tun, damit es wieder ein wenig wie früher wird?«

Vier Handlungskompetenzen und vier Beziehungsebenen

In 3.3 haben wir Ihnen vorgestellt, wie suchttraumatisierte erwachsene Kinder die vier Bewältigungs-Modi, Unterordnung, passive und aktive Gefühlsvermeidung und Überkompensation, maladaptiv einsetzen. Durch diese Strategien werden zwar Grundbedürfnisse einseitig erfüllt, bei Helferkindern zumeist Bedürfnisse von Bindung, Kontrolle und Sicherheit, andere hingegen verletzt, z. B. Lebensgenuss und Selbstwert. In der Schematherapie geht es stets darum, alternative Handlungskompetenzen zu entwickeln und umzusetzen. In der Modus-Landkarte werden analog vier funktionale Bewältigungsstrategien angenommen (Institut für Schematherapie Frankfurt, IST-F, 2020): 1. Kooperation und Einordnung, 2. gesunde Distanzierung und Gelassenheit, 3. aktive Selbstfürsorge und Lebensgestaltung und 4. Selbstbehaupten und Durchsetzen. Diese Strategien werden durch den gesunden Erwachsenen genutzt, um die Eltern-Modi in die Schranken zu weisen, die Bedürfnisse der inneren Kinder zu befriedigen und so den Bedürfnishaushalt ausgeglichen zu regulieren. In Tabelle 8 sind die maladaptiven und die funktionalen Bewältigungsstrategien sowie die wichtigsten therapeutischen Beziehungsstrategien und Methoden aufgelistet. Die interaktionellen Strategien entsprechen den motivierenden, komplementären und interpersonellen Strategien aus 5.1.

Im therapeutischen Arbeitsbündnis zwischen Therapeut und Klient sollte zunächst eine partnerschaftliche Kooperation auf der Ebene zweier gesunder Erwachsener etabliert und das Durcheinander an Kind- und Eltern-Modi im Ansatz verstanden sein, bevor alterna-

Tabelle 8: Funktionale Bewältigung, interaktionelle Strategien und therapeutische Methoden

Maladaptive Bewältigungs-Modi	Interaktionelle Strategien	Therapeutische Methoden	Funktionale Bewältigung
Unterordnung, Anpassung	kooperieren, ermutigen	Soziales Kompetenz- und Kommunikationstraining, Kognitive Umstrukturierung	Einordnung, Kooperation
Passiver Selbstschutz	ermutigen, akzeptieren, würdigen, mitfühlen	Angstexposition, erlebensorientierte und emotionsfokussierte Methoden, Achtsamkeit, Akzeptanz, wertebasiertes Handeln, Traumabewältigung	Distanzierung, Gelassenheit, Frustrationstoleranz
Aktive Selbstberuhigung			Selbstempathie, aktive Selbstfürsorge und Lebensgestaltung
Überkompensation	abgrenzen, entmachten	Soziales Kompetenz- und Kommunikationstraining, Kognitive Umstrukturierung	Selbstbehauptung, Durchsetzung

tive, erwachsene Handlungsoptionen entwickelt und umgesetzt werden können. Hierfür ist wichtig, vier Beziehungsebenen zu unterscheiden, die beim Klienten in der Schemaarbeit aktiviert werden (vgl. Roediger, 2009a, S. 160–166):

1. **Selbstbezug**: Auf dieser Ebene findet die eigentliche therapeutische Arbeit statt. Die verschiedenen beteiligten Modi führen unter Moderation des gesunden Erwachsenen einen Dialog und verhandeln ihre Interessen.
2. **Therapeutischer Bezug**: Der gesunde Erwachsene der Klienten wird therapeutisch gestärkt, und der Therapeut leitet die Klienten an, die übermäßigen Bewältigungs- und Eltern-Modi zu begrenzen und die Kind-Modi angemessen zu versorgen.
3. **Aktuelle Bezüge**: Die Klienten werden angeleitet, die Klärung der Modi-Konflikte für die Lösung bestehender Beziehungsprobleme zu nutzen und diese in den Lebensalltag zu transferieren.

4. **Biografische Bezüge**: Die emotionale Aktivierung löst Erinnerungen an positive und belastende Erfahrungen in der Kindheit aus. Bedeutungszusammenhänge zwischen Bindungserfahrungen damals und Beziehungsverhalten heute werden traumabewältigend erfahrbar gemacht (siehe 5.6).

Die Stühlearbeit findet zwar vor allem auf der Ebene des Selbstbezugs statt, doch alle anderen Ebenen schwingen stets mit und können explizit zur Sprache gebracht werden. Der Therapeut sollte hier flexibel reagieren können, um den Prozessen der Klienten angemessen Raum zu geben. Der freie Wechsel zwischen den Beziehungsebenen verlangt aufseiten des Therapeuten eine hohe emotionale Spontaneität, persönliche Erfahrungsoffenheit und methodische Vielfalt. Hier integriert die Schematherapie neben den schon angesprochenen tiefenpsychologischen und humanistischen Methoden auch Vorgehensweisen der systemischen und kommunikationspsychologischen Familientherapie (Roediger, 2009a, S. 216–217; Rosenberg, 2002).

Die Stühlearbeit von Frau M. mündet in eine Phase, in der sie die unzufriedenstellende Partnerschaft analysiert. Erst als sie lernt, den zwanghaften Kontrolleur in sich im Zaum zu halten, kann sie die Paarsituation neu bewerten. Dabei erinnert sich Frau M. an biografische Erfahrungen mit dem Vater, der despotisch durchsetzte, dass sich das gesamte Familienleben seinen beruflichen und süchtigen Interessen unterordnen musste. Auch besinnt sie sich auf das unterwürfige Verhalten der Mutter zurück, deren ganzes ängstliches Handeln darauf ausgelegt war, es dem Ehemann recht zu machen. Frau M. erkennt die Parallelen zwischen ihrem Verhalten heute und dem der Mutter damals. Sie beginnt zu begreifen, dass sie selbst die Initiative ergreifen kann, und sie entwickelt alternative Handlungsoptionen, ohne sich zunächst zu trauen, diese umzusetzen.
Ich konfrontiere sie damit, wie abhängig und angepasst sie sich auch in der Therapie verhält, wie sehr sie mich als Fachmensch

auf einen Sockel stellt und sich davon Rettung verspricht, statt für sich Initiative zu entwickeln. Jetzt wird sie wütend. Sie flucht: »Verdammt, das gibt es doch nicht!«, springt dann auf: »Ich muss aufs Klo.« Sie rennt danach im Praxisraum auf und ab und schimpft laut über das Korsett ihres dressierten Nett-Seins, in das sie sich seit der Kindheit zwängen lässt. Sie fragt mich: »Finden Sie meine Wut übertrieben?« Ich spiegele ihr die Frage: »Was denken Sie selbst?« Als Antwort greift sie Tasche und Jacke und beendet die Sitzung: »Es reicht!«

Metapher »Selbst als Kindergarten«

Um den Klienten ihre innere Vielfalt positiv nahezubringen, nutzen wir gerne die Metapher des Kindergartens. In diesem befinden sich Kinder mit Wünschen und Vorlieben, Eltern mit Ängsten und Ansprüchen, der Träger mit seinen Interessen und Vorgaben, die staatlichen Bestimmungen und die Kollegen mit ihren persönlichen Erfahrungen, pädagogischen Vorstellungen und ihrer kollegialen Kritik. Und auch der Erzieher selbst hat berufliche Erwartungen und Ziele. Im Kindergarten-Alltag muss er all diese vielschichtigen und manchmal widersprüchlichen Motive in Einklang bringen. Seine erwachsene Herausforderung und Verantwortung ist es, das Ganze tagtäglich nach möglichst demokratischen und kooperativen Spielregeln zu moderieren, damit alle – die Kinder, er selbst und die Kollegen mehr, die Eltern und der Träger weniger – zufriedengestellt werden. In der Schematherapie ist der gesunde Erwachsene der Erzieher im Kindergarten der Klienten-Modi. Der Therapeut ist ein solidarisches und hilfreiches Alter Ego.

Frau H. ist 30 Jahre alt und tatsächlich Erzieherin im Kindergarten. Sie ist, untypisch für ein Suchttrauma, nicht sprachlos oder gefühlsfern, sondern bringt ihr lebendiges Chaos mit in die Psychotherapie. Sie kann lachen, spielen, schimpfen, weinen, verletzt sein, genießen, sich schämen, überrascht sein usw. Und da sie den Kindergarten gewohnt ist, beginne ich, ohne groß darüber nachzudenken, ihre Anteile in der Therapie zu benennen: das fröhliche, spielende, beschämte, wütende, traurige oder neugierige Kind. Als Eltern-Modi sind zu beobachten: der abwertende, bestrafende Vater sowie die fordernde, parentifizierende Mutter. Es mangelt Frau H. an einem gesunden Erwachsenen, und sie nutzt die Eltern-Modi, um Ordnung zu schaffen, was aber stets nach hinten losgeht und im depressiven Rückzug eskaliert. Als wir die Dynamik ihrer Modi ausreichend analysiert haben, konfrontiere ich sie damit, dass es eine Erzieherin in ihrem Kindergarten braucht. Das versteht sie sogleich. Doch sie will die Verantwortung nicht: »Können Sie das nicht übernehmen?« Mein Argument, dass ich ihr nicht helfen könne, wenn sie die Eigenverantwortung ablehne, leuchtet ihr ein. Ab jetzt hat die Therapie ein neues übergeordnetes Ziel: Erwachsen werden, um ein wenig Ordnung in das Chaos zu bringen und vor allem das zu kurz gekommene, verletzte Kind zu versorgen.

5.5.5 Plananalytische Reduktion von Inkonsistenz

Die Plananalyse liegt den komplementären Strategien unmittelbar zugrunde (5.1.2). Sie zielt auf die Herleitung von motivorientiertem, therapeutischem Handeln auf Beziehungs- und Problemebene ab (Caspar, 2007, S. 219), um andere Methoden zu unterfüttern, z. B. die Kognitive Umstrukturierung, emotionsfokussierte Strategien oder die Traumabewältigung. Die Plananalyse durchzieht implizit das gesamte fünfte Kapitel. Hier wollen wir zwei plananalytische Übungen zur Reduktion von Inkonsistenz vorstellen, die sich in der Psychotherapie des Suchttraumas als nützlich erwiesen haben. Die Übungen unterstützen die Klienten, ihre Dilemmata zu verstehen, Leiden zu reduzieren und vor allem die eigene Vielfalt zu entdecken und zu leben.

Annäherungs-Vermeidungs-Konflikt – Übung »Sprungturm«

Beinahe jeder kennt aus der Kindheit den Klassiker des Annäherungs-Vermeidungs-Konflikts: auf dem Sprungturm im Freibad. Mehr oder weniger Leute schauen zu, wie man sich als Heranwachsender das erste Mal auf den Dreier oder Fünfer wagt. Schon beim Anstellen und Hochklettern tobt die Ambivalenz von Angst und Lust in den Gedärmen und lässt die Knie schwach werden. Den Höhepunkt erleben wir, wenn wir dran sind, uns schlotternd und mutig dem Abgrund nähern und hinunterschauen. Wir haben im Prinzip drei Möglichkeiten: Erstens können wir so lange warten, bis der Mut ausreichend groß und die Angst bereit ist und uns dann laut schreiend ins Bodenlose stürzen. Wir können zweitens wieder herunterklettern, den Spott unverdrossen über uns ergehen lassen und uns mit einer Pommes und der Gewissheit trösten, dass unser Tag auch noch kommen wird. Und drittens können wir ohne Zögern und mit geschlossenen Augen und unter Abspaltung der Angst springen. Letzteres ist weder wacker noch macht es Spaß. Diese dritte Version beschreibt das Leben vieler suchttraumatisierter Kinder: »Augen zu und durch!« Als Analogie kann jeder Annäherungs-Vermeidungs-Konflikt imaginativ auf den Sprungturm aufgestellt werden. Das Ziel der Übung ist, dass die Klienten sich auf den ambivalenten Prozess einlassen und ihre Handlungsfreiheit – springen oder herunterklettern? – erfahren.

Der 50-jährige Herr S. ist ein veritabler Workaholic. Das erste Jahr der Psychotherapie ist vor allem durch Methoden des Motivational Interviewing geprägt, um dem zwiespältigen Prozess der Absichtsbildung einen angemessenen Raum zu geben. Jetzt lässt Herr S. sich ein. Er erinnert sich an die unglückliche Kindheit und das Glück, eine strenge und herzliche Großmutter gehabt zu haben, die sich um ihn gekümmert hat. Er beginnt, Unglück und Glück zu betrauern, wird launischer und klagt über »negative Gedanken«: »Ich habe manchmal keine Lust zu arbeiten.« Über die Formulierung muss ich lachen, gerade weil ich weiß, wie sehr er unter dem Zwiespalt leidet. Er lacht mit: »Ich wusste, dass Sie lachen werden.« Er erzählt, vor allem morgens, wenn er aufstehe, Tiefs zu erleben.

Wir übertragen die morgendlichen Tiefs auf den Fünf-Meter-Turm des Freibads. Der Drei-Meter-Turm habe ihm Spaß gemacht, vor dem Fünfer habe er aber Respekt gehabt. In der Imagination stehen zwei Kinder Hand in Hand auf dem Turm. Alle gucken zu. Das eine Kind hat Lust zu springen, das andere erfährt Unlust. Ich instruiere, dass beide Kinder nur gemeinsam springen dürfen, sobald auch das unlustige Kind bereit ist. In dem Fall, dass es entscheidet, nicht zu wollen, sollen beide Kinder wieder herunterklettern. Ich leite ihn an, den Prozess zwischen den uneinigen Kindern anzunehmen. Schließlich klettern sie die Treppe herunter. Er fragt, ob ich ihm rate, aus Unlust im Bett zu bleiben. Ich kläre ihn auf, dass die Leiter metaphorisch für den wenig enthusiastischen Schritt in einen eher lustlosen Tag steht. Wir entfalten, wie er mit lustvoller Unlust einen übellaunigen Tag kultivieren kann, indem er z. B. mit den Füßen auf dem Schreibtisch Kaffee trinkt und Aufgaben an andere delegiert.

Annäherungs-Annäherungs-Konflikt – Übung »Und-Sätze bilden«

Ein typischer Annäherung-Annäherungs-Konflikt von Helferkindern ist der zwischen Bindung, Kontrolle und Autonomie. Sie versuchen durch harmoniebezogene und helfende Strategien Beziehungen zu kontrollieren, bezahlen aber mit dem Verlust ihrer Autonomie und schädigen obendrein die Reziprozität in der Beziehung. Ein anderer Konflikt ist der zwischen Selbstwert und Genuss. Mittels helfender und leistungsbezogener Handlungen erlangen sie Selbstbestätigung, doch der Lebensgenuss bleibt auf der Strecke. Zudem bleiben sie abhängig von der täglichen Dosis an Selbstbestätigung, weil sie keine unbedingte Wertschätzung entwickeln können. Wenn der Therapeut unerfüllte Wünsche anspricht, drücken sich Annäherungs-Annäherungs-Konflikte in Ja-Aber-Sätzen aus, z. B.: »Ja, ich wünsche mir, mehr für mich zu machen, aber ich will auch für die Kinder da sein. Und wer soll sich dann um den Haushalt und die Eltern kümmern?« Als Therapeut hat man schnell das Gefühl, man befinde sich in einem Tennisspiel und mit jedem Ja-Aber-Satz wird einem der Ball zurückgedroschen. Eine Technik, aus dem Spiel auszusteigen, ist die Einladung, Und-Sätze zu formulieren.

1. **Einladung**: »Bitte, können Sie für einen Moment innehalten? Ich möchte Sie zu einer kleinen Übung einladen. Mir fällt auf, dass Sie die ganze Zeit in Aber-Sätzen sprechen. Könnten Sie versuchsweise das ›Aber‹ durch ein ›Und‹ ersetzen, z. B.: ›Ja, ich wünsche mir, mehr für mich zu machen, und will auch gerne für die Kinder da sein und mich um die Eltern und den Haushalt kümmern. Alles innerhalb der mir möglichen Grenzen.‹ Verstehen Sie, was ich von Ihnen möchte?«
2. **Unterschied fühlen**: Erlebensbezogen kann man die Klienten fragen, wie sich der Aber-Satz anfühlt und mit welcher Anspannung er körperlich verbunden ist. Und als Vergleich sollen sie sich in den Und-Satz hineinfühlen. Zumeist äußern sie sogleich, dass der Und-Satz sich leichter und angenehmer anfühlt. So wird unmittelbar erfahrbar, wie Inkonsistenz abgebaut wird.
3. **Disputation**: Bedürfnisbefriedigung ist keine Frage von Entweder-oder, sondern eine von Sowohl-als-auch. Jedes Bedürfnis hat seinen Wert und seine Berechtigung im Leben der Betroffenen. Dieser Aspekt sollte gründlich mit den Klienten disputiert und ergründet werden, damit die Klienten lernen, ihr Dilemma zu erkennen und eine Absicht zu entwickeln, alternative, motivgerechtere Verhaltensweisen zu lernen.

Engagiertes Handeln und auch die schematherapeutischen Bewältigungsstrategien, Kooperation, Distanzierung, Selbstfürsorge und Selbstbehauptung, sind integrative Handlungsstrategien, die gewöhnlich mehrere Grundbedürfnisse gleichzeitig befriedigen können. Wenn die Klienten den Sowohl-als-auch-Charakter von Bedürfnissen verstehen lernen, werden sie realisieren, dass sie z. B. autonom handeln können und sich infolgedessen ihre Beziehungen verbessern und sie dadurch gleichzeitig mehr Lebensgenuss, Freude an der Arbeit und am Kümmern gewinnen.

5.5.6 Selbstmanagement

Als Selbstmanagement wird die prozessorientierte Metakompetenz bezeichnet, die persönliche Entwicklung aus Eigeninitiative voranzubringen. Suchttraumatisierte Klienten haben eine Neigung, sich als hilflos und ausgeliefert zu betrachten und ihr Handeln von anderen abhängig zu machen. Interventionen des Selbstmanagements sind daher von Anfang an eine wichtige Therapiestrategie und gewinnen im Verlauf und besonders mit dem nahenden Ende immer mehr an Gewicht. Klienten, die mit Hilfe der Psychotherapie lernen, ihre Erlebens- und Verhaltensmuster zu erkennen, können in Zukunft eigenständig darauf reagieren. Sie können bei Stress selbst Sorge dafür tragen, nicht rückfällig zu werden, oder auf mögliche Rückschläge eigenständig reagieren (siehe 5.7.3).

Sobald die Klienten beginnen, ihr Leben im Sinne der Therapieziele umzugestalten, heißt es für den Therapeuten, sich aus der anleitenden Rolle herauszuziehen und die Klienten zunehmend zu coachen. Die Bemühungen der Klienten, ihr Leben in die Hand zu nehmen, gleichgültig ob erfolgreich oder nicht, sollten immer wieder reflektiert und gewürdigt werden. So entsteht Bewusstsein für die Chancen und Grenzen der eigenen Möglichkeiten. Dieses wachsende Bewusstsein kann mit jeder neuen Problemstellung genutzt werden: »Kennen Sie das Problem nicht irgendwie schon? Was hat Ihnen bei dieser Problemstellung geholfen, was nicht? Worauf ist zu achten?« Nachdem die Klienten zwei oder drei Rückschläge erlitten und sich wieder freigekämpft haben, kann der Betrachtung dieses Prozesses aus der Metaperspektive Raum gegeben werden. Folgende Fragen können sinnvoll sein.

1. **Frage nach typischen Mustern**: »Wenn Sie bitte einmal Abstand zu sich und Ihrem Leben nehmen und draufschauen. Die Therapie ist von Erfolgen und Rückschlägen gekennzeichnet. Es gibt da gewisse Selbstmechanismen, auf die Sie schnell hereinfallen. Welche typischen Muster wiederholen sich? Bitte lassen Sie uns ein wenig Zeit nehmen, um die Frage gründlich zu untersuchen.«

2. **Frage nach Risikoerkennung**: »Wie können Sie erkennen, dass Sie in einer für Sie riskanten Situation sind? Welche äußeren Erkennungsmerkmale gibt es? Wie spüren Sie körperlich oder emotional, dass etwas schiefläuft? Welche typischen Gedanken und Reaktionen begleiten die Schieflage?«
3. **Vergegenwärtigen der Motive und Werte**: »Was brauchen Sie in der Situation? Was ist Ihnen wichtig, dass es nicht zu kurz kommt?«
4. **Frage nach Maßnahmen**: »Was haben Sie früher getan, um die Situation zu bewältigen? Was ist dadurch zu kurz gekommen? Welche Alternativen stehen Ihnen heute zur Verfügung? Was ist besser dadurch?«

Übung »Rollentausch«

Eine einfache, doch wirkungsvolle Übung des Selbstmanagements ist der Rollentausch. Der Therapeut übernimmt die Rolle der Klienten in Bezug auf eine konkrete Problemstellung (aus dem Leben der Klienten) und die Klienten die Rolle des Beraters. Schematherapeutisch fördert diese Übung den Modus des gesunden Erwachsenen. Zu Anfang verwirrt die Klienten der Rollentausch vielleicht, doch können die Helferkinder bald schon auf ihre große Ressource, für andere gerne zu sorgen, zurückgreifen. Bei eher unsicheren Klienten mit hohem Perfektionismus kann die provokativ-humorvolle Spielart mit folgender Instruktion hilfreich sein: »Bitte spielen Sie einen möglichst schlechten Berater, sodass der Klient noch in das Problem hineingetrieben wird!«

Übung »Aus der Selbstfalle krabbeln«

Die imaginative Übung von der Selbstfalle gehört ebenfalls in die fortgeschrittene Therapie und dient der inneren Verankerung des Gelernten.

1. **Eingangsinstruktion**: »Stellen Sie sich bitte vor, dass Ihr altes Muster eine Selbstfalle ist. Es ist eine Falle im Garten Ihres Lebens. So ein großes, tiefes und dunkles Loch im Boden, welches ge-

schickt mit Zweigen und Laub abgedeckt ist. Sie wissen genau, wo es ist. Aber an schlechten Tagen oder im Stress vergisst man schon mal, dass da ein Loch ist. Man ist in Gedanken und latscht mitten rein. Plumps, sitzen Sie auf dem Boden, und der Hintern tut ordentlich weh. Was machen Sie jetzt?«

2. **Korrektur**: Viele Klienten missverstehen die Instruktion falsch und wollen zunächst wütend die Falle zuschaufeln. Meistens reicht dann folgender Hinweis: »Sie wissen doch, dass Sie Ihre Symptome nicht wegmachen können. Das genau ist Ihr altes Muster, es wegmachen zu wollen. Noch mal: Sie sitzen auf dem Boden der Falle und Ihr Hintern tut weh. Bitte halten Sie inne und spüren Sie den Schmerz! Was machen Sie unmittelbar dort auf dem Boden sitzend? Was haben Sie mit Hilfe der Therapie gelernt?«
3. **Imagination**: Sobald die Klienten beginnen, sich auf die Imagination einzulassen, achtet man als Therapeut nur noch darauf zu entschleunigen, damit die Klienten Schritt für Schritt vorgehen. Ein typisch kleinschrittiges Vorgehen könnte wie folgt aussehen: atmen; Schreck und Schmerz fühlen und bewerten; Seele streicheln und Hintern reiben, bis es besser wird; in Ruhe die Falle anschauen und realisieren, dass man wieder drinsitzt; ärgern, weinen, lachen; erste Notfallmaßnahmen überlegen; aufstehen und herauskrabbeln; Notfallmaßnahmen umsetzen; darüber schlafen und gegebenenfalls weitere Maßnahmen überlegen.
4. **Konkretisieren**: Die Notfallmaßnahmen werden anhand der Lebenssituation konkret ausgemalt. Bei stillen Kindern, die eine Neigung haben, sich zurückzuziehen, gehen die Maßnahmen zumeist in die Richtung, jemanden aufzusuchen, sich trösten zu lassen oder um Hilfe zu bitten. Helferkinder, die eine übermäßige Neigung haben, sich an unlösbaren Problemen abzukämpfen, sollen lernen, loszulassen, Abstand zu nehmen und sich etwas Gutes zu tun.

Die 55-jährige Frau E. ist eine Kämpferin, getrieben von existenziellen Ängsten. Sie hat sich von ihrer Herkunftsfamilie distanziert und ist aus einer Ehe mit einem drogenabhängigen Mann ausgebrochen. Sie hat alleinerziehend zwei Kinder großgezogen und

sich beruflich selbstständig gemacht. Mit Hilfe der Therapie hat sie sich weitgehend aus ihren Mustern befreit und begonnen, weniger zu arbeiten und das Leben mehr zu genießen. Sie hat gelernt, mehr Selbstfürsorge zu betreiben und ihre Trauer anzunehmen. Gegen Ende der Therapie berichtet sie zu Beginn einer Sitzung, dass ein Urlaub ins Wasser zu fallen drohe. Die alten Ängste seien wieder da. Ihr sonst feinfühliger Ehemann habe sie grob auflaufen lassen, sagte, dass ihn ihre Ängste nerven. Ich frage sie, wie sich das Muster innerlich anfühlt. Sie antwortet: »Ich habe keinen Boden unter den Füßen, hänge in der Luft, ganz allein. Ich kriege keine Luft«, und sie reflektiert: »Es ist wie früher als Kind, zu Hause.«
Frau E. singt gerne, und ich bitte sie, die Angst zu singen. Sie wimmert einen Ton. »Was brauchen Sie in der wimmernden Angst?« Sie wird traurig, weil sie sich gewünscht hätte, von ihrem Mann in den Arm genommen zu werden. Ich weise sie darauf hin, dass Männer nicht immer Lust haben, Frauen zu retten, und sie mittlerweile fähig sei, sich selbst Halt zu geben. Nun atmet sie in die Angst und nimmt sich selbst in den Arm: »Es ist nicht schlimm.« Wir sprechen noch ein wenig über ihre Angstmuster und die Lust des Menschen am Drama. Sie lacht: »Ja, ja, ich dramatisiere gerne.« Am Ende der Stunde ist sie entspannt: »Es wäre schade um den Urlaub, aber es bringt mich nicht um. Dann machen wir es uns zu Hause schön.« Wir tauschen uns über unsere Vorlieben aus, wie wir es uns gerne zu Hause schön machen.

5.6 Traumabewältigung

Bei der klassischen PTBS steht die Traumabewältigung im Mittelpunkt der Behandlung. Bei Komplexen Traumfolgestörungen, z.B. als Folge einer Kindheit in einer Suchtfamilie, ist diese ebenfalls eine notwendige und wichtige Methodik, doch eben nur eine neben anderen. Im Folgenden wollen wir vier Aspekte der Bewältigung eines Suchttraumas beleuchten:

1. Zu Beginn einer Traumatherapie geht es gewöhnlich darum, die Klienten in ihrer Befindlichkeit und Lebenssituation zu stabilisieren, sich von schädigenden Einflüssen zu distanzieren und einen besseren Umgang mit eventuellen Intrusionen oder Dissoziationen zu lernen.
2. Dem Schrecken einen Namen zu geben und ein Traumaverständnis zu entwickeln, schafft Entlastung und bereitet andere traumabewältigende Interventionen vor.
3. Suchttraumatisierte erwachsene Kinder vermeiden ihre Verletztheit und Verletzbarkeit, was in generalisierte Vermeidungsmuster münden kann. Die Integration des verletzten Kindes ist ein entscheidender Schritt, um ein eigenes, erfülltes Leben zu verwirklichen.
4. Nicht selten ist das ganze Leben der Betroffenen eine Reinszenierung der traumatischen Kindheitserfahrungen. Die Erinnerung und die Entwicklung eines Narrativs befreit aus den Zwängen der Vergangenheit und hilft, Trost, Halt und Sinn zu finden.

5.6.1 Stabilisieren und Distanzieren

Zu Beginn einer jeden Traumatherapie steht die Stabilisierungsphase, um Symptombelastungen zu reduzieren, die Befindlichkeit und Lebensqualität zu verbessern und die Belastbarkeit im Alltag zu erhöhen (Karameros & Sack, 2013, S. 207–224; Sack & Sachsse, 2013, S. 271–275; Reddemann, 2019, S. 31–109). Zu den stabilisierenden Interventionsformen gehören:

- empathische, annehmende, solidarische, parteiische und stützende Strategien, um für Entlastung zu sorgen (5.1)
- Ressourcenaktivierung (auch 5.2.4)
- Distanzierung von Tätern und reviktimisierenden Situationen und Abbau selbstschädigender Verhaltensweisen
- Imaginations- und Distanzierungskompetenzen, um Intrusionen und Dissoziationen abzumildern
- psychoedukative Informationen und Reflexionen, um sich und

das eigene leidvolle Erleben besser zu verstehen (siehe 5.6.2, auch 5.2).

Hohes Funktionsniveau als Ressource nutzen

Die Helferkinder funktionieren trotz erheblicher psychischer Leiden zumeist gut. Auch unter schwierigen Lebensbedingungen und trotz hoher Symptombelastung und starken Leidensdrucks kommen sie zurecht. Das hohe Funktionsniveau ist sowohl als eine Ressource als auch als ein dysfunktionales Handeln zu bewerten. Es ist vor allem assoziiert mit dem Schema Genügsamkeit, aber auch mit weiteren wie Kämpfen, Selbstaufopferung oder Selbstverleugnung. Das therapeutische Eingehen darauf ist vor allem in der Anfangsphase der Therapie eine Gratwanderung zwischen Würdigung und Problemaktualisierung. Der geschützte Rahmen der Therapie ist ein gutes Übungsfeld, einerseits Funktionieren, Kontrolle und Beibehalten sowie andererseits Loslassen, Selbstfürsorge und Veränderung besser auszubalancieren.

Die 55-jährige Frau M. ist ein Helferkind: »Ich muss immer mehr geben, als ich nehme.« Sie hat Familie und einen herausfordernden, helfenden Beruf in leitender Anstellung. Stets muss sie alles unter Kontrolle haben, sie funktioniert, doch niemand kann sehen, wie unglücklich sie eigentlich ist. Auch in der Therapie lässt sie emotional zunächst wenig zu, spricht verkopft und eloquent über die Probleme. Dann, eines Tages, traut sie sich und spricht ihre versteckte Trauer an. In der nächsten Sitzung berichtet sie, tagelang durcheinander gewesen zu sein: »Heute will ich nicht weinen, ich habe noch wichtige Termine.« Ich schlage ihr vor auszuprobieren, über die heißen Themen zu sprechen, aber Abstand zu halten. Wir setzen unser Gespräch über die Erfahrungen in der Herkunftsfamilie, ihre Ängste vor Kontrollverlust und Kränkung und ihre verletzten Bedürfnisse fort. Wir achten im Folgenden gemeinsam darauf, dass sie auftauchende Gefühle registriert, ohne sich darin zu verlieren.

Sie entwickelt ein Ritual, mir zu Beginn der Therapiestunden mitzuteilen, wie weit sie emotional jeweils gehen will, z.B.: »Heute will ich nur plaudern« oder »Da ist etwas aufgetaucht, was ich noch nicht verstehe und was ich mir heute gründlich anschauen möchte.« Manchmal ruft sie mich am Folgetag an, um sich einen zweiten Termin in der Woche geben zu lassen, um ein aufwühlendes Thema vor dem Wochenende abzuschließen, manchmal setzt sie die Therapie für ein bis zwei Wochen aus: »Ich brauche eine Pause.«

Retraumatisierung und Reviktimisierung beenden

Die stillen Kinder suchen die Psychotherapie nicht selten emotional labilisiert auf, weil retraumatisierende oder reviktimisierende Ereignisse vorliegen. Folgende Ereignisse sind beim Suchttrauma kritisch: Rückfälligkeit, Pflegebedürftigkeit oder Tod der Eltern, Kontaktabbruch zu ihnen, Suchtprobleme und Übergriffigkeiten des Partners, eine Suchtentwicklung bei einem Kind oder der Verlust von Bezugspersonen. Bei den Helferkindern kann das Posttrauma ebenso durch eine somatische Erkrankung oder eine altersbedingte Schwächung aktiviert werden. Die Betroffenen sind nicht mehr in der Lage, ihre eigenen perfektionistischen Ansprüche umzusetzen, sie haben den Eindruck, die Kontrolle über ihr Leben zu verlieren, und dekompensieren darüber psychisch.

Die 35-jährige Frau D. opfert sich zwei Jahre darin auf, den drogensüchtigen und kriminellen Vater vor einer Verurteilung zu retten. Sie bricht psychisch zusammen, als der Vater zu einer Haftstrafe verurteilt wird und einfährt. Nichts geht mehr, sie weint ununterbrochen, kann nicht mehr schlafen, und sie flüchtet sich in eine psychiatrische Klinik. – Frau B. geht auf die 30 zu und sucht nach einem Partner, um eine Familie zu gründen. Stets gerät sie an psychisch labile junge Männer mit Drogenproblemen, die sie benutzen, um sich bei ihr auszuheulen und zu entlasten. Sie verzweifelt daran und zieht sich zunehmend weinend und grübelnd ins Bett zurück. – Frau H. hat vor 35 Jahren als junge Frau ihre eigene Alkoholerkrankung durch eine stationäre Therapie überwunden und die ganzen Jahrzehnte ihre traumatische Kindheit im Drogenmilieu mit schweren Misshandlungen und Missbrauch ausblenden können. Ihr Sohn beginnt zu kiffen. Als ihr das Ausmaß seiner Abhängigkeit bewusst wird, reagiert sie mit Depressionen, Panik, Albträumen und dissoziativem Rückzug. – Frau L. ist Mitte 60 und seit Kurzem in Rente. Sie hat ihr Leben lang gekämpft, für die suchtkranken Eltern, gegen den drogenabhängigen Mann, für die Firma und zuletzt für den spielsüchtigen und übergriffigen Sohn, um den sie sich seit nunmehr 20 Jahren rund um die Uhr kümmert. Sie ist ausgemergelt, fühlt sich nicht und kann nicht mehr.

In den exemplarischen Fällen steht die Krisenintervention zunächst im Vordergrund. Vorrangiges therapeutisches Bestreben ist es, die belastende Situation, gegebenenfalls noch vorliegende schädliche Kontakte zu Tätern, bestehende Übergriffigkeiten und selbstschädigende Verhaltensweisen möglichst zu beenden oder mindestens abzumildern. Doch die Entscheidung für das Beenden eines Täterkontakts ist »von Menschen mit Gewalterfahrungen insbesondere durch ihre Bezugsperson(en) nicht durch eine einfache Entscheidung umzusetzen« (Fliß, 2013, S. 378). Häufig sind den Klienten die Zusammenhänge der Retraumatisierung nicht bewusst. Dann geht es zunächst psychoedukativ darum, für ein Bewusstsein der Zusammenhänge zu sorgen (siehe 5.6.2), um die Absichtsbildung zu klären, sich zu schützen und abzugrenzen.

Nach dem Psychiatrieaufenthalt beginnt Frau D. eine ambulante Therapie, in der sie entscheidet, den Kontakt zum Vater und zur medikamentenabhängigen Mutter abzubrechen. – Frau B. wird der Zusammenhang zwischen der Parentifizierung durch die suchtkranke Mutter und dem heutigen Beziehungsverhalten aufgezeigt. Sie nimmt Abstand zu den psychisch labilen Männern in ihrem Leben, sucht sich eine Arbeitsstelle und setzt ihr Studium fort. – Frau H. minimiert den Kontakt zum Sohn und überlässt es dem Vater und der Drogenberatung, ihn zu unterstützen. Sie beginnt eine Psychotherapie, um sich den vermiedenen Erinnerungen und Gefühlen zu stellen. – Frau L. wird in eine psychosomatische Kur vermittelt, damit sie zunächst Abstand nehmen und sich erholen kann. Mit Hilfe der ambulanten Therapie wirft sie den Sohn hinaus.

Weitere stabilisierende Maßnahmen

Zumeist reichen diese Maßnahmen, damit sich die Lebenssituation für die Klienten verbessert und auch die Befindlichkeit ein wenig beruhigt. Beim Vorliegen intrusiver und dissoziativer Beschwerden können weitere stabilisierende und distanzierende Methoden eingesetzt werden, z. B. Atemtechniken und imaginative Übungen wie die »Tresorübung«, der »innere Ort der Geborgenheit« und »Gepäck abladen« (Reddemann, 2019, S. 31–109). Manchmal geht es vornehmlich darum, die Klienten aus ihrer gelähmten und hilflosen Haltung herauszuholen und zu ermutigen, im Alltag aktiv zu experimentieren, den aufdrängenden Bildern, Gedanken und Gefühlen selbstfürsorglich zu begegnen. Bei vielen Klienten haben schon kleine Hilfestellungen, z. B. bei Albträumen aufzustehen und das Gesicht kalt zu benetzen oder sich anders sensorisch zu stimulieren, große Effekte. Die Betroffenen erfahren, dass sie selbst für Milderung sorgen können.

Mit der Retraumatisierung geht gewöhnlich einher, dass die Betroffenen ihre Aktivitäten und Interessen vernachlässigen und aus Ängsten, Scham, Schuld und Misstrauen mit niemandem über ihre Not sprechen. Dann ist die Reaktivierung positiver Aktivitäten und sozialer Bezüge hilfreich, damit die Betroffenen auf andere Gedanken kommen, wieder Lebensfreude spüren, ihre innere Isolation überwinden und Solidarität und Trost erfahren. Diese Maßnahmen benötigen häufig den flankierenden Einsatz von Disputationen sekundärer Angst-, Scham- und Schuldgefühle und damit verbundener dysfunktionaler Überzeugungen, welche die Befindlichkeit labilisieren und Passivität, Rückzug und Isolation bedingen. Für sozial isolierte Personen können Selbsthilfegruppen für Angehörige hilfreich sein, ihr Schneckenhaus zu verlassen und sich mit Gleichgesinnten auszutauschen.

5.6.2 Traumaverständnis – dem Schrecken einen Namen geben

Für Klienten, die sehr unter den posttraumatischen Beschwerden leiden, ein hohes Kontrollbedürfnis haben und gleichzeitig neugierig sind und viele Fragen mitbringen, ist das Gespräch über die komplexen posttraumatischen Zusammenhänge ein günstiger Einstieg in die Traumabewältigung. Manche dieser Klienten wünschen, den Bericht an den Gutachter zu lesen. Dies kann ebenfalls ein Berührungspunkt sein, miteinander ins Gespräch zu kommen. Es ist empfehlenswert, dies beim Berichtschreiben im Hinterkopf zu haben und entsprechend zu formulieren. Ebenso kann bei Klienten, die sich selbst und auch ihre Beschwerden stark ablehnen, die Erarbeitung eines Störungsbildes und der (dys-)funktionalen Zusammenhänge zu mehr Selbst- und Störungsakzeptanz und infolgedessen zu einer Entlastung des Leidens führen.

Ein Aspekt erscheint uns in der Psychotherapie des Suchttraumas beachtenswert: Viele Betroffene erfahren im Alltag übermäßige Schonung und »falsches« Mitleid. Nicht selten versuchen Nahestehende, ihnen die Leiden auszureden: »Du siehst das zu negativ. Wenn du es positiver sehen könntest, wäre es nicht so schlimm« oder »Sei nicht traurig, mach mal etwas Schönes für dich.« Auch wenn es nett gemeint ist, sind die Schonung und die hehren Ratschläge hilflos und triggern die in der Kindheit erfahrene Invalidierung. Für Freeman (2015, S. 24) besteht die Herausforderung darin, »eine Sprache zu finden, die artikuliert und zu erkennen gibt, statt zu verschleiern und zu verstecken«. Wenn ein Therapeut die traumatischen Schrecken, Verletzungen und Nöte ungeschönt beim Namen nennt, fühlen sich die Klienten in ihrer Not ernst genommen. Die meisten wollen nach unseren Erfahrungen nicht mit Samthandschuhen angefasst werden. Bei den kaputten, scharfkantigen Lebenserfahrungen, die die Klienten mitbringen, braucht es grobe Arbeitshandschuhe, um zu begreifen.

Ein Psychiater hat bei Herrn T. ADHS diagnostiziert, eine typische (hilflose) Fehldiagnose bei Kindern aus Suchtfamilien.

Meine Diagnose einer Komplexen PTBS überrascht ihn und macht ihn misstrauisch. Die andere Diagnose ist einfacher für ihn, vor allem auch wegen der Hoffnung, durch die verabreichten Medikamente gesund zu werden. Er bringt viele Fragen mit, will es ganz genau wissen. So erkläre ich ihm die sieben Symptomkategorien der Komplexen PTBS und fülle sie mit den konkreten Beschwerden, die er in der Exploration berichtet hat. Er ergänzt mit weiteren Beobachtungen und Erfahrungen. Mit jedem Symptom, welches wir abhandeln, ist er erstaunter: »Ja, das habe ich auch.« In der nächsten Sitzung erzähle ich ihm auch von meinen makroanalytischen Vermutungen zu seiner Kindheit. Jetzt ist er perplex: »Woher wissen Sie das alles? Das trifft alles auf mich zu. Es war sogar noch schlimmer.« Herr T. schreibt sich die wichtigsten Erkenntnisse auf, damit er darüber nachdenken kann. Daraus entstehen wiederum Fragen, die er mit in die Therapie bringt.

Seitdem ist er für die Psychotherapie gewonnen und arbeitet engagiert mit. Vor allem bewirkt die Arbeit am Störungsbild eine emotionale Öffnung. Wir besprechen seine vor allem ängstlichen, misstrauischen und schamhaften Gefühle und Reaktionen und ordnen sie immer wieder in das Störungsbild ein. Er fühlt sich verstanden und kommt zunehmend angstfrei und entspannt in die Therapie. Die gemeinsamen Sitzungen werden für ihn eine Oase in seinem sonst kargen Leben. Dies ist die sichere Basis, mit deren Hilfe er sich in der zweiten Phase der Behandlung traut, mit sich und dem Leben zu experimentieren.

Wir empfehlen, Störungszusammenhänge weniger in Lehrbuchsprache zu besprechen als vielmehr angepasst an den Sprachstil der jeweiligen Klienten umgangssprachlich und metaphorisch auf den Punkt zu bringen. Fachsprache ist zwar günstig, um Abstand zu etwas zu wahren, was bei emotional labilen Klienten hilfreich sein kann, doch sie ist wenig geeignet, Erleben zu validieren und die Problemaktualisierung zu unterstützen. Z.B. würdigt es wenig die Belastungen und Traumata der Kindheit, wenn Begriffe wie Abhängigkeitserkrankung, übermäßiger Alkohol- oder Drogenkonsum und

Alkoholisierung genutzt werden oder von Meinungsverschiedenheiten der Eltern gesprochen wird. Eine solche Sprache bleibt abstrakt, ist wenig erlebbar und bagatellisiert darüber die Erfahrungen und Leiden der betroffenen Kinder.

Stimmiger ist es unseres Erachtens, Ausdrücke zu verwenden wie z. B.: Suff der Eltern, der Ekel, Scheiß-egal-Zustand, saufen, sich wegmachen oder besoffen sein. Konflikte der Eltern können als elterlicher Krieg bezeichnet werden. Drogenkonsum heißt ballern, sich abschießen, Pillen werfen oder einen durchziehen, und Bulimie, zu fressen und zu kotzen. Co-Abhängigkeit kann als Harmoniesucht, Schein der glücklichen Familie, Zwangskorsett der Willenlosigkeit oder Martyrium umschrieben werden. Übergriffigkeiten dürfen als Gewalt, Feindseligkeit, Willkür, Verbrechen oder Menschenrechtsverletzung enttarnt werden, und Parentifizierung bedeutet metaphorisch, wie Klopapier benutzt worden zu sein. Die Angst, die einer Kindheit in einer Suchtfamilie ein ständiger Begleiter ist, kann als Dämon, Alien, Gespenst oder Monster tituliert werden. Den Schamgefühlen und dem Suchttabu kann als ätzender, stinkender Elch im Wohnzimmer, über den bei Todesstrafe niemand ein Wort verlieren darf, ein Bild gegeben werden (NACOA, 2020; siehe 2.2.4).

Die Broschüre der Deutschen Hauptstelle für Suchtfragen (DHS) »Voll normal«, die für Jugendliche aus Suchtfamilien gestaltet ist, ist ein gutes Beispiel, die Suchtproblematik sprachlich stimmig zu fassen (2019). Die Suchtproblematik des Vaters wird dort als »okkupiert durch Aliens« beschrieben. Die co-abhängige Mutter ist im Zustand der »Konturauflösung«. Wenn es zu Hause hoch hergeht, wird dies als »Alarmstufe rot« bezeichnet: »Atmosphäre trägt deutliche Zeichen der Verseuchung.« Die Reaktion des beschriebenen Jugendlichen wird so veranschaulicht: »Antennen auf Empfang und Schutzschilde hochfahren« und »Menschliche Gefühlsregungen bilden die Grundlage weiterer Okkupation und bedeuten tödliche Gefahr«. Die Regeln der Suchtfamilie: »Nichts sehen, nicht fühlen, nichts sagen«, werden wie folgt ausgeführt: »Durch enorme Konzentration und Willensübung schaffe ich es,

> nach Jahren des Trainings eigene Gefühle so zu reduzieren, dass ein Höchstmaß an professionellem Handeln möglich ist.«

Die Broschüre der DHS oder auch der Ratgeber von Barnowski-Geiser (2015) »Vater, Mutter, Sucht«, in dem Betroffene ausführlich zu Wort kommen, sind bei sprachlosen Betroffenen therapieflankierend geeignet, zur eigene Sprache zu finden und die Problematik zu aktualisieren. Umgangssprachliche und metaphorische Ausdrücke transportieren sowohl Konnotation als auch Denotation der traumatischen Erfahrungen. Eine Klientin, die auch Kollegin ist, meldete in der fortgeschrittenen Therapie zurück: »Ganz am Anfang habe ich mich über Ihre direkte Sprache erschrocken. Aber dann hat es mir gefallen, dass wir nicht drum herumreden, sondern das, was mir widerfahren ist, so benannt wird, wie es war. Ich darf hier so sein, wie ich bin, und muss mich nicht verstellen. Mittlerweile mache ich es auch in meiner Praxis so, und ich fühle mich als Therapeutin freier und habe mehr Freude an der Arbeit. Und die Klienten profitieren davon. Den Klienten, die etwas wollen, gefällt es.«

5.6.3 Integration des verletzten Kindes

Als Kernmethode einer Traumatherapie gilt die Begegnung mit dem Trauma, was erst im folgenden Abschnitt thematisiert wird. In der Arbeit mit komplex suchttraumatisierten erwachsenen Kindern ist unseres Erachtens der zentrale traumabewältigende Prozess, das verletzte innere Kind wahrzunehmen und anzunehmen. Die generalisierte posttraumatische Vermeidung bezieht sich insbesondere auf die eigene Verletzung und Verletzbarkeit. Die Integration des verletzten Kindes setzt an der erlebensaktivierenden, emotionsfokussierten und schematherapeutischen Arbeit an und hat vier emotionale Qualitäten: Angst, Beschämung, Trauer und Wut.

Suchttraumatisierte Klienten haben oftmals kein konturiertes erwachsenes Selbst, ihr Handeln ist stark geprägt durch die angst- und schuldbedingte Vermeidung. Die Betroffenen können eine ganze Therapiesitzung ohne eine einzige Selbstbotschaft in Bezug auf das, wie es ihnen geht, was ihnen fehlt, was sie brauchen und was sie im Leben wollen, bestreiten. Durch die Arbeit am verletzten Kind wird die ängstliche und beschämte Sprachlosigkeit und Selbstverleugnung abgebaut, und drei verborgene Selbstanteile werden aktiviert: das eher stille, traurige Kind, welches Trost und Fürsorge benötigt, das eher laute, wütende Kind, welches sich abgrenzen und das Leben eigenständig und in seinem Sinne gestalten will, sowie der gesunde Erwachsene, der in seiner Eigenverantwortung für eine ausreichende und ausgewogene Bedürfnisbefriedigung sorgt.

Das beschämte Kind

Über die exponierende, umstrukturierende und emotionsfokussierte Arbeit mit Angst- und Schamgefühlen wurde in 5.3 bis 5.5 ausreichend informiert. Hier sollen ausschließlich zwei wichtige, spezifische Aspekte in Hinblick auf die Traumabewältigung ergänzt werden. Die Schuldgedanken sind überwiegend sekundärer Qualität. Die Tätereltern haben ihre Schuld- und Schamgefühle abgespalten, indem sie die Kinder zu Sündenböcken gemacht haben. Barnowski-Geiser (2009, S. 110) nennt es »die stellvertretende Scham und das Beschämtwerden«. Die therapeutische Reaktion auf das Schamerleben ist eine Gratwanderung zwischen der Validierung primärer Scham und der Disputation von konditionierten Schuldgefühlen, die durch Invalidierung, Beschämung, Beschuldigung und andere Übergriffigkeit entstanden sind.

Eine hilfreiche therapeutische Frage, wenn die stillen Kinder von Schamgefühlen eingenommen sind, lautet: »Soweit man das kann, glaube ich zu verstehen, wie sehr sie sich schämen. Am liebsten würden sie im Boden versinken. Ich habe eine Frage, die Sie vielleicht auf den ersten Blick etwas eigenartig berührt, die ich für ganz wichtig halte: Schämen Sie sich, weil Sie etwas Falsches getan haben, oder weil Sie denken, etwas an Ihnen sei falsch? Oder könnte es vielmehr so sein, dass Sie die Scham spüren, die eigentlich Ihre Eltern haben sollten, weil sie Sie beschämt, bloßgestellt und misshandelt haben?« Als Traumatherapeut darf und sollte man unseres Erachtens solidarisch und parteiisch sein und dieses auch kundtun. Doch in der

Arbeit an der Scham sollte man sich darin zurückhalten. Die Klienten sollen eine eigene Wahrnehmung und Bewertung entwickeln, emotional aus dem Schamgefängnis herauskommen und für sich Partei ergreifen. Sobald die Klienten zu verstehen beginnen, dass nicht sie, sondern die Tätereltern sich danebenbenommen haben, tauchen gewöhnlich verletzte Gefühle der Trauer und Wut auf.

Das beschämte Kind hat noch eine andere Seite: Aus Opfern werden leider oftmals Täter. Diese Problematik betrifft eher die Kinder aus Suchtfamilien, die eine suchtkranke Entwicklung nehmen und sich im berauschten oder entzügigen Zustand beschämend oder anders übergriffig verhalten (süchtige Transmission). In diesen Fällen ist, parallel zur Bewältigung der traumatischen Kindheit, »Tätertherapie« indiziert. Die Betroffenen werden sowohl Erfahrungen des Beschämtwerdens wie auch eigene beschämende Übergriffigkeiten erinnern. Therapeutisch werden sie unterstützt, sich ihrer Schuld zu stellen, diese auszuhalten (Habituation), auf die Opfer angemessen zuzugehen, sich bei diesen zu entschuldigen und es gutzumachen, soweit dies möglich ist (in Anlehnung an das 12-Schritte Programm der Anonymen Alkoholiker, 2020; vgl. auch die Umsetzung des 12-Schritte-Programms für Co-Abhängigkeit durch Mellody, 2009). Bei den Helferkindern treten übergriffige Verhaltensauffälligkeiten seltener auf, dennoch kommen sie in der co-abhängigen Form vor. Aus den traumatisierten Mädchen können co-abhängige Mütter werden, die dieselben problematischen Schuld und Scham abwehrenden Verhaltensweisen zeigen wie ihre eigenen Mütter.

Die 60-jährige Frau R. sucht die Therapie auf, um sich aus einer Ehe mit einem alkoholkranken Mann zu befreien. In der Anamnese berichtet sie, dass die Tochter den Kontakt zu ihr vor zwei Jahren abgebrochen habe. Sie vermisse die Tochter sehr und verstehe ihr Verhalten nicht. In einer fortgeschrittenen Stunde, in der sie von ihrer co-abhängigen Mutter erzählt, erläutere ich ihr das Konzept der Parentifizierung: »Z. B. missbrauchen die Mütter ihre Töchter als Eheberaterin, um über ihre Eheprobleme zu jammern und zu klagen.« Frau R. ist getroffen: »Das habe ich getan.«

Sie berichtet davon, wie sie von ihrer Mutter parentifiziert worden sei und dies mit ihrer Tochter wiederholt habe: »Ich habe das als ganz normal empfunden.« Frau R. schämt sich: »Wie kann ich es gutmachen?« Ich leite sie an, das Gefühl näher zu erkunden, und sie entscheidet sich, einen schuldbewussten Brief an die Tochter zu schreiben. Diese antwortet und lädt die Mutter ein, um zu reden.

Beide sind glücklich, wieder Kontakt zu haben. Doch Frau R. problematisiert, nun große Angst zu haben, dass sie in das alte Muster zurückfallen und die Tochter wieder den Kontakt abbrechen könnte. Ich antworte ihr: »Das wird nicht geschehen, wenn Sie lernen, auf Ihre Schamgefühle zu hören. Und falls doch, wissen Sie nun, wie es geht, sich zu entschuldigen. Nobody is perfect!« Im Folgenden erarbeitet sie sich ein neues Konzept der Mutter-Tochter-Beziehung: »Meine Probleme bespreche ich mit meinen Freundinnen. Es ist schön, für meine Tochter da zu sein und an ihrem Leben teilhaben zu dürfen.« Eine zusätzliche Brisanz entsteht, als die Tochter kurze Zeit später schwanger wird: »Meine Tochter ist wie ich. Wie kann ich sie unterstützen, damit sie es als Mutter besser macht?« Frau R. braucht einige Sitzungen, bis sie eine Haltung entwickelt, sich von ihrem schuldmotivierten Perfektionismus zu distanzieren, der Tochter das Recht zuzugestehen, ihre eigenen Erfahrungen als zukünftige Mutter zu sammeln, und sich unprätentiös auf das Oma-Glück zu freuen.

Das traurige Kind

Die meisten suchttraumatisierten Schemata dienen dazu, die eigene Verletzbarkeit zu schützen. Doch dadurch wird das traurige Kind versteckt, mundtot gemacht oder negiert, z. B. in den Schemata Harmonie, Genügsamkeit, Verletzbarkeit, Selbstverleugnung, Selbstaufopferung, Kämpfen oder Unerbittlichkeit und Bestrafung. In den Schemata Verlassenheit und Entfremdung ist das traurige Kind präsent, doch typischerweise weinen die Betroffenen ausschließlich, wenn sie allein sind. Die Folge ihres Rückzugs ist, dass sie, selbst wenn potenziell Solidarpartner verfügbar sind, keinen liebevollen und haltgebenden Trost erfahren. In 5.5.2 wurde vorgestellt, wie man psychoedukativ in das traurige Thema einführen und Motivation aufbauen kann. Das traurige Kind zu integrieren bedeutet, das Vertrauen des Kindes zurückzugewinnen und sich mit ihm anzufreunden. Dafür sind Kompetenzen zu entwickeln, die eigene Kränkbarkeit anzunehmen, psychische Wunden zu versorgen und sich besser um sich zu kümmern, wenn man klein, schwach und verletzbar ist. Schließlich geht es darum, Halt und Trost in sich selbst zu finden. Durch die starken und generalisierten abwehrenden Muster kann dieser Entwicklungsprozess einiges an Therapiezeit einnehmen. Die folgende Fallvignette stellt die entscheidende Stunde in dem Vorgehen zur Integration des traurigen Kindes dar.

> Die 35-jährige Frau F. wird wochenlang motiviert, sich auf ihre kleinen und verletzlichen Anteile einzulassen. In diese Sitzung kommt sie missgestimmt und weinend: »Ich habe mich heute hierhin gequält. Es geht mir schlecht, ich habe Schmerzen, und meine Neurodermitis ist mir unangenehm. Und ich bin überzeugt, dass alles einen Zusammenhang hat: Der Schub meiner chronischen Krankheit, die Sache mit meiner traurigen Kindheit und unser Gespräch darüber. Ich fühle mich allein, abgeschottet, und kann und mag nicht sprechen.« Sie sitzt gequält in dem Sessel. Ich kann ihren Schmerz gut nachvollziehen, weil ich quälende Rückenschmerzen habe. Wir schweigen. Sie äußert, das Schweigen nicht aushalten zu können. Ich erzähle ihr eine tröstende Geschichte darüber, wie Finnen beredt schweigen können. Sie entspannt sich ein wenig.
>
> Dann beginnt sie, still zu weinen, und meint, sich klein zu fühlen. Ich bitte sie, dem schmerzhaften Zusammenhang der Hauterkrankung, der Trauer und ihres Sich-klein-Fühlens einen Namen zu geben. Wir sprechen über die Warnsignale, die sie jahrelang überhört und durch Arbeit und Alkohol betäubt hat. Dann erinnert sie sich, dass sie schon groß, in der Jugend war, als die Neurodermitis losging. Innerlich habe sie sich damals jedoch klein gefühlt und niemand habe sie begleitet, wenn sie mal wie-

der Behandlungen über sich ergehen lassen musste. Ich biete ihr an, dass sie sich in der medizinischen Routine genauso klein, beschämt und hilflos gefühlt habe wie auch als Kind gegenüber der elterlichen Suchtroutine. Sie bestätigt dies: »Wie die kleine Melanie!«
Ich zeige ihr auf: »Jetzt hat Ihre Trauer einen Namen: die kleine Melanie. Aber Sie sind nicht nur klein. Die große Frau F. ist gerade nur in die Hocke gegangen, um auf Augenhöhe mit der kleinen Melanie zu sein.« Jetzt beginnt sie bitterlich zu weinen und erinnert sich, wie sie als junge Frau, von sechs jungen Ärzten gleichzeitig umringt, behandelt wurde. Sie habe vor Pein geschrien, aber niemand habe ihr geholfen. Wir schimpfen gemeinsam über die Grausamkeit des medizinischen Systems. Dann würdige ich, dass die kleine Melanie gerade zur Sprache gefunden, eine Geschichte erzählt und laut geweint und geschrien habe und auch jetzt munter am Sich-Luft-Machen sei. Frau F. entspannt sich, schweigt eine Zeit und äußert: »Danke. Es tut im Augenblick ganz schön weh, doch es ist auch schön lebendig.«
Die nächste Stunde beginnt sie damit, weiter am Thema Trauer arbeiten zu wollen. Ich frage sie, was sie mit dem Wort »Arbeiten« meint. Sie reflektiert, dass sie die Verletzlichkeit und auch die Neurodermitis nicht wegarbeiten könne, so wie sie im Leben immer versucht habe, alles wegzuarbeiten. Sie überlegt nach einer stimmigeren, alternativen Formulierung, und sie findet die Devise: »Nicht arbeiten, sondern sorgen!« Wir erkunden, wie sie besser für die kleine Melanie sorgen kann.

Das wütende Kind

Wenn Personen ihre Gefühle für Unzufriedenheit, Ärger oder Wut nicht verfügbar haben, sind sie nicht in der Lage, sich abzugrenzen, sich zu behaupten, sich durchzusetzen oder ihre Ziele und Interessen zu verfolgen (Kast, 2010). Das wütende Kind spielt zwar in einigen Schemata der Kinder aus Suchtfamilien eine Rolle, doch wird es z. B. in den Schemata Negativität oder Bestrafung gegen sich selbst gewendet oder im Schema Kämpfen lediglich für andere genutzt. Helferkinder, die ihre Wut für andere oder für eine gerechte Sache nutzen, nehmen das Gefühl und auch die damit verbundene Verletztheit im Prinzip wahr. Bei ihnen zielt die therapeutische Unterstützung darauf ab zu lernen, die Wut für sich zu nutzen. Z. B. können sie lernen, sich besser abzugrenzen, und die gewonnenen Freiräume nutzen, um sich zu entspannen, positive Aktivitäten aufzubauen oder auch ihre Lebensträume zu verwirklichen.

Wir wollen hier den extremen Fall vertiefen, dass die Wut der stillen Kinder durch übergriffige Bestrafung oder Liebesentzug stark unterdrückt wurde. Kinder, die aufgrund einer Verletzung wütend sind, schreien gewöhnlich lautstark. Doch der Schrei der stillen Kinder ist stumm. Um ihn anzubahnen, ist die musiktherapeutische Übung »Der größte Augenblick – einen Ton aus meinem Inneren in den Raum summen« von Barnowski-Geiser (2009, S. 223–226) hilfreich. Die Autorin zeigt auf, wie durch die Übung Öffnung möglich und »das Sich-endlich-ausdrücken-Können als befreiend erlebt« wird. Es ist eher eine Ausnahme, dass Klienten direkt zum Schreien finden, wie es in dem nachstehenden Fallbeispiel geschieht. Für viele Klienten ist es leichter, erst einmal vor Zorn zu schnauben, zu grollen oder zu stöhnen. Manchmal helfen auch wütende Sätze, um den richtigen Ton zu finden, wie z. B. »Das ist ungerecht!« oder »Kinderhauen ist scheiße!«

Herr L. leidet unter somatoformen Symptomen. Er ringt »verbissen« mit den Beschwerden, will, dass sie weggehen. Wir arbeiten heraus, dass er innerlich sehr verletzt ist. Sowohl Beruf als auch Privatleben sind in einer Sackgasse, und er traut sich nicht, für sich aktiv zu werden. Schon als junges Kind ist er verstummt, als die Eltern sich trennten und Rosenkrieg führten. Die Mutter parentifizierte ihn und besprach ihre Ehe- bzw. Trennungsprobleme mit ihm. Der trinkende Vater blieb fern und kümmerte sich nicht mehr um den Jungen.

In der Therapie hält Herr L. stets die Luft an, wenn ich seine wütende Verletztheit anspreche. In einer Sitzung, als wir wieder an diesem Punkt ankommen, leite ich ihn akzeptanz- und achtsamkeitsbasiert an, in die Verletztheit zu atmen. Dann bitte ich ihn, das innere Erleben durch einen Ton auszudrücken. Herr L. atmet minutenlang, immer tiefer, er holt sichtbar Schwung, bis es aus ihm durch einen entfesselten Schrei herausbricht. Als Therapeut bin ich schwer beeindruckt von dem Sturm, der mir entgegenbricht. Dann lächelt er zufrieden: »Ihre Praxis-Kolleginnen sind nicht da. Ich habe extra darauf geachtet.« Seine Stimme ist nun nicht mehr gepresst wie zuvor, er spricht nun aus dem Bauch mit einer Bassstimme.

Es gibt noch einen besonderen Fall, nämlich die gefährliche Wut oder die Mordswut, die manche Betroffene von massiven Übergriffigkeiten erleben, wenn sie ihrer Verletztheit gewahr werden. Diese kommt häufig nicht laut daher, sondern eher leise: »Hunde, die beißen, bellen nicht.« Diese Form der Wut will töten oder zumindest schwer verletzen. Helferkinder haben hohe moralische Vorstellungen, erleben das starke Gefühl als hochgradig bedrohlich und reagieren mit Entsetzen und Selbstablehnung. Sie sind weder in der Lage, zwischen dem Gefühl und der nicht vollzogenen Umsetzung zu unterscheiden, noch können sie den Informationsgehalt ihres emotionalen Empfindens für sich nutzen. Aus der gefährlichen Wut zu handeln, kann z. B. in der sozial akzeptierten Umsetzung bedeuten, eine schädigende Beziehung zu Tätereltern einzustellen. Oder die Wut ist Ausdruck der Intention, einen emotionalen Missbrauch durch manipulative, suchtkranke Eltern oder auch andere suchtkranke Personen zu beenden, z. B. wenn diese Suiziddrohungen nutzen, um die Klienten gefügig zu machen.

Es ist wenig hilfreich, wenn der Therapeut als Reaktion auf die Selbstoffenbarung der Klienten ebenfalls unsicher reagiert: »Das dürfen Sie aber nicht tun.« Die Mordswut ist therapeutisch als Gefühl, Wunsch und Fantasie zu validieren, damit die Klienten sie erforschen und integrieren können. Die Betroffenen brauchen die Energie und Macht der gefährlichen Wut, um Ohnmacht zu überwinden, sich gegenüber der Zerstörungskraft der Sucht rigoros abzugrenzen und engagiert ein eigenes Leben aufzubauen.

Die 50-jährige Frau T. ist mit viel süchtiger und co-abhängiger Gewalt in der Kindheit aufgewachsen. Sie berichtet in der Therapiegruppe für Angehörige, dass der ebenfalls alkoholkranke Ehemann sie im letzten Jahr körperlich attackiert habe. Sie sei panisch in die Küche geflüchtet, doch dann, in die Enge getrieben, sei sie zornig geworden und habe ein großes Messer in die Tür gerammt, als der Mann versucht habe, die Tür aufzubrechen. Sie habe ihn nur knapp verfehlt. Alle anderen Teilnehmerinnen halten die Luft an und schauen mich geschockt an. Ich spiegele: »Sie wollen nicht mehr Opfer sein, Sie wollten ihm und sich selbst zeigen, dass sie sich wehren können. Und ist es richtig, dass Sie seitdem Ruhe und keine Angst mehr vor ihm haben?« Sie bestätigt es, er halte seitdem Abstand von ihr und nehme sie ernst. Da die Gruppe immer noch sprachlos ist, bekunde ich: »Es ist meine ganz persönliche Meinung. Ich finde, dass Sie ein Recht hatten, sich in der Form zu wehren.« Frau T. beginnt zu weinen und freut sich. Im Folgenden entsteht in der Therapiegruppe eine offene und fruchtbare Diskussion darüber, wie weit man gehen darf, um sich zu wehren.

Erwachsene Kooperation und Regulation

Innerhalb des verletzten Kindes kann es zu Annäherungs-Annäherungs-Konflikten kommen. Sowohl das traurige als auch das wütende Kind beanspruchen Aufmerksamkeit und möchten zu ihrem Recht kommen. Das therapeutische Bemühen zielt darauf ab, die innerliche Vielfalt anzunehmen und für einen Interessenausgleich zu sorgen, damit die gesamte Bedürftigkeit erfüllt wird (5.5.4 und 5.5.5). Die Stühletechnik eignet sich besonders gut, um solche Ambivalenzen zu lösen und den gesunden Erwachsenen in seinen moderierenden und selbstregulierenden Funktionen zu stärken.

Die 55-jährige Frau F. arbeitet schon einige Stunden daran, in Kontakt mit ihrer Verletzlichkeit zu treten. In die Sitzung kommt sie sehr bedrückt und erzählt, zwar im Kontakt mit sich und auch den akuten somatischen Beschwerden zu sein, sich aber allein

und abgeschnitten von der Welt zu fühlen. Als wir uns ihre Abgeschnittenheit anschauen, taucht ein innerer Konflikt auf, den wir mit Hilfe von Stühlen aufstellen: In ihr ist ein wütendes Kind, welches spielen möchte, und ein trauriges und krankes Kind, welches Zuwendung einfordert. Frau F. kennt diese Situation nur zu gut aus der Kindheit, wenn sie krank war oder Probleme hatte. Die Eltern haben sie damals ignoriert. Heute kompensiert sie es durch Funktionieren, Arbeiten und die Sorge um andere.
In der Aufstellung wird deutlich, dass beide Kinder die ganze Aufmerksamkeit einfordern und keins für das andere zurücktreten möchte. Frau F. identifiziert sich im Spiel fast ausschließlich mit dem wütenden Kind: »Es ist genug geheult. Ich will jetzt spielen.« Ich hole mir von ihr die Erlaubnis, moderierend eingreifen zu dürfen, und erkläre den Kindern, dass es eine Schokolade gibt und die Kinder sich entweder einigen, sie gerecht zu teilen, und jedes eine halbe Tafel erhält oder es keine Schokolade gibt. Frau F. nimmt den Impetus auf und weist darauf hin, dass das traurige Kind immer zu kurz gekommen sei, es brauche jetzt alles. Ich frage sie: »Hat gerade das wütende Kind irgendwie auf verkappte Weise ›Tut mir leid!‹ gesagt?« Frau F. beginnt zu weinen. Sie reflektiert, dass sich etwas in ihr öffne und sie sich nicht mehr allein fühle. Jetzt entsteht ein freier Dialog zwischen den Modi.

Zu Anfang sind die Metaphern des verletzten Kindes, des traurigen oder wütenden Kindes oder auch des gesunden Erwachsenen hilfreich, damit sich die Klienten mit dem Thema identifizieren können, einen Zugang finden und doch Abstand halten können. Auch kann dieser anbahnende Effekt dadurch verstärkt werden, dass das Alter und die Größe des verletzten Kindes bestimmt wird. In der Vorstellung ist es einfacher, ein kleines Kind von z. B. fünf Jahren oder einer Größe von 1,20 m tröstend in die Arme zu nehmen. Doch das Ziel ist die Integration der verschiedenen Erlebens- und Bewältigungszustände. Es bedeutet, dass die Namen der Modi mit der Zeit und der Integration des Themas ausgeschlichen werden. Wenn die Klienten über ihre Trauer, Verletzbarkeit und Selbstfürsorge offen und aktiv sprechen, ohne die Modi-Repräsentanzen zu benennen, haben sie das Thema erfolgreich integriert.

5.6.4 Entwicklung eines Narrativs und Einordnen des Traumas

> *»Dann – vielleicht weil dein Hartsein dich langsam zu töten beginnt – dem Leiden einen Namen geben. Das Schweigen brechen. […] Jetzt – endlich der Stille lauschen. Einem anderen Leuchten Raum geben und sich davon berühren lassen. Und dann leben lernen hoffen lernen lächeln lernen berühren und berührt werden lernen vertrauen lernen lieben lernen.« (Reddemann, 2019, S. 190–191)*

Ein Narrativ ist in den Sozialwissenschaften eine sinngebende Erzählung, die Einfluss darauf hat, wie Ereignisse wahrgenommen und bewertet werden. Es transportiert Werte und Emotionen und gibt Orientierung. In allen Ansätzen der Traumatherapie ist die Erinnerung, Versprachlichung, Vergeschichtlichung und Einordnung der schrecklichen Geschehnisse ein Kernprozess. Je mehr invasive Erfahrungen Betroffene von komplexen Traumata erfahren haben und je mehr sie unter Intrusionen leiden, desto wichtiger ist dieser Therapieschritt. Folgende drei Bedeutungen hat die kontrollierte, traumabewältigende Vergeschichtlichung:

1. **Versprachlichung**: Die posttraumatischen Intrusionen finden vor allem auf einer sensorischen, körperlichen und emotionalen Ebene statt. Die narrative Bewältigung setzt daran an, dem Schrecken einen Namen zu geben. Freeman (2015, S. 21) formuliert zu dem Wagnis, die Klienten aus ihrer Wortlosigkeit abzuholen: »Die Aufgabe besteht deshalb darin, irgendwie das Unaussprechliche auszusprechen, dem Stimme zu verleihen, was ursprünglich […] stumm war.«
2. **Gedächtnisreorganisation**: In den Intrusionen wird das Trauma gegenwärtig und unwillentlich erlebt. Durch die Narration gewin-

nen die Klienten Kontrolle über ihr Erleben zurück: »At the same time, the therapist should assist the patient in reorganizing the memories related to the traumatic event and in allowing the patient to place the events in time and space. The visualizing or imagining of the event is necessary for the patient to reconstruct his or her story and will stimulate the learning that these active neural representations are memories and a not life-threatening presence« (Schauer et al., 2011, S. 29–33) Sie lernen, Abstand zu halten, um nicht affektiv überflutet zu werden, doch auch Kontakt zur Vergangenheit aufzunehmen, um sich nicht in Gleichgültigkeit und Isolation zu verlieren.

3. **Sinngebung**: Durch die Kontextualisierung erhält das Trauma einen angemessenen Platz im Schrank der Lebenserinnerungen. Dadurch gewinnen traumatische Erfahrungen einen selbst- und lebenszugewandten Sinn (Reddemann, 2019, S. 168–179; Frankl, 2016). Aus dem Verständnis kann die Person lernen, sich besser zu schützen, adäquater für sich zu sorgen und sich im Leben zu verwirklichen. Trotz alledem und gerade deswegen!

Das Suchttrauma als Erinnerung einzuordnen und darin Trost zu finden bedeutet, aus den langen Schatten der Sucht herauszutreten, sich dem Licht des eigenen Lebens zuzuwenden und selbst einen Schatten zu werfen. Die Begegnung mit dem Trauma muss nicht hergestellt werden, sie geschieht im therapeutischen Prozess ohne Zutun des Therapeuten. Bei der Arbeit am verletzten Kind und dem Einsatz von exponierenden, erlebensaktivierenden und emotionsfokussierten Interventionsformen werden unweigerlich und unmittelbar Erinnerungen ausgelöst. Manchmal treten diese auch nach der Sitzung auf oder finden in der Form von Albträumen statt, die die Klienten in die nächste Sitzung mitbringen. Albträume sind typische Begleiterscheinungen von Heilungskrisen von stillen Kindern, die unter einem Übermaß an Gefühlsferne und Sprachlosigkeit leiden. Diesen Erinnerungen sollte jederzeit Raum gegeben werden, andere Themen und Methoden sind so lange zu unterbrechen. Abgesehen davon, dass geteilte Erinnerungen für sich traumabewältigend sind, bergen sie Informationen, die andere Themen und Methoden voranbringen.

Erinnern, ohne sich zu verlieren

Klienten, die sich an ihre schrecklichen Erfahrungen erinnern, wollen – ganz unprätentiös – ihre Geschichte erzählen. Dafür brauchen sie einen Raum und jemanden, der ihnen zugewandt ist und zuhört. Und manchmal brauchen sie Hilfestellungen, um sich nicht zu verlieren und emotional überflutet zu werden, sondern im Hier und Jetzt zu bleiben. Es gibt unzählige geeignete Methoden, um den Klienten dabei zu helfen, sich traumabewältigend zu erinnern, z. B. Eye Movement Desensitization and Reprocessing Therapy nach Shapiro (EMDR, 2013), Narrative Expositionstherapie nach Schauer et al. (NET, 2017) oder Traumafokussierte Kognitive Verhaltenstherapie nach Cohen et al. (TF-KVT, 2009). Hiller und Hensel (2017) geben einen guten Überblick über Ansätze narrativer Traumatherapie bei Komplexen Traumafolgestörungen. Nicht zuletzt »räubern« wir, wie es viele Verhaltenstherapeuten tun, gerne auch in der Psychodynamisch Imaginativen Traumatherapie nach Reddemann (PITT, 2019, S. 123–192), um Klienten darin zu unterstützen, »dem Schrecken zu begegnen«, »innere Schätze« zu bergen und »der Trauer eine Gestalt und Raum« zu geben.

Es gibt obendrein unzählige kleine Möglichkeiten, Klienten zu unterstützen, sich von den Erinnerungen zu distanzieren. Man kann den Klienten etwas zu trinken anbieten. Z. B. schafft eine Tasse warmen Tees in der Hand sensorisch Verankerung im Hier und Jetzt. Wenn die Klienten sehr schmerzhaft weinen, hilft es gegebenenfalls, eine Hand auf die Schulter zu legen, um Mitgefühl und Rück-Halt zu signalisieren. Man kann aber auch mit den Klienten andere sensorische Reize absprechen, die eingesetzt werden, wenn sie auf der Kippe sind, emotional überflutet zu werden oder zu dissoziieren. Wir werden hier nicht näher auf verschiedene Techniken eingehen, auch weil wir es nicht für entscheidend halten, welchen Ansatz Sie bevorzugen oder ob Sie möglicherweise Ihre ganz individuelle Weise für die Begleitung der Wiedererinnerung entwickelt haben. Jeder Therapeut hat seinen Stil, und jeder Klient hat seine Wünsche und Vorlieben. Therapeutisch geht es stets und eben auch in der Erinnerung und Einordnung des Traumas darum, die therapeutische Beziehung als Lebensmodell zu gestalten und zu vertiefen.

Traumatische Schlüsselerlebnisse und Lebensentwicklung

Nach Schauer et al. (2011) ist es wichtig, die traumatischen Ereignisse nicht nur zu erinnern, sie vielmehr in den Lebenskontext einzuordnen. In der von ihnen begründeten NET wird daher vor der Narration eine Lebenslinie aus positiven und negativen Erfahrungen entwickelt (2011, S. 307–308). Die NET bietet ein besonders strukturiertes Vorgehen an. Allerdings empfehlen wir bei einem komplexen Suchttrauma ein eher individuell prozessorientiertes und dementsprechend eher unstrukturiertes Vorgehen. Komplexe Posttraumata sind wie ein Labyrinth, in dem sich die Betroffenen verirrt haben. Der Weg hinaus ist verschlungen – nicht gradlinig wie eine Lebenslinie –, und niemand sonst hat das Potenzial, den Ausweg zu finden, als die Klienten selbst. Dies erfordert aufseiten des Therapeuten Vertrauen, sie selbst suchen und finden zu lassen.

Da es sich beim Aufwachsen in einer Suchtfamilie um eine vielschichtige und langfristige Traumatisierung handelt, ist es schwieriger, die schrecklichen Erlebnisse exakt zu defragmentieren und zu kontextualisieren. Zur Reduktion der Komplexität ist es hilfreich, sich auf bedeutsame Schlüsselerlebnisse zu konzentrieren. Die rigiden Erlebens- und Verhaltensmuster der Betroffenen können auf diese Erlebnisse zurückgeführt und dadurch verstehbar werden. Sie haben stets sowohl negative und belastende als auch resiliente und sinngebende Anteile. Letztere sind den Betroffenen häufig nicht zugänglich. Posttraumatische Schemata sind dadurch gekennzeichnet, dass die Betroffenen Erinnerungen vermeiden und infolgedessen keine funktionalen Schlüsse ziehen können. Erst durch die Einordnung in die Lebensgeschichte kann mit ihnen herausgearbeitet werden, dass sie Leid und Not der Kindheit überstanden, sich selbst in gelungener Form geholfen oder Hilfe durch andere erfahren und dadurch Überlebensstrategien, Ressourcen wie auch Lebenswerte entwickelt haben, die ihr Leben bereichern können.

Der Trost der unverzerrten Erinnerung

Die Erinnerung von lang zurückliegenden Ereignissen, die auch noch affektiv aufgeladen sind, ist lückenhaft und tendenziös (Scheidt & Lucius-Hoene, 2015, S. 28–35). Die Angaben der Klienten sind gewöhnlich vage, unsicher und unschlüssig. Bedeutsame Inhalte werden emotional abgewehrt und fehlen oder werden verzerrt wiedergegeben. Schauer et al. (2017, S. 308) beschreiben deshalb zwei Strategien, die Erinnerung zu vertiefen und die Auseinandersetzung mit der Vergangenheit zu fördern:

1. »Durch Verlangsamung des Erzählflusses in Momenten hoher physiologischer Erregung soll eine verbesserte Achtsamkeit auf innere Vorgänge gewährleistet werden.«
2. »Die gezielte Nachfrage ermöglicht eine Vertiefung der Erfahrung während des Erzählens, die den Detailreichtum der Narration erhöht und wiederum das Vorgehen entschleunigt.« Es werden Sinneswahrnehmungen, Gedanken, Gefühle, körperliche Reaktionen und Bedeutungen des Erlebten nachgefragt.

> Bei dem emotionsfokussierten und disputierenden Gespräch über die Neigung von Herrn U., seine Trauer durch Wut wegzumachen, fällt ihm ein, dass er und die drei Jahre ältere Schwester häufig von einer Tante und einem Onkel abgeholt worden seien, wenn die suchtkranken Eltern sich wieder mal übermäßig stritten. Da er sonst wenig Zugang zu Kindheitserinnerungen hat, bitte ich ihn, diese Situation genau zu beschreiben. Er schildert die lautstarken und auch gewalttätigen Auseinandersetzungen der Eltern, die Autofahrt, die Ankunft im Haus bei Tante und Onkel, das Abendessen und die Gesellschaftsspiele, bei denen er und die Schwester viel Spaß hatten, und auch die Bettbring-Situation. In der nächsten Stunde gehen wir es noch einmal durch, weil ihm mittlerweile mehr Details eingefallen sind. Z. B. berich-

tet er nun von der Frottee-Bettwäsche, die er als angenehm kuschelig und tröstlich erinnert.
Als Therapeut habe ich auch nach der zweiten Erinnerungsrunde den Eindruck, dass mir etwas fehlt, Herr U. hat eine deutliche Neigung, seine Trauer als unnötige Wehleidigkeit abzutun. In der nächsten Sitzung frage ich ihn: »Sie waren doch noch ganz klein. Haben Sie gar nicht geweint und haben Tante und Onkel Sie nicht getröstet?« Er wiederholt mehrfach, dass Tante und Onkel ausschließlich mit ihnen gespielt hätten. An Tränen oder tröstliche Umarmungen kann er sich nicht erinnern. In die nächste Sitzung kommt Herr U. und beginnt sogleich zu weinen. Es ist ihm eingefallen. Noch zu Hause bei den Eltern haben die Schwester und er unter der Bettdecke eng umklammert geweint, manchmal stundenlang. Auf der Autofahrt habe die Tante zwischen ihnen auf der Rückbank gesessen, um sie zu halten. Auch nach der Ankunft haben Tante und Onkel die Kinder weiter getröstet. An dieser Stelle der Erzählung muss Herr U. heftig schluchzen. Wir würdigen das Feingefühl von Tante und Onkel und die tröstende Kraft der unverzerrten Erinnerung.

Das Narrativ anreichern – Schutz, Selbstfürsorge und Trost

Die Zeit kann nicht zurückgedreht werden, und vergangene Ereignisse können nicht verändert werden, doch deren Wahrnehmung und Bewertung kann angereichert werden. Die Kinder waren Opfer und hatten, klein und angewiesen, wie sie waren, keine Chance, sich zu befreien. Dennoch haben sie überlebt und sind trotz der schlimmen Kindheit groß geworden. Die daran beteiligten Ressourcen können, frei nach dem Motto »Es ist nie zu spät für eine glückliche Kindheit« in die Narrative eingearbeitet werden. Aufgrund ihrer unermesslichen Leiden ist es Betroffenen von Traumafolgestörungen häufig nicht bewusst, dass sie besondere Talente mitbringen. Darüber hinaus sind die erwachsenen Betroffenen nun groß und nicht mehr hilflos, was ganz neue Perspektiven und Handlungsoptionen eröffnet. Es gilt, die Ressourcen und erwachsenen Möglichkeiten in das Narrativ zu integrieren, um den Klienten die Möglichkeit zu eröffnen, in einen alternativen, erfüllenden Selbstkontakt zu treten.

Hiller und Hensel (2017, S. 97–258) führen eine Reihe kindgerechter Narrative bei komplexen Traumata und deren aktivierende und lebenszugewandte Ausgestaltung auf, die ebenso in der Arbeit mit Erwachsenen genutzt werden können. Verschiedene Formen der Traumatisierung benötigen unterschiedliche erzählerische Anreicherungen. Bei Gewalterfahrungen spielen die Grundbedürfnisse Schutz und Sicherheit eine besondere Rolle. In der Vergeschichtlichung von emotionaler Vernachlässigung ist liebevolle Zuwendung und Fürsorge bedeutsam. Bei Erfahrungen von Verlust und Alleingelassenwerden sind Halt und Trost wichtig. Bei mangelnder Annahme und Liebe steht die entsprechende Bedürftigkeit im Vordergrund. Bei einem Mangel an sozialen Anregungen geht es narrativ um Vergnügen, Wissensdurst, Abenteuer und Selbstverwirklichung. Da die Klienten zunächst eher sprachlos sind, darf der Therapeut sich mit eigenen Ideen einbringen. In der fortgeschrittenen Therapie, wenn die Klienten schon Selbstvertrauen getankt haben, werden sie die Einbringungen des Therapeuten für ihre Zwecke anpassen. Dies ist entscheidend, damit sie eine eigene (Bilder-)Sprache entwickeln und sich die Korrektur des Narrativs aneignen.

Die 40-jährige Frau W. hat sich erinnert, wie der Vater sie und den kleineren Bruder schwer misshandelt hat. In der Erinnerung ist sie fünf Jahre alt. Der Bruder und sie liegen im Etagenbett, jeder unter seiner Bettdecke. Der Bruder weint, und sie hat sich vor Schmerz und Wut unter der Bettdecke vergraben. In der Vorstellung lasse ich die erwachsene Frau W. ins Zimmer treten und sich auf das untere Bett setzen. Sogleich kommt der Bruder herunter und lässt sich trösten. Frau W. berichtet, dass der Bruder nach einem Suizidversuch vor zwei Jahren eine Psychotherapie durchgeführt hat und mehrfach das Gespräch mit ihr gesucht habe. Er könne sich gut erinnern und weinen. Doch das Mädchen, welches Frau W. war, will keinen Trost wie der Bruder.

In der Imagination versteckt sie sich trotzig unter der Bettdecke, und es benötigt eine weitere Sitzung, bis sie die Bettdecke ein wenig lüftet, um der erwachsenen Frau W. zuzuhören: »Du hast ein Recht darauf, wütend zu sein.« Noch eine Sitzung später taucht das verletzte Mädchen unter der Bettdecke hervor. Ich ermutige die Fünfjährige, zur Tür zu rennen, sie zu öffnen und voller Wut zu brüllen: »Das ist ungerecht!« und sich dann in die Arme der erwachsenen Frau W. zu flüchten. Jetzt fällt ihr ein anderes Ereignis ein, als sie schon eine Jugendliche war. Der Vater habe den Hund die Treppe heruntergeworfen, und sie habe daraufhin wütend den Vater geschlagen. Sie schäme sich bis heute dafür. Parteiisch teile ich ihr meine Einschätzung mit, dass es Notwehr und damit erlaubt war. In den nächsten Sitzungen beginnt sie zu verstehen, dass sie ihr Leben lang Angst davor gehabt hat, aggressiv wie der Vater zu werden, und immer dagegen angekämpft hat. Sie hat sich nie getraut, sie selbst zu sein und zu tun, was sie will. Ich ergänze das Narrativ: »Das wütende Mädchen darf das Bett verlassen und an der Hand der großen Frau W. das Leben entdecken.«

Therapeutische Beziehungsgestaltung zum spielenden Kind

Sobald die traumatischen Erinnerungen weitgehend vollständig und entschlüsselt sind, kann dies für die Weiterentwicklung des therapeutischen Arbeitsbündnisses genutzt werden. Bedürfnisse und Wünsche, die sowohl in der Kindheit als auch im Erwachsenenleben unerfüllt geblieben sind, tauchen auf. Im geschützten Rahmen der Therapie kann angeregt und ausprobiert werden, den Mangel an spielerischem Entdecken der Kindheit nachzuholen. Diesen Schritt halten wir für eine unbedingte Voraussetzung, damit die Klienten erstens den therapeutischen Raum für ihre Entwicklung optimal nutzen und zweitens die Erkenntnisse der Therapie im Sinne des Selbstmanagements in den Lebensalltag transferieren können.

Wenige Sitzungen später kommt Frau W. mit dem Anliegen in die Therapie, weniger Grübeln und mehr Leichtigkeit leben zu wollen. Ich schreibe den Satz auf das Flipchart: »Ich will Leichtigkeit«, und frage sie, was sie noch will. Zunächst fällt ihr nur Abstraktes ein, und ich bitte sie, konkreter, greifbarer zu werden. Im spielerischen Dialog tauchen weitere Wünsche auf, die wir ebenfalls auf dem Flipchart festhalten: »Ich will wandern«, »Ich will spielen«, »Ich will tanzen«, »Ich will Wärme«, »Ich will Liebe«, »Ich will singen«, »Ich will entspannen« und »Ich will lachen«. Wir sprechen über die Wünsche und Möglichkeiten, sie zu realisieren. Mit jedem Satz auf dem Flipchart hellt sich die sonst ernste, versteinerte Miene von Frau W. weiter auf. Am Ende der Stunde schlage ich ihr ein Kartenspiel vor, und wir werfen vergnügt Karten durch den Praxisraum. Sie berichtet begeistert von ihrem geplanten Wanderurlaub.

5.7 Bewältigung (co-)abhängiger Probleme

Suchttraumatisierte erwachsene Kinder können abhängige Auffälligkeiten entwickeln, die unter der These der »Selbstbehandlung« oder »Selbstmedikation« eingeordnet werden können (Schwoon, 2001, S. 509; Lüdecke et al., 2013, S. 449). Abhängige Verhaltensweisen werden demnach als »Bewältigungsstrategie« eingesetzt, um unangenehme Probleme zu vermeiden oder schmerzhafte Erinnerungen zu vergessen, Leiden und negative Gefühle zu dämpfen und sich positiv zu stimulieren. Am häufigsten instrumentalisieren die Helferkinder die Arbeitswut, um Probleme zu vergessen und das kaputte Selbstwertgefühl aufzubessern. Oder sie verstricken sich aus denselben Motiven co-abhängig darin, anderen zu helfen. Die stillen Kinder können Frustessen missbrauchen, um die innere Leere zu füllen und sich ersatzweise zu trösten. Alkohol oder Medikamente werden eingesetzt, um abends zur Ruhe kommen und schlafen zu können. Eine Klientin mit Alkoholproblemen formulierte es wie folgt: »Ich trinke, weil ich meine Depressionen nicht wahrnehmen will. Und ich bin depressiv, weil ich meine Trauer und Wut nicht fühlen will.« Abhängige Probleme sind als sekundär einer zugrunde liegenden primären Problematik zu betrachten.

Da die primäre Problematik durch das abhängige Verhalten ausgeblendet wird, ist es Voraussetzung für die Bewältigung der Traumafolgestörung, dass konsum- oder verhaltensbezogen Abstinenz erzielt wird. Mit sich betäubenden Klienten – gleichgültig ob aufgrund von Arbeit, Helfen, Essen oder Suchtmitteln – kann man nicht psychotherapeutisch arbeiten. Suchttraumatisierte Klienten suchen bei abhängigem Problemkonsum gewöhnlich nach therapeutischer Unterstützung, sobald sie ausreichend Sicherheit und Vertrauen in Bezug auf die therapeutische Kooperation gewonnen haben. Aufgrund ihrer Kindheit bringen sie bezüglich Suchtkonsum gewöhnlich ein gutes Problembewusstsein mit. Die Helferkinder sind zumeist in der Lage, ihren riskanten Konsum eigenständig einzustellen. Bei den stillen Kindern mit gravierenden Abhängigkeitsstörungen sind indes zunächst suchtmedizinische und -therapeutische Maßnahmen indiziert, um eine stabile Abstinenz zu erzielen. Da in Suchttherapien nach unseren Erfahrungen Komplexe Traumatisierungen nicht ausreichend mitbehandelt werden, sollte den Klienten die Möglichkeit eröffnet werden, nach erfolgreicher Suchttherapie die ambulante Psychotherapie wieder aufzunehmen.

Anders verhält es sich jedoch bei verhaltensbezogenen Abhängigkeitsproblemen wie Beziehungssucht, co-abhängiges Helfen und Arbeitssucht. Diese können in hartnäckiger Form vorkommen. Die Helferkinder sind diesbezüglich oft wenig problemeinsichtig und veränderungsbereit und zeigen stark abwehrende Rechtfertigungsstrukturen: »Was haben Sie dagegen, dass ich gerne arbeite?« oder »Einer muss doch helfen!« In solchen Fällen sind motivierende, umstrukturierende, exponierende und flexibilisierende Methoden indiziert. Im Folgenden wollen wir ausschließlich einige über die bisherigen Ausführungen hinausgehende Aspekte skizzieren, die im engeren Sinn als suchttherapeutisch gelten.

5.7.1 Absichtsbildung durch Diskrepanzen

Der Abbau von übermäßigen Lebensgewohnheiten ist wichtig, damit die Betroffenen Freiräume und Energien gewinnen können, ihre eigenen Themen und Bedürfnisse angemessen wahrzunehmen und alternative, funktionale Lebensstrategien zu entwickeln. Methoden des Motivational Interviewing sind besonders geeignet, Veränderungsprozesse anzustoßen, auch bei co-abhängigen Verhaltensweisen und Beziehungs- und Arbeitssucht. Wir möchten an dieser Stelle das Konzept »Diskrepanzen herausarbeiten« von Miller und Rollnick (2015, S. 285–297) aufgreifen. Diskrepanz ist die Abweichung eines persönlichen Ziels oder Wunsches vom Status quo und folglich ein wesentlicher Aspekt der Veränderungsmotivation. Damit eine Person sich mit ihrer Unzufriedenheit, ihren unerfüllten Wünschen und den Hemmnissen auseinandersetzt, ist eine angstfreie und akzeptierende Atmosphäre in der Therapie Voraussetzung. In Anlehnung an Miller und Rollnick (S. 286) gibt es drei Gründe, warum Personen trotz vorliegender Diskrepanzen nicht im Sinne ihrer Absichten aktiv werden:

- Die Diskrepanzen werden als beängstigend groß wahrgenommen, und die Person traut sich nicht zu, ihre Wünsche umsetzen zu können.
- Die Diskrepanzen lösen solches Unbehagen aus (Frustrationsintoleranz), dass die Person sie emotional und kognitiv ausblendet.
- Der Person fehlen tatsächlich notwendige persönliche oder soziale Ressourcen, um ihre Absichten erfolgreich verfolgen zu können.

Wir möchten die co-abhängig, beziehungs- und arbeitssüchtig Betroffenen in vier Gruppen unterteilt abhandeln: 1. problembewusste und motivierte Klienten mit Ressourcen und Zutrauen, 2. motivierte Klienten mit Defiziten in den Ressourcen und Kompetenzen, 3. überkompensierende Klienten mit abgewehrtem Diskrepanz-Erleben (aktive Strategien der Vermeidung) und 4. Klienten, die ihre Diskrepanzen aufgrund mangelnder Selbstwirksamkeitserwartungen und Hoffnungslosigkeit ausblenden, kleinreden und Maßnahmen aufschieben (passive Strategien der Vermeidung).

Motivierte Klienten mit Ressourcen

Diese haben zumeist schon zu Beginn der Therapie Problembewusstsein für ihr dysfunktionales Handeln und suchen die Therapie gezielt auf, um Veränderungen anzustreben. Eine Absicht oder mindestens eine Vorabsicht ist vorhanden (DiClemente et al., 1991). In diesen Fällen sollte der Abbau der Verhaltenszwänge zu Beginn der Therapie erfolgen, um Freiräume zu schaffen, weitere Problemfelder zu bearbeiten. In motivierten Fällen ist der (co-)abhängige Therapieaspekt innerhalb einiger Wochen oder weniger Monate abgearbeitet. Die Klienten nutzen die Therapie als Raum, um ihr Vorgehen zu beraten und sich Anregungen abzuholen. Wenn sich Klienten noch in der Absichtsbildung befinden, sind Ambivalenz und Diskrepanz aufdeckende Strategien sowie Change und Sustain Talk Methoden der Wahl, aber auch Verhaltensexperimente können wirkungsvoll sein, wie das nachstehende Fallbeispiel aufzeigt.

> Die 30-jährige Frau D. ist depressiv und klagsam. Sie ist eingenommen davon, dass ihr spielsüchtiger und arbeitsloser Mann, der eine ambulante Rehabilitation absolviert, sich nicht bewirbt, sondern die Tage untätig zu Hause verbringt. Ausgiebig informiert sie den Therapeuten über seine Passivität und ihre täglichen Bemühungen, ihn zu aktivieren. Anfangs geht sie auf therapeutische Versuche, sie in ihrem zwecklosen Handeln zu hinterfragen, nicht ein. Dann nach wenigen Wochen reflektiert sie zu Beginn einer Stunde, eigentlich ratlos zu sein, und sie fragt, was sie tun könne. Ich empfehle ihr, dass sie versuchsweise den Partner für vier Wochen nicht mehr zum Thema Bewerbung anspricht. Sie versteht nicht, was es bringen soll, lässt sich aber darauf ein. Zwei Wochen später beschreibt Frau D., dass sich die partnerschaftliche Situation entspannt habe. Sie würden wieder mehr lachen, miteinander reden und auch unternehmen – fast

wie früher in der Anfangszeit ihres Verliebtseins. Dann fügt sie hinzu: »Aber gebracht hat es nichts, er bewirbt sich immer noch nicht.« Ich verweise sie auf unsere Absprache, es vier Wochen lang durchzuhalten. Nach weiteren zwei Wochen berichtet sie erstaunt, dass er eine Stelle gefunden habe. Sie erkennt nun, dass ihr Partner es hasst, pädagogisiert zu werden, so wie sie es auch in der Kindheit gehasst hat, wenn ihre kaltherzige Mutter sie bevormundet hat. Frau D. wendet sich im Folgenden ihren eigenen Lebensthemen zu, z.B. ihrem Mangel an Selbstliebe und den damit verbundenen Wünschen.

Motivierte Klienten mit Kompetenzdefiziten

Die Helferkinder verstricken sich in Beziehungen und kommen nicht wieder heraus. Z.B. schaffen sie es nicht, sich von suchtkranken oder co-abhängigen Eltern zu distanzieren, sich aus einer abhängigen Beziehung zu einem suchtkranken Partner zu befreien oder die überflüssige Versorgung eines längst erwachsenen suchtkranken Kindes einzustellen. Dieselben Defizite können auch vorliegen, wenn ein übermäßig freundschaftliches, berufliches oder ehrenamtliches Engagement nicht begrenzt werden kann. Wenn die Betroffenen trotz Problembewusstsein und Motivation wiederholt in der Abgrenzung scheitern, fehlen ihnen möglicherweise die notwendigen persönlichen und sozialen Ressourcen dafür. Therapeutisch geht es in diesen Fällen darum, die Diskrepanz von Ist und Soll dahingehend zu analysieren, welche notwendigen emotionalen und sozialen Kompetenzen, unabhängigen Einstellungen und Haltungen und sozialen Ressourcen fehlen, damit sich die Betroffenen aus der Verstrickung lösen können.

Als die 25-jährige Frau B. die Therapie aufsucht, kann sie ihre eigentlichen Lebenswünsche genau benennen: Sie wünscht sich eine zufriedenstellende berufliche Perspektive und möchte studieren, sie wünscht sich Freunde, sie sehnt sich nach romantischer Liebe, und sie träumt davon, zu reisen und die Welt zu erkunden. Ihre Problemwahrnehmung ist gut. Sie erkennt sich in ihrer co-abhängigen Mutter wieder, die sich auch nie getraut hat, sich zu verwirklichen. Wir erkunden ihre Defizite:

- Es mangelt ihr an Erfahrungen, Kompetenzen und Selbstvertrauen, Konflikte auszutragen.
- Sie hat nie gelernt, ihren Ärger auszudrücken und sich zu behaupten.
- Sie kann kein Mitgefühl annehmen, mit sich selbst mitfühlen, in sich Halt finden und sich selbst nicht trösten.
- Es mangelt ihr an Frustrationstoleranz, Ziele ausdauernd zu verfolgen.
- Es fehlt ihr das Selbstwertgefühl, sich selbst liebenswert und attraktiv zu finden, und die Selbstsicherheit, attraktive Männer anzusprechen.
- Sie kann nicht entspannen und emotionale und körperliche Nähe genießen.

Auf Grundlage der Analyse von Diskrepanzen zwischen Wünschen und Kompetenzen entwickeln wir einen Therapieplan, persönliche und soziale Fähigkeiten zu trainieren. Sie distanziert sich von den Eltern und trägt schon lange schwelende Konflikte aus. Sie sucht eine neue Arbeitsstelle und findet darüber heraus, dass ihr Beruf sie nicht erfüllt. Sie beginnt ein Studium. Sie trennt sich von dem Partner, den sie nicht liebt und mit dem sie nur zusammen ist, um nicht allein zu sein. Sie trifft sich mit Männern und übt sich darin, Liebesdinge aktiver und selbstbestimmter zu gestalten. Sie beginnt zu reisen, erst in der Nähe, dann immer weiter weg.

Überkompensation bei abgewehrtem Diskrepanz-Erleben

Es ist nicht ungewöhnlich, dass sich Betroffene von den suchtkranken Eltern distanzieren oder die Partnerschaft zu einem suchtkranken Partner beenden, ohne hingegen den notwendigen schmerzhaften, doch entlastenden Trennungsprozess zu durchlaufen. Es ist Teil der (co-)abhängigen Haltung, durch äußere Anpassung zu versuchen, psychosoziale Probleme zu lösen: »Jetzt wird alles gut werden!« Es ist analog den Suchtkranken, die den Konsum einstellen, ohne die mit der Sucht verbundenen psychischen Probleme zu bearbeiten: »Ich habe doch aufgehört, was wollen Sie mehr?« In solchen Fällen sind Maßnahmen des Motivational Interviewing, der Problemsensibilisierung und -aktualisierung und auch der Disputation und der interpersonellen Beziehungsgestaltung indiziert, um die Auseinandersetzung mit den Diskrepanzen anzustoßen. Manchmal ist es in solchen Fällen günstig, therapeutisch auf Zeit zu spielen, weil sich die Klienten unweigerlich erneut beziehungs- oder arbeitsmäßig verstricken werden.

Der 25-jährige Herr H. wurde durch die kiffende und labile Mutter parentifiziert. Er sucht die Therapie auf, weil er verzweifelt ist. Mal wieder ist eine Beziehung in die Brüche gegangen. In der Exploration seiner Problematik wird deutlich, dass er sich stets psychisch labile Frauen sucht, die er rettet und um die er sich kümmert, bis sie ihn sitzen lassen. Er findet eine neue Freundin und berichtet euphorisch, dass diesmal alles anders ist. Meine vorsichtigen Zweifel wischt er vom Tisch. Es braucht einige Monate, bis er beginnt zu erkennen, dass er mitten in seiner üblichen Beziehungsfalle sitzt. Er trennt sich, was er noch nie vorher getan hat. Und erst einige Wochen später, als er die Enttäuschung verdaut hat, reflektiert er seine Diskrepanz: »Ich gebe immer mehr, als ich rauskriege. Echt scheiße!«

Dann lernt er eine neue Frau kennen, und er schafft es zunächst besser, die Beziehung als ein Geben und Nehmen auszubalancieren. Er macht eine neue, kongruente Erfahrung: »Ich kann mit ihr schweigen und mich wohlfühlen. Das ist krass.« In einer weiteren Sitzung problematisiert er, sowohl in der Beziehung zur Mutter als auch zur neuen Freundin unter Druck zu geraten. Die Mutter möchte ihm in einer wichtigen Sache helfen, was ihm Unbehagen bereitet: »Ich kann nicht Nein sagen.« In Bezug auf die sich entwickelnde Partnerschaft reflektiert er: »Ich habe ein Gefühl, ihr etwas geben zu wollen.« Als er begreift, dass er wieder in die alte Selbstfalle des »Frauenverstehers« geraten ist, muss er laut lachen. Er nimmt sich vor, das vergiftete Angebot der Mutter abzulehnen und das Zusammensein mit der Freundin weiterhin bedingungslos zu genießen.

Prokrastination mit passiver Diskrepanz-Vermeidung

In schwierigen Fällen allerdings nehmen die Betroffenen die Zwanghaftigkeit und das Übermaß ihres (co-)abhängigen Verhaltens nicht oder kaum wahr. Diese Klienten blenden die langfristigen Kosten aus und schieben es vor sich her, ihre Probleme anzugehen. In diesen Fällen ist es das therapeutische Bestreben, Diskrepanz-Erleben aufzubauen, um eine Absichtsbildung anzubahnen. Des Weiteren wird der Therapeut solche Klienten unterstützen, trotz der (co-)abhängigen Eingenommenheit den Alltag bestmöglich zu bewältigen, die Folgen möglichst abzumildern und Schlimmeres zu vermeiden. Andere psychosoziale Problemthemen und methodische Ansätze sind so lange als nachrangig hintanzustellen.

Die 45-jährige Frau B. wird von ihrem zweiten Ehemann wegen ihrer schlimmen Vergangenheit und Suchtproblemen des pubertierenden Sohnes in die Therapie geschickt. Sie berichtet in der Anamnese als Ressourcen, viele Freundinnen zu haben, eine erfüllende Partnerschaft zu leben und mit ihrer selbstständigen Tätigkeit sehr zufrieden zu sein. Mit dem wachsenden Vertrauen in die Therapie problematisiert sie, die letzten 15 Jahre viel zu viel gearbeitet zu haben. Sie ist alleinerziehende Mutter, der drogenabhängige Vater der Kinder habe sich nie gekümmert und keine Alimente gezahlt. Zudem habe sie in der Zeit ihren Betrieb aufgebaut, damit die Kinder eine bessere Zukunft haben. Sie sei meistens erst um 22 Uhr mit Arbeit und Haushalt fertig gewesen. Heute arbeite sie weniger und sei froh darüber. Sie offenbart mit viel Scham, dass mit einer Ausnahme alle Freundinnen Alkohol oder Cannabis missbrauchen: »Aber es macht mir nichts.« Behutsam hinterfrage ich ihre Bagatellisierung. Es braucht ein wenig, bis sie sich zugesteht, dass sie die Freundschaften einseitig erlebt:

Sie gibt, die Freundinnen nehmen. Sie reduziert und beendet schließlich den Kontakt zu den Freundinnen.
In der Partnerschaft ist die Schieflage eine andere. Der Partner würde gerne mehr für sie tun, doch sie kann die liebevolle Zuwendung nicht annehmen. Mit Hilfe der Therapie übt sie, sich fallen zu lassen, Halt beim Partner zu finden und die Beziehung zu genießen. Das wichtigste Lebensthema spricht sie zuletzt an. Ihr kleiner Betrieb hat einen besonderen Wert für sie, er garantiert ihr existenzielle Unabhängigkeit, es ist ihr persönliches Gegenprogramm zur abhängig geprägten Kindheit. Doch sie arbeitet immer noch zu viel und verdient zu wenig, wie sie nun unzufrieden anmerkt. Ihre Kunden sind gut situiert, doch aus Angst, sie zu verlieren, verkauft sie ihre Leistungen deutlich unter dem branchenüblichen Satz. Einige Wochen später verkündet sie, ihre Preise erhöht zu haben. Nur eine Kundin sei abgesprungen, der Rest habe ihr signalisiert, dass sie es wert sei.

5.7.2 Motivorientierte Verhaltensanalysen abhängigen Verhaltens

Verhaltensanalysen werden gewöhnlich eingesetzt, um ein Problem herauszuarbeiten. Dies hat dann eine Berechtigung, wenn der Klient wenig Problemwahrnehmung hat. Die problemzentrierte Analyse dient dazu, Bewusstsein für das dysfunktionale Verhalten zu schaffen, und mündet im besten Fall in der Absichtsbildung, z.B. eine (co-)abhängige Verhaltensweise zu reduzieren. Doch es ist ein Standard der Verhaltenstherapie: Der Abbau einer unerwünschten Verhaltensgewohnheit sollte einhergehen mit dem Aufbau von Handlungsalternativen (Lindenmeyer, 2010, S. 107–108). Falls die Klienten keine Alternative haben, ist es nicht unwahrscheinlich, dass sie vermeidende Verhaltensweisen durch andere ebenfalls vermeidende ersetzen (Suchtverlagerung). Die Klienten kommen vom Regen in die Traufe. Gute Alternativen sind möglichst durch einen hohen Anreizwert gekennzeichnet.

(Co-)Abhängige Erlebens- und Verhaltensmuster sind anfangs zweckmäßig, z.B. um zu entspannen, Trost zu finden oder Beziehungen zu erhalten. Aber je weiter die Problematik chronifiziert, desto stärker werden durch die zwanghaften Verhaltensweisen Vermeidungsziele verfolgt, z. B. unangenehm erlebte Empfindungen oder Gefühle zu betäuben, das Gedankenkarussell zu unterbrechen oder nicht verlassen zu werden. Auch wenn es mit dem Fortschreiten der Störung immer mehr in den Hintergrund tritt, sind mit dem (co-)abhängigen Tun stets Annäherungsziele assoziiert. Es lohnt sich, Verhaltensanalysen zu nutzen, um die ursprünglichen Bedürfnisse, Ziele und Interessen wieder aufzudecken. Motivorientiert könnte z. B. gefragt werden:

- »Was ist der Zweck Ihres hohen Arbeitseinsatzes?« – »Könnten Sie sich vorstellen, auf eine andere, weniger stressige, eher entspannte und genussvolle Weise für Ihr Selbstwertgefühl zu sorgen?«
- »Was ist das für eine Leere, die Sie füllen, wenn Sie sich mit Salzigem und Süßem vollstopfen?« – »Gibt es eine bessere Strategie, Erfüllung, Halt und Trost zu erfahren?«
- »Welche Erlebens- oder Verhaltensweisen, die Sie sich nicht erlauben, haben Sie durch das Suchtmittel enthemmt?« – »Können Sie sich vorstellen, Ihre Bedürfnisse und Wünsche ohne Konsum zu leben? Wie könnte es nüchtern funktionieren?«

Helferkinder haben zumeist eine gute Problemwahrnehmung, doch kaum Wahrnehmung für sich, ihre Gefühle und Bedürfnisse. In diesem Fall sind eher motivorientierte Verhaltensanalysen indiziert.

Die 35-jährige Frau P. ist in ihrer Persönlichkeit unsicher vermeidend akzentuiert und beginnt in einer depressiven Lebenskrise, in der sie sich sehr überfordert und allein gelassen fühlt, Alkohol zu missbrauchen, um alles zu vergessen. Nach einem Jahr Abstinenz und ambulanter Therapie hat sie einen alkoholischen Absturz und ist vor Angst und Schuldgefühlen außer sich. Sie hat ein geringes Selbstwertgefühl und neigt dazu, Probleme zu dramatisieren. Ich bitte sie darum, mir von dem Abend genau zu erzählen. Zuerst will sie sich nicht an ihr »Versagen« erinnern, dann lässt sie sich ein. Frau P. ist mit dem Ehemann auf einer Party gewesen. Zuerst tanzt sie noch mit ihm, dann, nachdem sie sich ausreichend berauscht hat, auch mit anderen Männern, immer wilder. Sie flirtet ungehemmt. Später in der Nacht streitet sie lautstark mit einer Freundin.

Wir analysieren die Zusammenhänge: Seit Monaten steckt das Paar in einer Beziehungskrise, erotisch läuft nichts mehr. Hinzu kommen Erziehungsprobleme in Bezug auf die Kinder. Sie nutzt den Alkohol, um die Probleme zu vergessen und sich zu vergnügen. Auch reflektiert sie den Wunsch, sich als attraktiv und begehrenswert zu erleben. Der Alkohol hilft ihr, ihre Ängste vor dem Verlassenwerden abzulegen und ihre moralischen Skrupel zu überwinden. Zum Streit mit der Freundin äußert sie: »Ich wollte ihr eigentlich schon lange meine Meinung geigen.« Während Frau P. vom Abend berichtet, sieht man ihr das Vergnügen und die Genugtuung des Abends an. Ich spiegele ihr meine Beobachtung, und sie erschrickt furchtbar.

Wir disputieren, wie sie sich, geplagt von Ängsten und Schuldgefühlen, davon abhalten lässt, das zu tun, was sie eigentlich will. Ich vermittele ihr, dass ihre Wünsche erlaubt seien und sie lernen kann, sie zu akzeptieren und nach Wegen zu suchen, sie ohne Alkohol auszuleben. Dieser Gedanke ist neu für sie, und wir haben neue Themen für die Therapie: wild tanzen, flirten, sich attraktiv finden und wütend werden. Nach einer Kindheit in einer Suchtfamilie, in der sie keine Annahme, Ermutigung und Rückhalt erhalten hat, aber abgewertet und misshandelt wurde, hat sie mit 17 Jahren ihr erstes Kind bekommen und geheiratet. Frau P. reflektiert, sich nie ausprobiert und ausgelebt zu haben. Kurze Zeit später trennt sie sich und lebt ihre sexuellen Wünsche ungeniert aus.

5.7.3 Rückfallprophylaxe

Rückfallprophylaxe ist ein Thema, welches die Behandlung aller psychischen Krankheiten betrifft, doch bei abhängigen Störungen eine hervorgehobene Bedeutung hat und in diesem Zusammenhang am besten elaboriert ist. Ein Rückfall ist ein Zurückgreifen auf alte dysfunktionale Erlebens- und Verhaltensmuster. Körkel (2001) stellt dar, dass Konsumvorfälle ein normaler Bestandteil des Ausstiegs aus der Abhängigkeit sind. Der Abbau (co-)abhängiger Gewohnheiten und der Aufbau alternativer Erlebens- und Verhaltensstrategien sind keine einmalige, statische Entscheidung, vielmehr ist es als ein dynamischer Prozess zu verstehen. In der Suchttherapie wurde ein erneuter Konsum lange Zeit als Katastrophe betrachtet, die mit allen Mitteln verhindert werden musste. Körkel wirbt dafür, den Themenkomplex zu entkatastrophisieren und zu entmystifizieren, den Prozess differenziert und gelassen in seinen Aufs und Abs anzunehmen und geschmeidig auf die Erfordernisse einzugehen.

Gleichgültig, ob Klienten co-abhängig, suchtkrank, depressiv, angstkrank oder somatoform leidend sind, eine Mehrheit der suchttraumatisierten Klienten dramatisiert nach unserer Erfahrung einen Rückschlag: »Alles ist wie früher. Die ganze Therapie hat nichts gebracht.« In solchen Fällen hilft es nichts, wenn der Therapeut in dasselbe Horn bläst. Ganz im Gegenteil ist dann eine entkatastrophisierende Intervention indiziert wie z.B.: »Früher haben Sie Ihrem Vater täglich sein Bier besorgt. Jetzt ist es Ihnen nach einem halben Jahr einmal passiert, dass Sie sich haben überreden lassen, ihm Geld zu leihen. Und Sie haben schnell bemerkt, dass es keine gute Idee war.« Es gibt dagegen auch Klienten, die Rückfälle bagatellisieren: »Nicht schlimm, ich will nach vorne schauen!« oder »Ich habe mich bei meiner Frau entschuldigt. Das wird nie wieder vorkommen.« In solchen Fällen ist eine problematisierende Intervention des Therapeuten angeraten: »Das geht mir gerade zu schnell. Ich möchte Sie bitten, dass wir uns den Vorfall mal in Ruhe anschauen.« Eine besondere therapeutische Herausforderung sind ambivalente Klienten, die desintegriert sowohl dramatisierende als auch verharmlosende Tendenzen zeigen. Therapeutisch ist es eine Gratwanderung, flexibel auf die Klienten einzugehen und doch Halt und Orientierung zu geben.

Rückfall oder Vorfall?

Konsum- oder verhaltensbezogene Rückschläge sind nicht ungewöhnlich, wenn jemand versucht, ein abhängiges Verhaltensmuster einzustellen. Solche Rückschläge bergen sowohl eine Gefährdung, in die alten Muster abzurutschen, als auch eine Chance, daraus Lehren zu ziehen. Wenn passiert ist, was nicht passieren soll, stellt sich suchttherapeutisch die Frage: Liegt ein Rückfall oder ein Vorfall vor? Die Unterscheidung von Rückfall oder Vorfall ist in der Prophylaxe wichtig und sie macht deutlich, was die Klienten in der Prophylaxe lernen sollten, um ihre Gefährdung eigenständig zu meistern. Denn in einer Therapie der Abhängigkeit ist das oberste Ziel Unabhängigkeit. Darin einbezogen ist ebenfalls die Unabhängigkeit von der Zuwendung des Therapeuten in dem Streben, das abhängige Verhalten zu überwinden. Die folgenden zwei Fallbeispiele sollen den Unterschied zwischen Rückfall und Vorfall veranschaulichen. Bitte fragen Sie sich, wie Sie die Fälle einstufen!

1. Fall: Frau M. hat Alkohol missbraucht, um ihre Verletzlichkeit und Trostbedürfnisse zu betäuben. Seit Beginn der Therapie hat sie aufgehört zu trinken. In der Therapie haben wir motivorientiert die Alternative vorbereitet, sich bei Verletzungen ihrem Ehemann mitzuteilen und sich von ihm trösten zu lassen. Am Wochenende kommt es zu einer Kränkung durch die suchtkranke Mutter. Am Samstag trinkt Frau M., um sich zu beruhigen. Sie berichtet, dass es ihr am Sonntag noch schlechter ging. Sie offenbart sich dem Ehemann, der sie doppelt tröstet, wegen dem Konsum vom Vortag und der Kränkung durch die Mutter. Sie kommt aufgeregt in die Therapie: »Ich bin rückfällig.«

2. Fall: Frau O. sucht die Therapie auf, weil sie seit Jahren ihren drogensüchtigen Sohn mit Geld versorgt. Er ruft sie alle paar Monate an, um ihr zu erzählen, dass er clean sei, und ihr mittels haarsträubender Räubergeschichten größere Geldsummen abzupressen. Ihr erklärtes Ziel ist, die mütterlichen Ängste zu überwinden, und sie schafft es schließlich, sich gegenüber den For-

derungen des Sohnes abzugrenzen. Viele Wochen später kommt Frau O. bester Stimmung in die Sitzung. Der Sohn habe sich gemeldet. Er sei clean und habe eine Ausbildung angefangen. Ich frage sie, ob sie ihm Geld gegeben habe. Sie erwidert: »Nur geliehen.« Sie berichtet, dass er die Summe benötige, um sich für die Ausbildung einzukleiden. Dann fragt sie: »Das ist doch gut so, oder nicht?«

Der erste Fall stellt einen Konsumvorfall dar. Die Klientin hat ihr altes Bewältigungsmuster noch einmal ausprobiert, und sie hat erfahren, ihre Situation dadurch nur zu verschlimmern. Sie zieht daraus die notwendigen Konsequenzen und greift auf die erarbeitete Handlungsalternative zurück. Die Aussage der Klientin, rückfällig zu sein, war als dramatisierend einzustufen. Es bestand kein therapeutischer Handlungsbedarf, abgesehen davon, die Experimentierfreude der Klientin zu würdigen. Der zweite Fall ist als ein Rückfall einzustufen. Als die Klientin mit ihrem bekannten co-abhängigen Muster konfrontiert wurde, reflektierte sie, wie gewohnt unüberlegt, aus falscher Hoffnung reagiert zu haben. Die Klientin nahm sich derart die Möglichkeit, ihre Handlungsoptionen zu sichten und eine überlegte Wahl zu treffen. Ein Rückfall ist definiert durch einen Vorfall des Problemverhaltens und eine rigide Wahrnehmung und Bewertung des Vorfalls. Durch die Vermeidung, den Vorfall in seiner Tragweite auszuwerten, wird erneutes Problemverhalten wahrscheinlicher. Ein Vorfall ist hingegen durch eine flexible und zielkongruente Bewertung gekennzeichnet, die die Wahrscheinlichkeit weiteren (co-)abhängigen Verhaltens reduziert. In solchen Fällen besteht kein therapeutischer Interventionsbedarf.

Den Prozess stärken durch Enttabuisieren des Rückfalls

Suchttraumatisierte Klienten mit (co-)abhängiger Problematik übertragen ihre dysfunktionalen Einstellungen auf die Therapie und den Veränderungsprozess: »Der Therapeut hilft mir, mein Problem loszuwerden, dann wird alles gut.« Hier ist die Rückfallprophylaxe ein notwendiger Bestandteil der Kognitiven Umstrukturierung und des

Selbstmanagements und maßgeblich entscheidend für den nachhaltigen Therapieerfolg. In dem Moment, in dem die Klienten ihre Ziele klar haben, sich auf den Weg machen und erste Erfolge feiern, beginnt die Rückfallprophylaxe: »Schön, dass es Ihnen besser geht und es so gut läuft. Darf ich Sie darauf hinweisen, dass Sie Rückschläge erfahren werden und es gut ist, dafür ein wenig vorzubeugen?« Viele Klienten wehren die Intervention ab: »Ich will gar nicht darüber nachdenken.« oder »Wollen Sie, dass ich rückfällig werde?« Je stärker die Abwehr ist, desto eher sind prophylaktische Techniken indiziert. Hier ist es wichtig, die Konzepte der Klienten von Entwicklung und Veränderung zu disputieren und ein Konzept lebenslanger Selbstfürsorge anzuregen.

Kritische Situationen vorbereiten

Es lohnt sich, ein mögliches Rückfallszenario im Detail zu erarbeiten:

- Was passiert im Vorlauf, welche sozialen Belastungen und persönlichen Beeinträchtigungen sind gegeben?
- Wie entwickelt sich die unmittelbare Situation, bevor es eintritt?
- Was spüren, fühlen, denken und machen Sie kurz vorher?
- Was spüren, fühlen, denken und machen Sie währenddessen?
- Was gibt es für Risiken, dass die Situation eskaliert? Was haben Sie für Möglichkeiten, zu deeskalieren?
- Was spüren, fühlen, denken und machen Sie am nächsten Tag?
- Was tun Sie dafür, sich in den alten Mustern weiter zu verlieren? Was können Sie tun, um die Muster abzumildern oder zu unterbrechen?
- Zu welchen Personen sollten Sie keinen Kontakt suchen? Welche Personen sind geeignet, Sie in ihren Absichten zu unterstützen?

Diese und weitere rückfallbezogene Fragen können gestellt werden, bevor sich ein Rückfall ereignet, sie können nach einem Rückfall gestellt werden, und sie können in Bezug auf eine riskante Situation, die bevorsteht, gestellt werden.

Die 60-jährige Frau B. hat ein Leben, geprägt durch Alkohol, hinter sich. Die Suchtfamilie bereitete sie auf ihre eigene fast 40-jährige Alkoholkarriere inklusive zweier Partnerschaften mit alkoholkranken Männern vor. Seit zwei Jahren ist sie trocken. Sie berichtet, dass ihre Schwester in einem halben Jahr heiraten wird. In den letzten zwei Jahren ist sie allen Ereignissen, auf denen Alkohol ausgeschenkt wurde, aus dem Weg gegangen. Sie liebt ihre Schwester und möchte an der Hochzeit teilnehmen, hat aber riesige Angst davor. Mit Hilfe des Flipcharts sammeln wir acht konkrete äußere und innere Risikosituationen, die die Hochzeit für sie birgt. Mit viel Geduld und Spucke erarbeiten wir acht Strategien, die Risiken zu meistern, ohne zur Flasche zu greifen. Und mit Hilfe von Rollenspielen üben wir so lange, bis sie Sicherheit gewinnt. Außerdem leite ich sie an, Abbruchkriterien für die Feier zu bestimmen und einen Fluchtplan dafür aufzustellen. Sie bespricht alles mit Partner und Schwester vorab. Schließlich eruieren wir ihre Wünsche und Interessen in Bezug auf die Hochzeit. Als Erinnerung nimmt sie einen Stein als Handschmeichler in der Tasche mit, an dem sie sich festhalten kann und der sie an ihre Absichten erinnert.

Eigenverantwortung stärken

Der Therapeut unterstützt den Klienten zwar in der Absicht, nicht rückfällig zu werden. Die Wahl selbst, für oder gegen den Rückfall, ist indessen allein die Entscheidung des Klienten. Eine gute Rückfallprophylaxe ist nur dann möglich, wenn der Therapeut diese Grenze beachtet: »Sie dürfen sich auch für Ihre alten Muster entscheiden.« Erst dadurch entsteht in der Therapie der notwendige Raum, über das Für und Wider der Handlungsoptionen angstfrei zu reflektieren. Die Betonung der Eigenverantwortung des Klienten ist Teil der Rückfallprophylaxe und der Befähigung des Klienten, den Umgang mit den eigenen Lebensfallen eigenständig zu managen. Und die Wahl ist ein Prozess, es geht darum, jeden Tag neu zu entscheiden, während der Therapie und danach, ein Leben lang.

KAPITEL 6

Brief an ein stilles Kind

Wie es in einer guten Psychotherapie üblich ist, möchten wir das letzte Wort einer Expertin überlassen. Den folgenden Brief ans innere Kind schrieb eine Klientin während der Integration des verletzten Kindes (5.6.3).

Liebes stilles Kind, ich kenne Dich kaum. Und dabei bist Du doch ein Teil von mir, und ich versuche, mit Dir in Kontakt zu treten. Du bist scheu. Du bist leise. Du wirst leicht übersehen. Aber in Dir drin bist Du laut, hörbar, sichtbar. Du machst alles mit Dir selbst aus – und dabei wirst Du noch unhörbarer, noch unsichtbarer. Du tust mir leid. Es macht mich traurig, an Dich zu denken und mich in Dich hineinzuversetzen. Ich sehe Dich meistens allein, sogar einsam. Ohne die Fähigkeit und die Gelegenheit, Dich mitzuteilen.

Es ist aber auch kein Wunder, dass Du nicht gelernt hast, Deine Gefühle und Wünsche auszudrücken. Um Dich herum, da wird viel geschwiegen, drüber geschlafen, in sich verpackt. Ich sehe im Rückblick nicht das eine große Tabu, es ist vielmehr diese Methode, nicht zu sagen, was wirklich in einem drin und gerade dran ist. Und noch viel schlimmer: Dass das, was gesagt wird, nicht die echte Wahrheit ist. Die echte Wahrheit liegt zwischen den Zeilen, zwischen den Hautschichten, irgendwo wie ein Flirren. Nicht greifbar, kaum sichtbar – aber total da. Und das kann durchaus das genaue Gegenteil von dem sein, was gesagt wird. Das ist so was von anstrengend! Woher nimmst Du bloß die Kraft? Ist das alles nur ein Durchhalten, ein Warten auf Gottweißwas?

Auch Streit gibt es kaum. Nur Kritik und dann Distanz. Kritik ist etwas ganz Schlimmes für Dich, weil es immer mit einer allumfassen-

den Ablehnung einhergeht. Oft folgt darauf ein »Geh mir aus den Augen«. Also besser nix sagen. Bei Oma und Opa ist es anders. Da kannst Du sein, wie Du bist – und wirst trotzdem geliebt. Ja, trotzdem! Bei Oma und Opa geht es viel danach, was Du möchtest, und Du darfst das auch sagen. Es ist total willkommen. Du fühlst Dich da als Wesen willkommen. Aus heutiger Sicht ist das fast ein Irrwitz: Meine Oma war es, die sich irgendwann mit Alkohol zugeschüttet hat – und angeblich hat es keiner der Erwachsenen mitbekommen. Das kann zumindest zum Ende hin nicht sein. Der Keller war voller Schnaps! Meine Oma hatte schon immer so einen scharfen Geruch. Aber auch als junge Erwachsene bin ich niemals auf die Idee gekommen, dass es sein könnte, was es war: eine Fahne. Ich wollte vielleicht aber auch einfach nicht, dass meine Insel dort sich auch in eine Welt mit Fassade, in einen Gesagt-Gefühlt-Gegensatz aufsplittet.

Streit wird vermieden. Weil Streit allumfassend ist und wie ein Monster alle warmen Gefühle für den anderen frisst. Und deshalb: Klappe halten. Da hast Du das gelernt, stilles Kind. Und es war für Dich die beste Strategie, da durchzukommen. Ich verstehe das. Und heute? Deine Strategie klingt noch heute in mir nach. Ich kenne es nicht, dass im Austausch mit Vertrauten so etwas wie Erleichterung zu finden ist. Ich kann Sachen besprechen, ja. Aber gemeinsam fühlen? Das fällt mir sehr schwer. Auf die Idee komme ich sowieso erst in jüngster Zeit. Verrückt!

Ich habe eine Zeit lang versucht, mich bei Überlastung zu betäuben. Das »wegzumachen«, was mich so verstört. Saufen hat es nicht gebracht. Es hat den Selbsthass geschürt, die Abwärtsspirale der Gefühle beschleunigt und das Sich-nicht-zeigen-Können noch verstärkt. Aber immerhin hat es mich zu diesem Punkt geführt: STOPP. Das will ich nicht, nicht für mich und nicht für meine Familie und meine Kinder. Ich will nicht so weitermachen und das weitergeben, was mich selbst so viel gekostet hat. Tja, da sind wir nun. Und ehrlich gesagt fühlt es sich ziemlich gut an. Jetzt fühle ich für Dich. Dich von früher: Ich fühle Deine Distanz zu allen. Diese Einsamkeit, die Dir unter die Haut kriecht. Die Traurigkeit. Das Bestreben, Dein wahres Ich nicht zu zeigen. Ich sehe aber auch den Frieden, den Du mit Dir selbst an guten Tagen hast. Deine Stille ist Dein Merkmal, das Hauptcharakteristikum. Es steht aber auch für eben jene Zeit.

Mit dem Eintritt in eine andere Welt, dem Gymnasium, kommst Du aus der Isolierung heraus. Sachen aus der Familie teilst Du zwar immer noch nicht mit anderen, aber Du erlebst andere Familien und stellst fest, wie anders die miteinander umgehen. Welche Freiheit da herrscht. Im Kontakt mit den anderen Jugendlichen entdeckst Du etwas Wertvolles an Dir: dass Du gut zuhören, beraten und helfen kannst. Du hast gelernt, genau hinzusehen und auf den anderen zu achten. Du bist eine richtig gute Freundin – und Verschwiegenheit fällt Dir logischerweise nicht schwer. Natürlich wertest Du diese Fähigkeit ab, als könne das jeder und als sei das nichts Besonderes. Heute glaube ich schon, dass das etwas Besonderes war.

Einmal ist eine Ahnung dafür in Dir aufgeblitzt: Als Dich an Deiner Abreise nach Amerika zum mehrmonatigen Schüleraustausch gut und gerne 30 Leute am Flughafen verabschiedet haben, tränenreich und hochemotional. Der Austausch ging mächtig in die Hose: Deine amerikanische Familie konnte Dich leider nicht leiden und hat kaum mit Dir gesprochen. Der Abstand zu Deinen Freunden und die enorme Abgetrenntheit von allem haben Dich in eine tiefe Verzweiflung gestürzt. Du hast absichtlich gehungert und Dich mit Abführmitteln bestraft. Es war ein Akt des Selbsthasses. Und ein stummer Schrei.

Stummer Schrei! Möglich, dass die chronische Krankheit auch ein Schrei war? Nein, eher ein Wimmern. Die Entzündung sitzt übrigens genau da, wo die echte Wahrheit ist: zwischen den Hautschichten. Lange habe ich dies als inneren Feind, als Schwachstelle, als dunkles Geheimnis, als Aggressor einsortiert. Heute empfinde ich anders: als Hinweis auf Dich, auf Dich in mir und dem Fingerzeig, nicht einfach über Gefühle und Gedanken hinwegzugehen.

Noch mal: und heute? Jetzt fühle ich Dich, meine stille Seite mit den vielen Gefühlen. Heute bemühe ich mich um Dich in mir. Wenn ich jetzt zum Einschlafen abends in tiefem Frieden meine Hände auf der Brust ineinanderlege, dann ist es, als würde die Große die Kleine halten. Das ist sehr schön und lässt mir die Tränen in die Augen steigen. Und dabei hilft die Kleine der Großen genauso wie andersherum. Das ist sehr schön und fühlt sich endlich richtig an. Ich wünsche mir, dass ich diesen Kontakt nicht mehr verliere. Im Gegenteil, ich hätte diesen stillen Anteil von mir gerne präsent, erreichbar, gerade auch in den wichtigen Momenten (und nicht wie so oft erst danach). Das liegt noch vor mir. Oder sollte ich sagen: vor uns?

Literatur

Ainsworth, M. D. S. & Bell, S. M. (1970). Attachment, exploration and separation: Illustrated by the behavior of one-year-olds in a strange situation. *Child Development, 41*, 49–67.

Ainsworth, M. D. S., Blehar, M. C., Waters, E. & Wall, S. (1978). *Patterns of attachment. A psychological study of the strange situation*. Hillsdale, New Jersey: Erlbaum.

Al-Anon Familiengruppen (1995). *Vom Überleben zur Genesung. Aufgewachsen in einer alkoholkranken Familie*. Al-Anon Familiengruppen: Essen.

Anonyme Alkoholiker (2020, 03. Febr.). *Die Zwölf Schritte der Anonymen Alkoholiker*. Abgerufen von https://www.anonyme-alkoholiker.de/downloads/Zwölf-Schritte.pdf.

Arenz-Greiving, I. (2007). *Die vergessenen Kinder*. Lüdenscheid: Blaukreuz.

Barnowski-Geiser, W. (2009). *Hören, was niemand sieht. Kreativ zur Sprache bringen, was Kinder und Erwachsene aus alkoholbelasteten Familien bewegt*. Neukirchen-Vluyn: Semnos.

Barnowski-Geiser, W. (2015). *Vater, Mutter, Sucht. Wie erwachsene Kinder suchtkranker Eltern trotzdem ihr Glück finden können*. Stuttgart: Klett-Cotta.

Bayrischer Rundfunk (2020, 03. Febr.). *Ein Teil von uns. Vier Fragen an Brigitte Hobmeier*. Abgerufen von https://www.br.de/presse/inhalt/pressedossiers/ein-teil-von-uns-interview-hobmeier-100.html.

Beck, A. T., Rush, A. J., Shaw, B. F. & Emery, G. (2010). *Kognitive Therapie der Depression* (4. Aufl.). Weinheim: Beltz.

Black, C. (1987). *»It Will Never Happen to Me!« Growing up with Addiction as Youngsters, Adolescents, Adults*. New York: Ballantine Books.

Bowlby, J. (2006a). *Bindung*. München: Reinhardt.

Bowlby, J. (2006b). *Trennung: Angst und Zorn*. München: Reinhardt.

Bowlby, J. (2006c). *Verlust: Trauer und Depression*. München: Reinhardt.

Buber, M. (1994). *Das dialogische Prinzip*. Gerlingen: Lambert Schneider.

Butollo, W. & Hagl, M. (2003). *Trauma, Selbst und Therapie. Konzepte und Kontroversen in der Psychotraumatologie*. Bern: Hans Huber.

Caspar, F. (2007). *Beziehungen und Probleme verstehen. Eine Einführung in die psychotherapeutische Plananalyse* (3., vollständig überarbeitete Aufl.). Bern: Hans Huber.

Cillien, M. & Ziegler, F. (2013). Differentialdiagnostik und Komorbidität komplexer Traumafolgestörungen. In: M. Sack, U. Sachsse & J. Schellong (Hrsg.), *Komplexe Traumafolgestörungen. Diagnostik und Behandlung von Folgen schwerer Gewalt und Vernachlässigung* (S. 91–124). Stuttgart: Schattauer.

Clark, D.M. & Wells, A. (1995). A cognitive model of social phobia. In: R.G. Heimberg, M. Liebowitz, D. Hope & F. Schneider (Eds.), *Social Phobia: Diagnosis, assessment, and treatment* (pp. 69–93). New York: Guilford.

Cohen, J.A., Mannarino, A.P. & Deblinger, D. (2009). *Traumafokussierte kognitive Verhaltenstherapie bei Kindern und Jugendlichen*. Berlin: Springer.

Deutsche Hauptstelle für Suchtfragen (2020, 03. Febr.). *Voll normal.* Abgerufen unter https://www.dhs.de/fileadmin/user_upload/pdf/Broschueren/Voll_normal.pdf.

DiClemente, C.C., Prochaska, J.O., Fairhurst, S.K., Velicer, W.F., Velasquez, M.M., J. & Rossi, S. (1991). The process of smoking cessation: An analysis of precontemplation, contemplation, and preparation stages of change. *Journal of Consulting and Clinical Psychology, 59 (2)*, 295–304.

Dilling, H. & Freyberger, H.J. (Hrsg.). (2018). ICD-10. *Taschenführer zur* ICD-*10-Klassifikation psychischer Störungen* (8., überarbeitete Aufl. entsprechend ICD-10-GM). Göttingen: Hogrefe.

Dilling, H., Mombour, W. & Schmidt, M.H. (Hrsg.). (2018). *Internationale Klassifikation psychischer Störungen.* ICD-10 *Kapitel V (F). Klinisch diagnostische Leitlinien* (1. Nachdruck der 10. Aufl.). Bern: Hogrefe.

Eckert, J. (2006). Der therapeutische Prozess in der Praxis. In: J. Eckert, E.-M. Biermann-Ratjen & D. Höger (Hrsg.), *Gesprächspsychotherapie. Lehrbuch für die Praxis* (S.139–148). Berlin: Springer.

Eckert, J., Biermann-Ratjen, E.-M. & Höger, D. (Hrsg.). (2006). *Gesprächspsychotherapie. Lehrbuch für die Praxis.* Berlin: Springer.

Finke, J. (1994). *Empathie und Interaktion. Methodik und Praxis der Gesprächspsychotherapie.* Stuttgart: Thieme.

Flassbeck, J. (2011). Die Geozentrik der Suchthilfe. Vernachlässigte Angehörige? *rausch – Das unabhängige Magazin für Suchtfragen, 1*, 10–13.

Flassbeck, J. (2013a). ER statt ICH – Symptome, Ursachen und Entwicklung der Co-Abhängigkeit. *Gesprächspsychotherapie und Personzentrierte Beratung, 44 (2)*, 93-100.

Flassbeck, J. (2013b). ICH statt ER – Leitlinien der personzentrierten Therapie der Co-Abhängigkeit. *Gesprächspsychotherapie und Personzentrierte Beratung, 44 (4)*, 207-214.

Flassbeck, J. (2013c). Kommentar. Angehörige Suchtkranker – Genug geredet, Zeit zu handeln! *Sucht. Zeitschrift für Wissenschaft und Praxis, 52 (2)*, 106–108.

Flassbeck, J. (2014). Viele (verpasste) Chancen. Angehörige in der Suchthilfe und -prävention. Diakonisches Werk Altenkirchen, *Jahresbericht 2013*, 8–15.

Flassbeck, J. (2016a). *Co-Abhängigkeit. Diagnose, Ursachen und Therapie für Angehörige von Suchtkranken (2. Aufl.)*. Stuttgart: Klett-Cotta.

Flassbeck, J. (2016b). Gegen den Strom schwimmen lernen. Der co-abhängige Fall Frau Freundlich. *Musiktherapie, 29*, 14–19.

Flassbeck, J. (2019). *Ich will mein Leben zurück! Selbsthilfe für Angehörige von Suchtkranken* (3., durchgesehene Aufl.). Stuttgart: Klett-Cotta.

Fliß, C. (2013). Psychotherapie bei noch bestehendem Täterkontakt. In: M. Sack, U. Sachsse & J. Schellong (Hrsg.), *Komplexe Traumafolgestörungen. Diagnostik und Behandlung von Folgen schwerer Gewalt und Vernachlässigung* (S. 373–379). Stuttgart: Schattauer.

Frankl, V. E. (1996). *Die Sinnfrage in der Psychotherapie* (6. Aufl.). München: Piper.

Frankl, V. E. (2016). *…trotzdem Ja zum Leben sagen. Ein Psychologe erlebt das Konzentrationslager*. München: Kösel.

Freeman, M. (2015). »Nachträglichkeit«, traumatisch und nicht-traumatisch: Erinnerung, Erzählung und das Mysterium der Ursprünge. In: C. E. Scheidt, G. Lucius-Hoene, A. Stukenbrock & E. Waller (Hrsg.), *Narrative Bewältigung von Trauma und Verlust* (S. 14–25). Stuttgart: Schattauer.

Gendlin, E. T. & Wiltschko, J. (1999). *Focusing in der Praxis. Eine schulenübergreifende Methode für Psychotherapie und Alltag*. Stuttgart: Pfeiffer bei Klett-Cotta.

Görlitz, G. (2017). *Körper und Gefühl. Basisübungen* (8. Aufl.). Stuttgart: Klett-Cotta.

Görlitz, G. (2019). *Körper und Seele. Aufbauübungen* (6. Aufl.). Stuttgart: Klett-Cotta.

Goiginger, A. (Reg., 2018). *Die beste aller Welten* [Film]. Mödling bei Wien: Ritzl-Film.

Grawe, K. (2000). *Psychologische Therapie* (2., korrigierte Aufl.). Göttingen: Hogrefe.

Grawe, K. (2001). *Psychotherapie im Wandel. Von der Konfession zur Profession* (5., unveränderte Aufl.). Göttingen: Hogrefe.

Grawe, K. (2004). *Neuropsychotherapie*. Göttingen: Hogrefe.

Greenberg (2011). *Emotionsfokussierte Therapie*. München: Reinhardt.

Güroff, E. (2016). *Selbstsicherheit und soziale Kompetenz. Das Trainingsprogramm mit Basis- und Aufbauübungen*. Stuttgart: Klett-Cotta.

Hahlweg, K., Schröder, B. & Weusthoff, S. (2011). Kommunikationstraining. In: M. Linden & M. Hautzinger (Hrsg.), *Verhaltenstherapiemanual* (7. Aufl., S. 403-408). Berlin: Springer.

Hautzinger, M. (2013). *Kognitive Verhaltenstherapie bei Depressionen* (7., vollständig überarbeitete und erweiterte Aufl.). Weinheim: Beltz.

Hayes, S. C., Strosahl, K. D. & Wilson, K. G. (2014). *Akzeptanz- & Commitment-Therapie: Achtsamkeitsbasierte Veränderungen in Theorie und Praxis*. Paderborn: Junfermann.

Hecker, T. & Maerker, A. (2015). Komplexe posttraumatische Belastungsstörung nach ICD-11. Beschreibung des Diagnosevorschlags und Abgrenzung zur klassischen posttraumatischen Belastungsstörung. *Psychotherapeut, 6*, 547–560.

Heidenreich, T., Michalak, J. & Eifert, G. (2007). Balance von Veränderung und achtsamer Akzeptanz: Die dritte Welle der Verhaltenstherapie. *Psychotherapie, Psychosomatik, Medizinische Psychologie, 57*, 475–486.

Hiller, R. & Hensel, T. (2017). *ResonaT – Ressourcenorientierte narrative Traumatherapie. Kindern und Jugendlichen mit komplexen Traumafolgestörungen helfen.* Göttingen: Vandenhoeck & Ruprecht.

Hinsch, R. & Pfingsten, U. (2015). *Das Gruppentraining sozialer Kompetenzen (GSK). Grundlagen, Durchführung, Materialien* (6., vollständig überarbeitete Aufl.). Weinheim: Beltz.

Hinsch, R. & Wittmann, S. (2010). *Soziale Kompetenz kann man lernen* (2. Aufl.). Weinheim: Beltz.

Höfner, E. & Schachtner, H.-U. (1997). *Das wäre doch gelacht. Humor und Provokation in der Therapie* (4. Aufl.). Reinbek bei Hamburg: Rowohlt.

Hoyer, J. & Becker, E. S. (2005). Sorgenexposition bei Generalisierten Angststörungen. In: P. Neudeck & H.-U. Wittchen (Hrsg.), *Konfrontationstherapie bei psychischen Störungen: Theorie und Praxis* (S. 95–122). Göttingen: Hogrefe.

Institut für Schematherapie Frankfurt (2020, 09. März). *Modus Landkarte.* Abgerufen von https://schematherapie-frankfurt.de/downloads/arbeitsblaetter/Moduslandkarte_neu.pdf.

Irle, E., Lange, C., Sachsse, U. & Weniger, G. (2013). Neurobiologie komplexer Traumafolgestörungen. In: M. Sack, U. Sachsse & J. Schellong (Hrsg.), *Komplexe Traumafolgestörungen. Diagnostik und Behandlung von Folgen schwerer Gewalt und Vernachlässigung* (S. 8–30). Stuttgart: Schattauer.

Kaluza, G. (2004). *Stressbewältigung. Trainingsmanual zur psychologischen Gesundheitsförderung.* Heidelberg: Springer.

Kanfer, F. H., Reinecker, H. & Schmelzer, D. (2012). *Selbstmanagement-Therapie: Ein Lehrbuch für die klinische Praxis* (5., korrigierte und durchgesehene Aufl.). Berlin: Springer.

Karameros, A. & Sack, M. (2013). Grundstrategien in der psychotherapeutischen Behandlung. In: M. Sack, U. Sachsse & J. Schellong (Hrsg.), *Komplexe Traumafolgestörungen. Diagnostik und Behandlung von Folgen schwerer Gewalt und Vernachlässigung* (S. 201–246). Stuttgart: Schattauer.

Kast, V. (2010). *Vom Sinn des Ärgers. Anreiz zu Selbstbehauptung und Selbstentfaltung* (3. Aufl.). Freiburg i. Br.: Herder.

Kast, V. (2013). *Trauern: Phasen und Chancen des psychischen Prozesses.* Freiburg i. Br.: Kreuz Verlag.

Klein, M. (2001). Das personale Umfeld von Suchtkranken. In: F. Tretter & A. Müller (Hrsg.), *Psychologische Therapie der Sucht* (S. 201–229). Göttingen: Hogrefe.

Klein, M. (2005a). *Kinder und Jugendliche aus alkoholbelasteten Familien.* Regensburg: Roderer.

Klein, M. (2005b). Kinder aus suchtbelasteten Familien. In: R. Thomasius & U. Küstner (Hrsg.), *Familie und Sucht. Grundlagen, Therapiepraxis, Prävention* (S. 52–59). Stuttgart: Schattauer.

Klein, M. & Bischoff, G. (2013). Editorial. Angehörige Suchtkranker – Der Erklärungswert des Co-Abhängigkeitsmodells. *Sucht. Zeitschrift für Wissenschaft und Praxis, 52 (2)*, 65–68.

Klein, M., Moesgen, D., Bröning, S. & Thomasius, R. (2013). *Kinder aus suchtbelasteten Familien stärken. Das »Trampolin«-Programm.* Göttingen: Hogrefe.

Koppenhöfer, E. (2004). *Kleine Schule des Genießens. Ein verhaltenstherapeutisch orientiertes Behandlungsprogramm zum Aufbau positiven Erlebens und Verhaltens.* Lengerich: Pabst.

Körkel, J. (2001). Rückfall und Rückfallprävention bei Alkoholabhängigkeit. In: F. Tretter & A. Müller (Hrsg.), *Psychologische Therapie der Sucht* (S. 519–547). Göttingen: Hogrefe.

Kraft, H. (1996). *Autogenes Training. Methodik, Didaktik und Psychodynamik* (3. überarbeitete Aufl.). Stuttgart: Hippokrates.

Kriz, J. & Slunecko, T. (Hrsg.) (2007). *Gesprächspsychotherapie: Die therapeutische Vielfalt des personzentrierten Ansatzes. Psychotherapie: Ansätze und Akzente.* Stuttgart: UTB.

Lambrou, U. (2008). *Familienkrankheit Alkoholismus. Im Sog der Abhängigkeit.* Reinbek bei Hamburg: Rowohlt.

Lammers, C.-H. (2015). *Emotionsfokussierte Methoden. Techniken der Verhaltenstherapie.* Weinheim: Beltz.

Lammers, C.-H. (2017). *Therapeutische Beziehung und Gesprächsführung: Techniken der Verhaltenstherapie.* Weinheim: Beltz.

Langlotz-Weis, M. (2019). *Körperorientierte Verhaltenstherapie.* München: Reinhardt.

Lindenmeyer, J. (2010). *Lieber schau als blau. Entstehung und Behandlung von Alkohol- und Medikamentenabhängigkeit* (8. Aufl.). Weinheim: Beltz.

Linehan, M. (2008). *Dialektisch-Behaviorale Therapie (*DBT*) der Borderline-Persönlichkeitsstörung* (korr. Aufl.). Gießen: Psychosozial-Verlag.

Lippert, A. (2007). *Immer schön locker bleiben. Effektiv entspannen mit der Jacobsen-Methode.* Tübingen: dgvt.

Lüdecke, C., Voigt, W., Teunißen, S. & Schäfer, I. (2013). Behandlung von Patienten mit Suchtproblemen. In: M. Sack, U. Sachsse & J. Schellong (Hrsg.), *Komplexe Traumafolgestörungen. Diagnostik und Behandlung von Folgen schwerer Gewalt und Vernachlässigung* (S. 447–464). Stuttgart: Schattauer.

Main, M. (1995). Desorganisation im Bindungsverhalten. In: G. Sprangler & P. Zimmermann (Hrsg.), *Die Bindungstheorie. Grundlagen, Forschung und Anwendung* (S. 120–139). Stuttgart: Klett-Cotta.

McBratney, S. & Jeram, A. (2018). *Weißt du eigentlich, wie lieb ich dich hab?* (7. Aufl.). Frankfurt a. M.: Fischer Sauerländer.

McCullough Jr., J. P. (2011). *Therapeutische Beziehung und die Behandlung chronischer Depressionen: Cognitive Behavioral Analysis System of Psychotherapy (CBASP)*. Berlin: Springer.

Medienprojekt Wuppertal (2015). *Zoey – Ein Spielfilm über die Lebenswelt von Kindern einer suchtbelasteten Familie* [Film]. Wuppertal.

Mellody, P. (2002). *Verstrickt in die Probleme anderer. Über Entstehung und Auswirkung von Co-Abhängigkeit* (6. Aufl.). München: Kösel.

Mellody, P. & Wells Miller, A. (2009). *Wege aus der Co-Abhängigkeit. Ein Selbsthilfebuch* (8. Aufl.). München: Kösel.

Miller, M. W. & Resick, P. A. (2007). Internalizing and externalizing subtypes in female sexual assault survivors: implications for the understanding of complex PTBD. *Behavior Therapy, 38 (1)*, 58–71.

Miller, W. R., C'de Baca, J., Matthews, D. B. & Wilbourne, P. L. (2020, 03. Febr.). PERSONAL VALUE *Card Sort*. University of New Mexico. Abgerufen von http://casaa.unm.edu/inst/Personal Values Card Sort.pdf.

Miller, W. R. & Rollnick, S. (1999). *Motivierende Gesprächsführung. Ein Konzept zur Beratung von Menschen mit Suchtproblemen*. Freiburg i. Br.: Lambertus.

Miller, W. R. & Rollnick, S. (2015). *Motivierende Gesprächsführung* (3. Aufl.). Freiburg i. Br.: Lambertus.

Müller, E. (1998). *Du spürst unter deinen Füßen das Gras. Autogenes Training in Phantasie- und Märchenreisen*. Frankfurt a. M.: Fischer.

Müller, E. (2001). *Bewusster leben durch Autogenes Training und richtiges Atmen*. Reinbek bei Hamburg: Rowohlt.

NACOA Deutschland (2020, 03. Febr.). *Trau dich! Geschichte vom Elch im Wohnzimmer*. Abgerufen von https://nacoa.de/traudich/derelch.

Neudeck, P. & Wittchen, H.-U. (2005). Die Vernachlässigung der Expositionsverfahren – ein Verstoß gegen die Regeln der Kunst! In: P. Neudeck & H.-U. Wittchen (Hrsg.), *Konfrontationstherapie bei psychischen Störungen: Theorie und Praxis* (S. 7–14). Göttingen: Hogrefe.

Neumann, W., Meier, U. & Baumann, U. (2017). *Auch Klienten brauchen Märchen. Mutgeschichten aus dem therapeutischen Nähkästchen*. Tübingen: dgvt.

Neumann, W. & Peters, B. (1996). *Als der Zahnarzt Zähne zeigte. Humor, Kreativität und therapeutisches Theater in Psychotherapie, Beratung und Supervision*. Dortmund: Modernes Lernen.

Olmstedt, M. E., Crowell, J. A. & Waters, E. (2003). Assortative mating among adult children of alcoholics and alcoholics. *Family Relations*, 52, 64–71.

Perls, F., Hefferline, R. F. & Goodman, P. (2006). *Gestalttherapie. Grundlagen der Lebensfreude und Persönlichkeitsentfaltung* (7. neu übersetzte Aufl.). Stuttgart: Klett-Cotta.

Pfeiffer-Gerschel, T., Kipke, I., David-Spickermann, M. & Bartsch, G. (2007). *Bericht 2007 des nationalen* REITOX-*Knotenpunkts an die* EBDD, *Deutschland. Neue Entwicklungen, Trends und Hintergrundinformationen zu Schwerpunktthemen.* EMCDDA.

Puhm, A. & Uhl, A. (2007). Co-Abhängigkeit – ein hilfreiches Konzept. *Wiener Zeitschrift für Suchtforschung, 30 (2/3)*, 13–20.

Reddemann, L. (2019). *Imagination als heilsame Kraft. Ressourcen und Mitgefühl in der Behandlung von Traumafolgen* (21. Aufl.). Stuttgart: Klett-Cotta.

Rennert, M. (2013). Kommentar. Differenzierte Hilfen: Ja bitte! – Polemik: Nein danke! *Sucht. Zeitschrift für Wissenschaft und Praxis, 52 (2)*, 105–106.

Richter-Appelt, H. & Moldzio, A. (2005). Sexualität und sexueller Missbrauch. In: Thomasius, R. & Küstner, U. (Hrsg.), *Familie und Sucht. Grundlagen, Therapiepraxis, Prävention* (S. 27–38). Stuttgart: Schattauer.

Roediger, E. (2009a). *Praxis der Schematherapie. Grundlagen, Anwendung, Perspektiven.* Stuttgart: Schattauer.

Roediger, E. (2009b). *Raus aus den Lebensfallen! Das Schematherapie-Patientenbuch.* Paderborn: Junfermann.

Rogers, C. R. (1994). *Entwicklung der Persönlichkeit* (10. Aufl.). Stuttgart: Klett-Cotta.

Rogers, C. R. (2016). *Eine Theorie der Persönlichkeit* (2. Aufl.). München: Reinhardt.

Rosenberg, M. B. (2002). *Gewaltfreie Kommunikation.* Paderborn: Junfermann.

Rulf, B. (1992). *Das elfte Gebot.* Remscheid: Selbstverlag.

Sachse, R. (2009). *Persönlichkeitsstörungen verstehen. Zum Umgang mit schwierigen Klienten* (4. Aufl.). Bonn: Psychiatrie-Verlag.

Sachse, R. (2016). *Therapeutische Beziehungsgestaltung* (2., aktualisierte und ergänzte Aufl.). Göttingen: Hogrefe.

Sack, M. & Mattheß, H. (2013). Somatoforme Störungen und komplexe Traumafolgestörungen. In: M. Sack, U. Sachsse, & J. Schellong (Hrsg.), *Komplexe Traumafolgestörungen. Diagnostik und Behandlung von Folgen schwerer Gewalt und Vernachlässigung* (S. 486–490). Stuttgart: Schattauer.

Sack, M. & Sachsse, U. (2013). Therapiemethoden und Behandlungstechniken. In: M. Sack, U. Sachsse & J. Schellong (Hrsg.), *Komplexe Traumafolgestörungen. Diagnostik und Behandlung von Folgen schwerer Gewalt und Vernachlässigung* (S. 247–297). Stuttgart: Schattauer.

Sack, M., Sachsse, U. & Schellong, J. (Hrsg.) (2013). *Komplexe Traumafolgestörungen. Diagnostik und Behandlung von Folgen schwerer Gewalt und Vernachlässigung.* Stuttgart: Schattauer.

Sack, M., Schellong, J. & Sachsse, U. (2013). Einleitung. In: M. Sack, U. Sachsse & J. Schellong (Hrsg.), *Komplexe Traumafolgestörungen. Diagnostik und Behandlung von Folgen schwerer Gewalt und Vernachlässigung* (S. 1–7). Stuttgart: Schattauer.

Schaef, A. W. (1999). *Co-Abhängigkeit. Die Sucht hinter der Sucht.* München: Heyne.

Schauer, M., Elbert, T. & Neuner, F. (2017). Narrative Expositionstherapie (NET) für Menschen nach Gewalt und Flucht – Ein Einblick in das Verfahren. *Psychotherapeut, 62*, 306–313.

Schauer, M., Neuner, F. & Elbert, T. (2011). *Narrative Exposure Therapy (NET). A Short-Term Intervention for Traumatic Stress Disorders (2nd revised and expanded ed.).* Göttingen: Hogrefe.

Scheid, C. E. & Lucius-Hoene, G. (2015). Kategorisierung und narrative Bewältigung bindungsbezogener Traumaerfahrungen im Erwachsenenbindungsinterview. In: C. E. Scheidt, G. Lucius-Hoene, A. Stukenbrock & E. Waller (Hrsg.), *Narrative Bewältigung von Trauma und Verlust* (S. 26–38). Stuttgart: Schattauer.

Schiffer, E. (1999). *Warum Huckleberry Finn nicht süchtig wurde. Anstiftung gegen Sucht und Selbstzerstörung bei Kindern und Jugendlichen.* Weinheim: Beltz.

Schindler, L., Hahlweg, K. & Revenstorf, D. (2017). *Partnerschaftsprobleme? So gelingt Ihre Beziehung. Handbuch für Paare* (5., korr. Aufl.). Berlin: Springer.

Schmid, P. F. (2007). Begegnung von Person zu Person. Die anthropologischen Grundlagen Personzentrierter Therapie. In: J. Kriz & T. Slunecko (Hrsg.), *Gesprächspsychotherapie. Die therapeutische Vielfalt des personzentrierten Ansatzes.* Wien: Facultas.

Schmidbauer, W. (1994). *Hilflose Helfer. Über die seelische Problematik der helfenden Berufe.* Reinbek bei Hamburg: Rowohlt.

Schneider, W. (2013). Kommentar. »Abhängig – Co-abhängig – miteinander verflochten?« *Sucht. Zeitschrift für Wissenschaft und Praxis, 52 (2)*, 109–111.

Schuckit, M. A., Tipp, J. E. & Kelner, E. (1994). Are daughters of alcoholics more likely to marry alcoholics? *The American Journal of Drug and Alcohol Abuse, 20*, 237–245.

Schwoon, D. R. (2001). Koinzidenz psychischer Störungen und Sucht. In: F. Tretter & A. Müller (Hrsg.), *Psychologische Therapie der Sucht* (S. 503–518). Göttingen: Hogrefe.

Shapiro, F. (2013). EMDR – *Grundlagen und Praxis. Handbuch zur Behandlung traumatisierter Menschen* (2., überarbeitete Aufl.). Paderborn: Junfermann.

Solotareff, G. (2008). *Du groß, und ich klein* (7. Aufl.). Frankfurt a. M.: Moritz.

Stangier, U. (2019). Prozessorientierte Kognitive Verhaltenstherapie – Integration von Kognitiver Verhaltenstherapie und Dritter Welle unter der Perspektive der Prozessorientierung. *Psychotherapeutenjournal, 3*, 236–243.

Stangier, U., Clark, D. M., Ginzburg, D. M. & Ehlers, A. (2016). *Soziale Angststörungen* (2. überarbeitete Aufl.). Göttingen: Hogrefe.

Stavemann, H. H. (2014). *Integrative KVT. Die Therapie emotionaler Turbulenzen* (5. Aufl.). Weinheim: Beltz.

Stayton, D. J. & Ainsworth, M. D. S. (1973). Individual differences in infant responses to brief, everyday separations as related to other infant and maternal behaviors. *Developmental Psychology, 9* (2), 226–235.

Stephan, C. (1995). Bindungsbeziehung – Spielbeziehung – Kompetenzentwicklung. In: G. Sprangler & P. Zimmermann (Hrsg.), *Die Bindungstheorie. Grundlagen, Forschung und Anwendung* (S. 265–280). Stuttgart: Klett-Cotta.

Sturm, C. (2019). *Sucht vergeben*. Berlin: Neopubli.

Swildens, H. (2007). Prozessorientierte Gesprächspsychotherapie. In: J. Kriz & T. Slunecko, *Gesprächspsychotherapie. Die therapeutische Vielfalt des personzentrierten Ansatzes* (S. 123–137). Wien: Facultas.

Tretter, F. & Müller, A. (2001). Ursachenmodelle der Suchtforschung. In: F. Tretter & A. Müller (Hrsg.), *Psychologische Therapie der Sucht* (S. 33–72). Göttingen: Hogrefe.

Twain, M. (2016). *Huckleberry Finns Abenteuer*. Wien: Ueberreuter.

Veltrup, C. (2013). Kommentar. Ambivalent: Co-Abhängigkeit als therapeutische Herausforderung. *Sucht. Zeitschrift für Wissenschaft und Praxis, 52 (2)*, 108–109.

Velleman, R., Bennett, G., Miller, T., Orford, J., Rigby, K. & Tod, A. (1993). The families of problem drug users: a study of 50 close relatives. *Addiction, 88*, 1281–1289.

von Wachter, M. & Hendrischke, A. (2017). *Das Ressourcenbuch. Selbstheilungskräfte in der Psychotherapie erkennen und von Anfang an fördern*. Stuttgart: Klett-Cotta.

Waldrich, S. & Schley, K. (2019). Experientielle Verhaltenstherapie mit Kindern und Jugendlichen. Praktische Erfahrungen und theoretische Erläuterungen. *Psychotherapeutenjournal, 3*, 244–252.

Weegmann, R. (Reg., 2016). *Ein Teil von uns* [Film]. Deutschland: Constantin Television.

Wegscheider-Cruse, S. (1989). *Another Chance – Hope and Health for the Alcoholic Family*. Palo Alto: Science and Behavior Books.

Wengenroth, M. (2012). *Therapie-Tools Akzeptanz- und Commitmenttherapie (ACT)*. Weinheim: Beltz.

Wilken, B. (2019). *Methoden der Kognitiven Umstrukturierung: Ein Leitfaden für die psychotherapeutische Praxis* (8. Aufl.). Stuttgart: Kohlhammer.

Witt, A., Sachser, C., Plener, P. L., Brähler, E. & Fegert, J. M. (2019). Prävalenz und Folgen belastender Kindheitserlebnisse in der deutschen Bevölkerung. *Deutsches Ärzteblatt, 10*, 464–471.

Woititz, J. G. (2008). *Um die Kindheit betrogen. Hoffnung und Heilung für erwachsene Kinder von Suchtkranken*. München: Kösel.

Young, J. E., Klosko, J. S. & Weishaar, M. E. (2008). *Schematherapie. Ein praxisorientiertes Handbuch* (2. Aufl.). Paderborn: Junfermann.

Zeh, J. (2018). *Neujahr*. München: Luchterhand.
Zinker, J. (1998). *Gestalttherapie als kreativer Prozeß (6. Aufl.)*. Paderborn: Junfermann.
Zobel, M. (2006). *Kinder aus alkoholbelasteten Familien. Entwicklungsrisiken und -chancen*. Göttingen: Hogrefe.